Martin Hubert
Ist der Mensch noch frei?

Martin Hubert

Ist der Mensch noch frei?

Wie die Hirnforschung
unser Menschenbild verändert

Walter

Bibliografische Information der Deutschen Bibliothek

Die Deutsche Bibliothek verzeichnet diese Publikation in der
Deutschen Nationalbibliografie; detaillierte bibliografische Daten
sind im Internet unter http://dnb.ddb.de abrufbar.

© 2006 Patmos Verlag GmbH & Co. KG
Walter Verlag, Düsseldorf
Alle Rechte vorbehalten.
Druck und Bindung: Clausen & Bosse, Leck
ISBN 3-530-42206-1
www.patmos.de

Für Verena

Inhalt

Einführung: Der Zellenhimmel

Was die Leserinnen und Leser
dieses Buches erwartet

Vor 13,7 Milliarden Jahren entstand in einer gewaltigen Eruption das Universum. Gleichmütig dehnt es sich seither in alle Richtungen aus und streut Billionen von Sternen über das Firmament. Dabei geschah es vor geraumer Zeit, dass auf einem winzigen Planeten in diesem Sternenhimmel ein Wesen mit einem besonderen Organ entstand. Ein Organ, das nicht nur Sinn, Bedeutung, Traum und Vergessen in den Kosmos brachte. Es verhalf diesem Wesen auch dazu, die Gesetze des Kosmos und der Natur zu erkunden, in denen es lebte: der Mensch und sein Gehirn.

Seither gibt es das, was der Mensch »Entzauberung« nennt: die verstörende Erkenntnis, dass das Bild der Welt, an das er eine Zeit lang glaubte, nur eine Illusion war.

Im 16. Jahrhundert etwa richteten die Astronomen neuartige Apparate, die Teleskope, gen Sternenhimmel. Diesen hatten sie sich bisher als ein Getriebe vorgestellt, das sich um das Zentrum der Welt dreht: um die Erde. Jetzt erkannten sie, dass die Erde in diesem Sternenhimmel nur ein winzig kleines Pünktchen ist, das um die Sonne kreist.

Vier Jahrhunderte später erschuf der Mensch Apparate, mit denen er, Teleskopen gleich, das innere Universum seines Denkorgans ausleuchten konnte. Die Spezialisten für diese Tätigkeit, die Hirnforscher, verkündeten stolz, dass sie dabei das raffinierteste System im Kosmos erblickt hätten. Ein

Gebilde aus hundert Milliarden Nervenzellen, zwischen denen sich mehrere hundert Billionen Nervenverbindungen ins Unermessliche verzweigen: ein grandioser Zellenhimmel!

Der Blick in diesen Zellenhimmel machte die Hirnforscher immer mutiger, und so verkündeten einige von ihnen: Nur wenn wir diesen Zellenhimmel in uns verstehen, begreifen wir, wie wir unsere Welt und unsere Wirklichkeit hervorbringen. Nur dann erkennen wir uns selbst. Das Gehirn wurde zum Universum, aus dem der menschliche Geist das Bild seiner selbst schöpfen sollte.

Ist das die nächste Entzauberung der Welt? Erkennt der Mensch jetzt, dass all das, was er Geist und Psyche nennt, nur ein Nebeneffekt des Gehirns ist? Kann er sich noch als freies Wesen empfinden – oder gehorcht all sein Tun nur dem unsichtbaren Treiben seiner Neuronen?

◆

Die Hirnforschung boomt und die Hirnforscher haben sich inzwischen so weit in der psychologischen und philosophischen Interpretation ihrer Ergebnisse vorgewagt, dass es Zeit ist für eine Bilanz. Auf die Leserinnen und Leser dieses Buches warten also Antworten auf folgende Fragen: Was bedeutet der Aufstieg des neurowissenschaftlichen Denkens für das menschliche Selbstverständnis? Ist es richtig, dass der Mensch sich besser versteht, wenn er sich vom Gehirn her begreift? Oder entsteht hier nur ein neuer Mythos? Und vor allem: Was bedeutet das alles für das Freiheitsverständnis des Menschen?

Über die Frage, ob der Mensch noch frei ist, gibt es zwischen Hirnforschern und Geisteswissenschaftlern schon seit längerem eine heftige Debatte. Dabei werden meist bestimmte Experimente diskutiert, bei denen es darum geht, ob das Gehirn bereits Willensentscheidungen eingeleitet hat, bevor der Mensch davon weiß. Diese Debatte wird im 6. Kapitel thematisiert. Allerdings geht das Buch weit über diese spezielle Debatte hinaus und stellt die Diskussion um Freiheit und Gehirn in einen größeren Zusammenhang. Es fragt insgesamt danach, ob ein Menschenbild, das die Idee vom autonomen Menschen ins Zentrum rückt, heute noch haltbar ist. Oder, weniger radikal formuliert: Welche Idee vom freien Willen und vom Menschen ist noch sinnvoll, wenn man die Ergebnisse der Hirnforschung ernst nimmt? Das schließt aber weitergehende Fragen ein, die in den einzelnen Kapiteln dieses Buches ausführlich behandelt werden:

- Wie emotional sind wir und wie rational können wir sein?
- Wieweit beherrscht uns das Unbewusste und welche Chancen hat das Bewusstsein?
- Was können wir erinnern und wo bleibt das Vergessene?
- Besitzen wir eine feste Identität und ein stabiles Ich oder sind wir Wesen, in denen viele Stimmen sprechen? Können wir unserem Ich überhaupt vertrauen?
- Was macht uns zu Individuen und in welchen Ausmaß sind wir soziale Wesen?
- Wie moralisch sind wir und welche Triebkräfte bestimmen unser Handeln?
- Warum sprechen wir von einem eigenen Reich des Geistes, der Psyche oder Seele, obwohl doch alle Gedanken dem materiellen Gehirn entstammen?

Natürlich glaubt der Autor dieses Buch nicht, dass sich aus dem Zellenhimmel des Gehirns *endgültige* Antworten auf diese Fragen ableiten lassen. Die Hirnforschung ist noch eine relativ junge Wissenschaft. Außerdem ist sie ständig im Fluss, ihre Theorien sind viel zu sehr vom Zeitgeist durchweht und von bestimmten Methoden abhängig, als dass man überhaupt solche endgültigen Ergebnisse erwarten könnte. Dieses Buch will demzufolge nichts verkünden, sondern den aktuellen Stand der Hirnforschung allgemeinverständlich, kritisch und möglichst unterhaltsam in seinen wichtigsten Aspekten zusammenfassen[1] sowie mögliche Konsequenzen erörtern. Sein Motto lautet: Es geht nicht darum, das Gehirn zu verabsolutieren und die Hirnforschung zu verherrlichen, aber deren Ergebnisse müssen zur Kenntnis genommen werden, wenn man versucht, den Menschen zeitgemäß zu verstehen. Das schließt Kritik an den Methoden und Theorien der Neurowissenschaften genauso ein wie Kritik an anderen Wissenschaften oder am traditionellen Menschenbild.

Nicht alles, was Hirnforscher sagen, ist neu. Die Meister des Durchdenkens von Gedanken, die Philosophen, haben im Verlauf der Jahrhunderte neben den Psychologen, Sozialwissenschaftlern und Literaten schon so viele Ideen über den Menschen hervorgebracht, dass sich vieles von dem, was Hirnforscher heute verkünden, schon bei ihnen finden lässt. Das wird in diesem Buch vorausgesetzt, aber nicht eigens thematisiert. Es konzentriert sich stattdessen auf die Frage, wie die Hirnforscher auf das Bild des Menschen Einfluss nehmen können, indem sie empirisch fundierte Ergebnisse und Theorien vorlegen – ganz gleich, wie originell diese Konzepte für Kenner der Geistesgeschichte sind. Wobei natürlich unter dem Etikett der »Hirnforscher« nicht nur klassische Mediziner und Biologen verstanden werden. Die »Neurowissenschaften« sind ein interdisziplinäres Projekt, und so kommen auf den folgenden Seiten auch Philosophen, Psychologen und Anthropologen zu Wort, die »vom Gehirn aus« denken. Die Auseinandersetzung ums Menschenbild dreht sich immer auch um die theoretische *Interpretation* wissenschaftlicher Ergebnisse.

Dabei verfolgt das Buch folgende Linie: Im ersten Kapitel wird gefragt, worin eigentlich das so genannte »traditionelle Menschenbild« besteht, das die Hirnforscher so vehement attackieren. Im Kontrast dazu werden zwei mögliche Versionen eines zukünftigen Menschenbildes der Hirnforschung skizziert: eine radikale, die alles Menschliche auf das Flackern von Nervenzellen reduziert, und eine differenziertere, die das Gehirn in seiner Wechselbeziehung mit dem ganzen Körper und der sozialen Umwelt betrachtet. Die folgenden Kapitel stellen dann dar, was die Hirnforschung über Gefühl und Rationalität, Bewusstes und Unbewusstes, das Ich, den sozialen, den freien und den moralischen Menschen konkret zu sagen hat. Das sechste Kapitel über »Freiheit und Gewissen« enthält dann gewissermaßen schon ein erstes Fazit, das im

Schlusskapitel aber noch einmal ins Grundsätzlichere ausge-
weitet wird. Es versucht, die Einzelergebnisse des Buches mit
den im ersten Kapitel entworfenen Alternativen abzugleichen:
Wohin wird die Reise gehen? Werden wir an den »neuronalen
Menschen« glauben – und wie wird er aussehen?

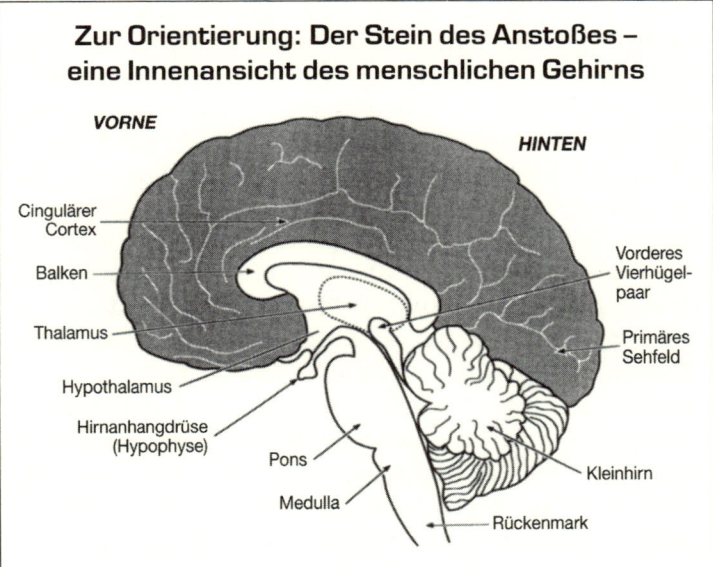

Zur Orientierung: Der Stein des Anstoßes – eine Innenansicht des menschlichen Gehirns

VORNE

HINTEN

Cingulärer Cortex

Balken

Thalamus

Hypothalamus

Hirnanhangdrüse (Hypophyse)

Pons

Medulla

Vorderes Vierhügel- paar

Primäres Sehfeld

Kleinhirn

Rückenmark

Abb. 1: Innenansicht des menschlichen Gehirns
(aus: Crick, 1994, S. 113)

Das Gehirn ist ein äußerst kompliziert in Areale aufgeteil-
tes Gewebe aus mehreren hundert Milliarden Nervenzellen (»Neuronen«). Allerdings werden psychische Tätigkeiten wie Träumen, Planen oder Erinnern nie von einem
einzigen, sondern immer von mehreren Arealen »gesteuert«, die untereinander in Austausch stehen. Zwischen
den Neuronen existieren etwa hundert Billionen Zellkon-
takte, so genannte »Synapsen«. Über diese fließen Informationen in Form elektrischer Signale, der so genannten
»Aktionspotenziale«, durch das Gehirn. Hormone, die

im Blutkreislauf zirkulieren, beeinflussen diese elektrische Tätigkeit der Nervenzellen.

Die graue Fläche mit den weiß angedeuteten Furchen ist die *Großhirnrinde,* die dünne, in sich stark gefaltete Oberflächenschicht des *Cortex,* des *Großhirns.* Der Cortex ist zuständig für Bewegungen, Handlungen, Gedanken, akustische Signale, Seheindrücke, Körpergefühle wie Schmerz, Temperatur oder Druck, Charaktermerkmale, soziale Fertigkeiten, die Fähigkeit zum Erkennen von Raum und Form und vieles mehr. Er wird unterteilt in den *Frontallappen,* auch *Stirnhirn* genannt (vorne), den *Parietal-* oder *Scheitellappen* (von der Mitte bis hinten, »unter dem Scheitelpunkt« gelegen), den *Temporal-* oder *Schläfenlappen* (liegt in der Schläfenregion, überdeckt das Gebiet zwischen Thalamus und der Mitte der Pons) und den *Okzipital-* oder *Hinterhauptlappen* (um das »primäre Rindenfeld« herum).

Der *cinguläre Cortex* hat mit Schmerzwahrnehmung, dem Bewusstwerden von Gefühlen oder dem Erkennen von Gefühlen anderer Menschen zu tun. Der *Balken* verbindet die beiden Hirnhälften miteinander, aus denen der Cortex besteht. Der *Thalamus* ist eine wichtige Schaltzentrale für Nervenverbindungen zwischen den höheren, evolutionsgeschichtlich jüngeren Cortexregionen und niedriger gelegenen, älteren Hirnteilen. Der *Hypothalamus* ist eine Hormonsteuerzentrale des Gehirns und reguliert grundlegende Instinkte wie Flucht- und Abwehrverhalten, Appetit oder emotionale Erregung. Die *Hypophyse* produziert Hormone, unter anderem für das Wachstum oder bei Stress. Die *Pons* (»Brücke«) bringt uns unter anderem zum Träumen. Die *Medulla* (auch *Medulla oblongata* genannt: verlängertes Rückenmark) kontrolliert ständig wiederkehrende Vorgänge wie Atmung oder Herzschlag. Das *Kleinhirn* koordiniert Bewegungen, aber wohl auch kognitive Prozesse.

Wie kann dieser komplizierte Zellenhimmel das Menschenbild verändern?

Kapitel 1: Menschenbilder

Was uns in Zukunft erwarten könnte

Der Mensch ist nur ein Stück Natur.

Irgendetwas in uns rebelliert vehement dagegen, diesen Satz einfach so hinzunehmen. Allerhöchstens möchten wir »Ja, aber …« sagen. Was rebelliert da in uns?

Die Hirnforscher sagen uns: es ist das traditionelle Menschenbild in unserem Kopf. Nur das hindere uns daran, voll und ganz zu akzeptieren, dass wir auch als geistige und psychische Wesen von unserer materiellen Natur abhängig sind – eben vom Zellenhimmel unter unserer Schädeldecke. Tun wir das jedoch, so der Frankfurter Hirnforscher Wolf Singer, dann bewirke das Veränderungen, »folgenreicher vielleicht als die kopernikanische Wende und die Darwin'sche Evolutionstheorie«.[2]

Allerdings hat sich kaum ein Hirnforscher die Mühe gemacht, genau zu beschreiben, worin genau eigentlich dieses ominöse traditionelle Menschenbild besteht und in welche Richtung es sich verändern wird. Das soll im Folgenden nachgeholt werden, auch wenn es dabei notgedrungen etwas abstrakt zugehen wird.

Existiert überhaupt noch ein einheitliches Menschenbild in den westlichen Kulturen, wo jedermann bestrebt ist, nach seiner eigenen Façon zu leben? Sicherlich liegen Menschenbilder nicht in Gestalt allgemeinverbindlicher Programme vor. Aber es muss ja einen Grund haben, dass wir den Satz, der Mensch sei nur ein Stück Natur, nicht vorbehaltlos akzeptieren wollen: Wir tragen bestimmte Vorstellungen in uns, von denen wir glauben, dass sie »unser Menschsein« wesentlich beschreiben. Menschenbilder, so meinen etwas die beiden Sozialwissenschaftler Achim Barsch und Peter M. Heijl[3], sind *Vorstellungssysteme*, die eine große Anzahl an Menschen in einer bestimmten Zeit miteinander teilt. Sie legen fest, welche fundamentalen Kriterien »den Menschen« beschreiben, welchen Werten er gehorchen soll und was der Sinn menschlichen Lebens ist: Wie rational ist der Mensch? Was unterscheidet ihn vom Tier? Wie soll er leben? Menschenbilder sind ihren Trägern nicht immer in allen Einzelheiten bewusst und sie müssen nicht völlig widerspruchslos sein. Einzelne Individuen können durchaus in manchen Einzelfragen unterschiedlicher Auffassung sein und dennoch ein gemeinsames Menschenbild vertreten: So können zwei Menschen den Wert der Technik unterschiedlich bewerten und trotzdem darin einig sein, dass der Mensch keine Maschine ist.

Fasst man Menschenbilder als derartige Vorstellungssysteme auf, dann lassen sich tatsächlich die Konturen eines traditionellen Menschenbildes beschreiben – jedenfalls für die westliche Welt. Und es lässt sich skizzieren, auf welchem Wege die Hirnforschung in dieses herkömmliche Selbstbild des Menschen eingreifen kann.

Der Geist gestaltet die Natur: das traditionelle Menschenbild

Wir sind mehr als nur ein Stück Natur, weil wir einen Geist haben, der seine eigene Natur analysieren und kontrollieren kann – wir sind in der Lage, die natürlichen Grundlagen unseres Geistes und unserer Persönlichkeit zu formen. Das ist die zentrale Vorstellung des traditionellen Menschenbildes. Der Zellenhimmel von Neuronen unter unserer Schädeldecke ist demnach zwar für das Denken und Fühlen notwendig, aber er bleibt letztlich doch nur ein Instrument.

Damit verbinden sich die folgenden Vorstellungen:

1. Es existiert ein »Spalt« zwischen Geist und Psyche einerseits und unserer materiellen Natur andererseits. Die Philosophen sprechen vom »Dualismus«, von der Annahme zweier eigenständiger Welten. Es gibt zudem einen wesentlichen Leistungs- und Wertunterschied zwischen diesen beiden Welten: Der menschliche Geist kann sich in Distanz zur menschlichen Natur setzen, der Mensch kann über seine materiellen Bedingungen reflektieren und sie interpretieren. Materie dagegen kann nur agieren und reagieren, nicht reflektieren.

2. Geist und Psyche bilden demnach eine eigenständige Sphäre aus, in der der Mensch sein eigentliches Menschseins entwirft und entwickelt. Die geistigen Fähigkeiten, mit deren Hilfe er das tut, werden dabei wie feste Instanzen oder Substanzen vorgestellt. Der Mensch hat ein *Ich*, das seine psychische Identität garantiert. Er verfügt über ein *Bewusstsein*, das ihm Denken, Selbstreflexion, Handlungsplanung und gezielte Kommunikation erlaubt. Er besitzt das Vermögen der *Vernunft* und der *Rationalität*, sodass er Affekte und Emotionen einigermaßen kontrollieren und in sozial akzeptierbare sowie langfristig sinnvolle Handlungsstrategien einbinden kann.

3. Insofern wird der Mensch zwar immer wieder von körperlichen, unbewussten und emotionalen Regungen beeinflusst, aber er ist doch in dem Sinne autonom und selbstverantwortlich, als er substanzielle Fähigkeiten besitzt, um mit diesen Regungen umzugehen. Er besitzt insofern einen *freien Willen, der sich von seinen natürlichen Bedingungen lösen kann.* So ist der Mensch in der Lage, sich als eine vernünftige, freie und verantwortungsbewusste *Person* und als ein *Individuum zu* verwirklichen, das nach Sinn, Selbsterkenntnis und Identität strebt.

Diese Vorstellungen schleppen wir, die späten Vertreter der so genannten abendländischen Kultur, in mehr oder minder ausgeprägter Fassung in unseren Köpfen mit herum.

»Geist = Gehirn«: das reduktionistische Menschenbild der Hirnforschung

Geist und Psyche sind nicht von der materiellen Natur zu trennen, sondern darauf zu reduzieren. Das ist die zentrale Vorstellung eines reduktionistischen Menschenbilds, das von der Hirnforschung genährt wird. Der Zellenhimmel der Neuronen unter unserer Schädeldecke ist demnach alles andere als nur ein Instrument. Er ist der eigentliche Herr unserer geistigen und psychischen Leistungen. Geist und Psyche werden zu einer Nervensache.

Damit verbinden sich folgende Vorstellungen:

1. Wenn man Geist und Materie voneinander trennt, kann man nicht erklären, wieso unser Denken und Wollen überhaupt auf den Körper einwirken kann: Warum zieht der Entschluss »Ich will aufstehen« Körperbewegungen nach sich? Warum können psychische Probleme den Gesundheitszustand verschlechtern? Die einfachste Annahme, um das zu erklären, lautet: Geist ist eigentlich nichts anderes als Materie. Für diese Identität[4] spricht außerdem, dass alle beobachtbaren geistigen und psychischen Vorgänge erlöschen, wenn Körper und Materie zerfallen. Geist und Psyche »emergieren«, d. h. »erwachsen« demnach aus dem Materiellen, wenn dieses in Gestalt bestimmter Konfigurationen von Nervenzellen auftritt – eben als Gehirn.

2. Der Zellenhimmel des Gehirns, der Geist und Psyche hervorbringt, ist ein sich selbst organisierendes System. Das heißt, dass er ohne zentrale Steuerungsinstanzen auskommt. Er ist nichts als ein dynamisches Aggregat von Nervenzellen, das unterschiedliche Zustände einnehmen kann. Diese Zustände werden erreicht, indem Nervenzellen untereinander an verschiedenen Stellen des Gehirns Signale austauschen und sich dadurch zu bestimmten Verschaltungsmustern, zu Nervennetzwerken, verbinden. Die Wahrnehmung einer Vase vor einer Wand kommt zum Beispiel dadurch zu Stande, dass verschiedene Neuronen des Sehsystems parallel zusammenarbeiten. Einige von ihnen

codieren die Farbe, andere die Form, wieder andere den Hintergrund der Vase. Diese Informationen geraten zunächst als Sinnesreize ins Gehirn. Dort entsteht erst dann der einheitliche Wahrnehmungseindruck »Vase«, wenn die parallel arbeitenden Neuronen ihre unterschiedlichen Signale untereinander ausgetauscht und miteinander verknüpft haben. Wenn wir die Welt wahrnehmen, handelt es sich daher nicht um ein objektives Abbild der Realität, sondern um eine Konstruktion des Gehirns: Neuronen verknüpfen Sinnesreize auf eine Weise miteinander, die von der Hirnarchitektur vorgegeben ist.

3. Das in sich vernetzte und sich selbst organisierende Gehirn konstruiert nicht nur die äußerlich wahrgenommene, sondern auch die innerlich erlebte Wirklichkeit des Menschen. Es gibt daher nichts Geistiges und Psychisches im Menschen, was nicht als Systemeigenschaft des Gehirns erklärbar wäre. Demnach existieren auch keine objektiven und einheitlichen psychischen Substanzen wie »das Ich«, »das Bewusstsein«, »die Rationalität« und »die Freiheit«. Es gibt nur Systemzustände des Gehirns, die mit bestimmten Erlebniszuständen einhergehen: »Ich beziehe mich auf mich selbst«, »Ich möchte rational handeln«. »Ich bin in einem bewussten Zustand« oder »Ich fühle mich frei und autonom«. Das jeweilige Gefühl, ein substanzielles Ich oder Bewusstsein, eine substanzielle Vernunft oder Freiheit zu besitzen, ist immer nur eine vom Gehirn erzeugte Konstruktion oder Illusion.

4. Wenn Geist und Psyche aber nur ein Effekt von Nervenvorgängen sind, schränkt das wesentlich die Fähigkeit des Menschen ein, seine eigene Natur autonom kontrollieren und steuern zu können. Auch die verantwortungsfähige, freie Person und das nach Identität und Sinn strebende Individuum sind daher neuronal entzauberte Gestalten. Der Mensch gleicht einer komplexen, sich selbst organisierenden Maschine. Von normalen Maschinen unterscheidet er sich allein durch den wesentlich höheren Grad an Komplexität und Flexibilität – eben seines Gehirns. Inso-

fern kann der Mensch zwar individuelle Eigenschaften ausbilden und die Folgen seiner Aktionen vorwegnehmen und bewerten, aber er ist nicht in der Lage, sich prinzipiell über seine »materiellen Konstruktionsbedingungen« zu erheben. Für seine Taten ist also letztlich immer der Zustand seines Gehirns verantwortlich.

Das ist ein beeindruckend konsequentes Arrangement von Vorstellungen, deren mögliche Konsequenzen der Mainzer Philosoph Thomas Metzinger schon früh auf den Punkt gebracht hat. Mitte der 90er Jahre wollte ich in einem Interview[5] von ihm wissen, wie ernst die neuen Ambitionen der Hirnforscher zu nehmen seien, Geist und Psyche vom Materiellen her zu erklären. Seine Antwort:

> *»Das Bild des Menschen im nächsten Jahrhundert wird radikale Veränderungen durchlaufen, wenn die Entwicklung so fortschreitet, wie es sich jetzt abzeichnet. Es könnte, um das einmal etwas vereinfacht zu sagen, eine Situation eintreten, in der Leute, die noch im Ernst daran glauben, dass wir so etwas wie eine Seele haben, oder die vom Menschen mit Begriffen reden wie ›der Mensch in seiner leib-seelischen Ganzheit‹, genauso ausgelacht werden wie Leute, die heute noch im Ernst behaupten, dass die Sonne sich um die Erde dreht.«[6]*

Solche Ideen eines so genannten materialistischen Monismus, die davon ausgehen, dass es nur eine einzige, eben materielle Substanz in der Welt gebe, existieren natürlich schon seit Jahrhunderten. Warum aber werden sie gerade in den letzten Jahren von Hirnforschern in besonders radikaler Weise verkündet? Dafür sind vor allem zwei wissenschaftlich-technische Entwicklungen verantwortlich.

Die erste besteht im Vormarsch der so genannten »Neuro-Imaging-Techniken« oder »bildgebenden Verfahren«. Hierbei geht es um Apparate, mit deren Hilfe es möglich ist, durch die Schädeldecke hindurch ins Gehirn zu schauen und innere Hirnprozesse zu beobachten, ohne zu verletzen. So können

Wissenschaftler feststellen, in welchen Gebieten und auf welche Weise sich im Gehirn die Nervenaktivität erhöht, wenn Menschen wahrnehmen, überlegen, rechnen, fühlen, sprechen, lesen oder sich erinnern. Das verleiht Hirnforschern das Gefühl, die Verrichtungen des menschlichen Geistes auf ihre neuronalen Grundlagen zurückbeziehen und damit objektivieren zu können.

Die wichtigsten bildgebenden Verfahren

Die **Magnetresonanztomographie (MRT):** Bei ihr bringen Magnetfelder Wasserstoffkerne ins Trudeln. Diese senden daraufhin Signale aus, die Rückschlüsse auf den Typ und die Dichte des Gewebes zulassen, in denen sie sich befinden. So lässt sich zum Beispiel untersuchen, ob ein bestimmtes Hirngewebe gesund oder krank ist. Die Magnetresonanztomographie wird zur **funktionellen Magnetresonanztomographie (fMRT),** wenn über die magnetisch ausgelösten Signale der Wasserstoffkerne bei bestimmten geistigen Tätigkeiten wie Wahrnehmen oder Erinnern ein veränderter Blutfluss im Gehirn angezeigt wird.

Die **Positronenemissionstomographie (PET):** Bei ihr wird den Patienten oder Versuchspersonen eine radioaktive Substanz injiziert. Bei bestimmten psychischen Tätigkeiten erhöht sich dann in den dafür zuständigen Hirnarealen die Radioaktivität, sodass sich die Region lokalisieren lässt. Das Verfahren kann auch Moleküle sichtbar machen. Sein räumliches Auflösungsvermögen beträgt etwa 4–6 mm. Damit ist es etwas schlechter als die funktionelle MRT, die Details im Bereich eines Millimeters erkennen kann und im Unterschied zur PET häufiger hintereinander einsetzbar ist, weil sie ohne Radioaktivität arbeitet.

Die **Elektroenzephalographie (EEG):** Über Elektroden auf der Schädeldecke werden elektrische Ströme im Gehirn gemessen. Allerdings reicht die Methode nicht in tiefer gelegene Hirnregionen.

Die **Magnetenzephalographie (MEG):** Hier werden über Sensoren oberhalb des Kopfes, so genannte SQUIDs, die Magnetfelder gemessen, die durch die elektrischen Signale aktivierter Hirnzellen ausgelöst worden sind. Das Verfahren kann die Hirnaktivität nahezu in Echtzeit registrieren.

Die **Transkranielle Magnetstimulation (TMS):** Sie ist im eigentlichen Sinne kein »bildgebendes Verfahren«, lässt sich aber auch zu Forschungszwecken nutzen. Hier wird ein kurzer Magnetimpuls gezielt ins Gehirn gesendet, was elektrische Ströme im Cortex herruft und darüber hinaus Empfindungen erzeugen kann. Die TMS wird auch zur Behandlung von Krankheiten eingesetzt.

Der Eindruck, geistige und psychische Vorgänge mittels bildgebender Verfahren mit Nervenaktivität verknüpfen zu können, befeuert natürlich reduktionistisches Denken. Der amerikanische Neuro-Philosoph Paul M. Churchland[7] meinte etwa schon in den 90er Jahren, dass sich irgendwann alle psychischen Tätigkeiten in Aussagen über Neuronenaktivitäten übersetzen lassen werden: »Ich leide« hieße dann: »Die Neuronen a und b feuern«. »Ich denke über den Menschen nach« wäre übersetzbar in: »Es feuern die Neuronen x, y und z.«

Die zweite Entwicklung, die reduktionistisches Denken befördert, besteht im praktischen Fortschritt der Neurowissenschaften. Weltweit arbeiten Labore daran, psychische und geistige Zustände neuronal zu beeinflussen. So gibt es inzwischen dauerhaft ins Gehirn verpflanzte Elektroden, die mehr als hundert elektrische Reize pro Sekunde aussenden können. Solche »Hirnschrittmacher« unterdrücken nicht nur die zittrig-ruckartigen Bewegungen von Parkinsonpatienten, sondern werden auch schon bei der Behandlung von Psychosen, Zwangsstörungen oder Depression eingesetzt. Sie stimulieren zum Beispiel Belohnungszentren des Gehirns, sodass positive Gefühle entstehen. Forscher konstruieren so genannte »Neuro-Prothesen«, mit denen zum Beispiel Gelähmte per »Gedankenarbeit« die Bewegung von Arm- oder Bein-Prothesen steuern sollen. Oder sie arbeiten daran, Nervenzellen und Siliziumchips direkt miteinander zu verbinden, also verschiedene Materieformen miteinander »kommunizieren« zu lassen. Schweizer Forscher sind dabei, ein Rattengehirn vollständig im Computer zu simulieren, und wollen das in Zukunft auch mit dem menschlichen Gehirn vollbringen. Andere Wissenschaftler basteln an neuartigen »Lügendetektoren«. Sie sollen spezielle Hirnareale registrieren, die nötig sind, wenn Menschen zielgerichtet die Unwahrheit zu sagen. Und nicht zuletzt kommen immer mehr Medikamente auf den Markt, die das psychische Empfinden verbessern und die geistige Leistungsfähigkeit steigern sollen. Ritalin (für mehr Konzentration) und Prozac (für gute Laune) waren nur der Anfang. Inzwischen wird an Pillen sowohl *gegen* als auch *für* das Vergessen gearbeitet – für ältere Leute und für Traumatisierte.

Das sind nur einige der technischen Projekte, an denen gearbeitet wird. Aber die Aufzählung dürfte schon genügen, um Folgendes klarzumachen: Zumindest unterschwellig wird der Mensch desto stärker daran glauben, dass seine Psyche mit Materie identisch ist, je besser die Hirnforscher sie neuronal manipulieren können.

Lebendige Identität: das andere Menschenbild der Hirnforschung

Geist und Psyche sind zwar mit neuronalen Aktivitäten identisch, dennoch besitzen sie eine je eigene Bedeutung. Denn die Aussage, dass Geist und Materie miteinander identisch seien, heißt eben nicht nur »Geist ist gleich Materie«, sondern auch »Materie ist Geist«. Psychisches und geistiges Erleben sind demnach unter einer eigenen Perspektive erlebbar, beschreibbar und erfahrbar.

Das ist die zentrale Vorstellung eines differenzierten materialistischen Menschenbildes, das ebenfalls in der Hirnforschung kursiert. Geist und Materie treten hier in verschiedenen Gestalten auf und bilden zahlreiche Wechselwirkungen aus. Oder, in den Worten des österreichisch-amerikanischen Hirnforschers Karl H. Pribram: »Geistiges entsteht durch die Wechselbeziehung zwischen Gehirn, Körper und Umwelt.«

Der Zellenhimmel der Neuronen unter unserer Schädeldecke ist demnach nur *ein* Glied in einem größeren Kosmos aus Wechselwirkungen. Genauso wichtig sind: der Körper, der das Gehirn beheimatet und diesem ständig Reize aus den Sinnesorganen und den inneren Organen zuführt. Und die soziale Welt, die dem menschlichen Gehirn permanent neue Wahrnehmungen und Erfahrungen verschafft.

Damit sind die folgenden Vorstellungen verbunden:

1. Materie und Geist/Psyche sind zwei Aspekte ein und desselben Geschehens.

2. Der Mensch ist Illusionen verfallen, wenn er glaubt, dass er über psychische *Substanzen* wie Ich, Bewusstsein, Vernunft oder freien Willen verfüge, mit denen er sich seinen materiellen Bedingungen gegenüber völlig autonom verhalten kann. Es handelt sich bei ihnen vielmehr um ständig (wieder)herzustellende *Vorgänge und Zustände*, welche materiellen Bedingungen und sozialen Prägungen unterliegen. Die Vorstellungen vom Ich, vom Bewusstsein, von der Vernunft oder dem freien Willen sind daher permanent erzeugte Konstruktionen eines Gehirns, das in dynamischer Wechselwirkung mit der Umwelt und dem Körper steht. Allerdings sind die geistigen und psychischen Zustände insofern real, als sie die Wechselwirkung zwischen Gehirn, Körper und sozialer Umwelt in ein nicht reduzierbares Reich der Bedeutungen übersetzen und so dieses Wechselspiel aktiv mitgestalten können. Sie sind also nur insoweit eine Illusion, als sie als ganzheitliche geistige Substanzen unterstellt werden.

3. Der Mensch ist ein nach Sinn und Identität strebendes Individuum, handelt aber nicht vollständig frei und verantwortlich. Denn er kann zwar auf seinen körperlichen

Zustand und auch auf seine neuronale Architektur einwirken, indem er kommuniziert, nachdenkt und handelt. Aber das geht immer nur, indem er von dem körperlichen Zustand und der neuronalen Architektur ausgeht, die seinem Handeln, Denken und Kommunizieren aktuell zu Grunde liegen. Der Mensch ist daher ein Wesen, das in geistig-materielle »Feedback-Schleifen« eingebunden ist. Er kann daher nur insofern frei und autonom sein, als es ihm gelingt, diese grundlegenden Kreisläufe zu beeinflussen.

Die Vorstellungen dieses differenzierten Menschenbildes klingen recht kompliziert und werden wohl erst am Ende dieses Buches eingängiger werden. Schwer zu begreifen ist vor allem die Aussage, dass Geist/Psyche und Materie zwei Perspektiven einer Sache sind. Diese Aussage entspringt der so genannten »Identitätstheorie«[8] der Philosophie. Was gemeint ist, lässt sich am Beispiel von Schmerzen näher verdeutlichen: Wir empfinden Schmerz, weil in unserem Nervensystem zum Beispiel Wundreize in elektrische Signale umgewandelt und über Nervenbahnen in bestimmte Hirnareale transportiert werden. Das Erlebnis von Wundschmerz und die Aktivität bestimmter Nervenzellen wären daher nach dieser Theorie miteinander identisch, da das Schmerzempfinden unweigerlich an diese Nervenaktivität gekoppelt ist. Aber es ist keine Identität in der Weise, dass sich das Schmerzphänomen vollständig in dieser Aktivität der Nervenzellen erschöpft. Vielmehr sind Schmerzerleben und neuronale Aktivität zwei verschiedene Wahrnehmungs- und Erkenntnisperspektiven ein und derselben »Sache«. Wenn Wissenschaftler das Phänomen »Schmerz« von außen beobachten, können sie nur bestimmte Verhaltensveränderungen (Unruhe, verzerrtes Gesicht) und bestimmte physiologische Prozesse (Entzündungen, die elektrische Aktivität bestimmter »Schmerzfasern«) beschreiben. Die Philosophen sprechen hier von der so genannten »Dritte-Person-Perspektive«, der Perspektive, mit der wir etwas von außen beobachten. Wenn wir als subjektive »Alltags-Wesen« jedoch introspektiv in uns hineinschauen, dann erleben wir die Qualität des Schmer zes aus der inneren, der so genannten »Erste-Person-Perspektive«. Wir spüren, wie es in uns reißt, pocht – und wie uns das »nervt«. Es gibt also zwei Perspektiven in Bezug auf denselben Prozess. Man könnte auch sagen: Derselbe Sachverhalt ist auf zwei Bedeutungsebenen beschreibbar. Psychisches und Materielles sind genauso identisch, wie ein Blitz mit einer elektrischen Entladung identisch ist.

Allerdings klingt die Behauptung, dass zwei Phänomene, die wir nur aus unterschiedlicher Perspektive kennen, dennoch »irgendwie« identisch sein sollen, recht paradox und »tricky«. Tatsächlich mutet uns die Identitätstheorie zu, einen gemeinsamen, identischen Prozess »hinter« dem Materiellen und dem Geistigen anzunehmen, ohne diesen erkennen und beschreiben zu können. Eigentlich können wir noch nicht einmal von einem »dahinter« sprechen, sondern wir bleiben immer im Zwiespalt der beiden Perspektiven gefangen, wir kippen zwischen ihnen hin und her. Wie bei den berühmten Kippbildern, mit denen Psychologen gerne den Menschen verwirren – etwa dem so genannten Necker'schen Würfel.

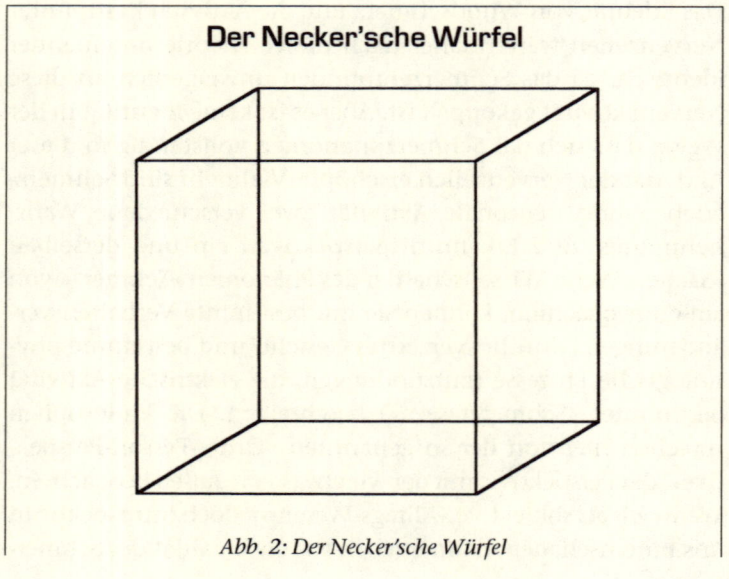

Der Necker'sche Würfel

Abb. 2: Der Necker'sche Würfel

Der Necker'sche Würfel: ein raffiniert gezeichnetes Objekt, bei dem das Sehsystem des Gehirns zwischen zwei verschiedenen Interpretationen hin- und hergejagt wird. Entweder sieht man den Würfel aus einer Perspektive von oben oder aus einer Perspektive von unten. Das Gehirn kann sich nicht endgültig für eine der beiden Varianten entscheiden. Genauso kippt nach der Identitätstheorie unser Geist hin und her, wenn er sich die Identität von Materie und Geist vorstellen will: Mal sehen wir die materiellen Vorgänge, mal die psychischen. Beide scheinen aber aus ein und derselben Sache hervorzugehen.

So verwirrend und unbefriedigend dieses Hin- und Herkippen zwischen den beiden Perspektiven auch sein mag – es ist wohl unvermeidlich, wenn wir nach der Identität von Leib und Seele fragen. Denn wir können nie die »Sache selbst« in uns erkennen, sondern uns immer nur aus einer bestimmten Perspektive beobachten, aus der »Erste-Person«- oder der »Dritte-Person«-Perspektive. Beide aber sollen uns selbst beschreiben.

Das hier skizzierte differenzierte neurowissenschaftliche Menschenbild gesteht, wie bereits gesagt, dem Geist, der Psyche und der sozialen Erfahrung ein eigenes Recht zu. Warum jedoch gewinnt gerade diese Tendenz in jüngerer Zeit an Boden? Weil es innerhalb der Hirnforschung einige Probleme und Entdeckungen gibt, die allzu reduktionistische materialistische Vorstellungen ins »Kippeln« bringen.

Problem 1: Man kann mit den bildgebenden Verfahren zwar vieles erkennen, aber die Methode ist keineswegs voraussetzungslos und völlig objektiv. Beobachtet man etwa mit der funktionellen Magnetresonanztomographie (fMRT) Blutflussveränderungen, während Versuchspersonen an ihre große Liebe denken, dann werden damit nicht einfach objektive Bilder vom »Liebesareal« des Gehirns empfangen. Vielmehr sind die Messergebnisse immer auch das Produkt statistischer Feinabstimmungen: Die Ergebnisse, die an verschiedenen Versuchspersonen gewonnen wurden, werden zu einem Durchschnittswert verrechnet. Außerdem messen die Verfahren nicht zielgenau die Tätigkeit einzelner Neuronen, sondern fassen die Aktionen zahlreicher Nervenzellen zusammen. Die Resultate hängen auch von Kontrastparametern ab, die der Versuchsleiter bestimmt: Ab welcher Stufe unterstelle ich, dass der Blutfluss in der Region, die mich interessiert, im Vergleich mit den umgebenden Regionen wirklich erhöht ist? Zudem wird das Gehirn bisher mit Hilfe der bildgebenden Methoden meist so analysiert, als seien die einzelnen Hirnbereiche voneinander unabhängig – in Wirklichkeit jedoch wirken sie komplex aufeinander ein. Und nicht zuletzt streiten die Hirnanatomen heute noch darüber, wo ein bestimmtes Hirnareal eigentlich genau anfängt und aufhört.[9]

Der interpretierende Geist spielt also bei der Aufgabe, die geistigen Eigenschaften der bildgewordenen Neuronen zu identifizieren, eine entscheidende Rolle. Wenn dem so ist, kann aber keineswegs davon gesprochen werden, dass Neuronen und Geist *unmittelbar* miteinander identisch seien. Denn das müsste ja dazu führen, dass die neuronale Aktivität eindeutig festlegt und offenbart, was sie bedeutet.[10] Forscher wie der Frankfurter Neuropsychiater Henrik Walter betonen daher, dass die bildgebenden Verfahren allerhöchstens enge Korrelate, also methodisch hergestellte Beziehungen zwischen bestimmten neuronalen Aktivitäten und geistigen Fähigkeiten, messen. Sie können aber keineswegs die Aussage legitimieren: »Geist ist nichts anderes als das Feuern von Nervenzellen.« Das wird vor allem plausibel, wenn es um die so genannten »Qualia« geht, die qualitativen Besonderheiten subjektiven Erlebens. Jeder Mensch erlebt und empfindet das Rot eines Sonnenuntergangs, den Reiz eines Violinenklangs, den inneren Aufruhr des Verliebtseins auf eigene Art und Weise. Und diese subjektive Färbung des Erlebens lässt sich nicht direkt aus dem Feuern von Neuronen ableiten.

Problem 2: Die Hirnforscher gehen zwar davon aus, dass sich das Gehirn selbst organisiert. Aber es ist keineswegs klar, wie dieses Zusammenspiel der Neuronen geschieht. Auf welchem Weg erkennen die Neuronen überhaupt, wie sie sich zu funktionstüchtigen Systemzuständen und Verschaltungsmustern zusammenbinden müssen, um Dinge wie eine Vase oder psychische Zustände wie »Ich bin traurig« zu repräsentieren? Ein Kandidat für eine solche Erklärung ist die so genannte »Synchronisations-Hypothese«. Sie besagt, dass alle Nervenzellen, die zum Beispiel an der Repräsentation einer Vase beteiligt sind, ihre elektrische Feuertätigkeit synchronisieren. Das bedeutet, dass sie ihre elektrischen Signale, die »Aktionspotenziale«, immer im gleichen Takt abgeben. Die verschiedenen Wahrnehmungen, Gedanken oder Gefühle, die wir in unserem Kopf haben, wären demnach durch unterschiedliche Ensembles von Nervenzellen im Gehirn repräsentiert, die gemeinsam elektrisch »swingen«. Wie bei einem Jazzorchester, bei dem die Saxophone, die Posaunen und die Trompeten zur gleichen Zeit jeweils unterschiedliche Melodien spielen, nur dass es sich hier um Rhythmen, nicht um Melodien handelt. Allerdings ist dieser Erklärungsansatz bisher nicht mehr als nur ein Modell. Es könnte zum Beispiel sein, dass die beobachtbaren Synchronisationen im Gehirn – und davon gibt es viele – nur die Folge ganz anderer, fundamentalerer Prozesse sind. Und wenn sehr viele Nervenzellen miteinander kommunizieren, um nicht nur einzelne Objekte wie eine Vase, sondern komplexere Einheiten wie Gedankenverbindungen oder Handlungsplanungen zu codieren, wird die Lage völlig unübersichtlich. Ihr Beziehungsgeflecht ist dann so komplex, dass es auch mit den allerbesten mathematischen Methoden nicht darstellbar ist.

Problem 3: Das Nervensystems des Gehirns ist keineswegs fix und stabil, sondern es ist »plastisch«, das heißt durch Erfahrungen und Praxis veränderbar. Die Belege dafür sind zahlreich: Bei Taxifahrern ist zum Beispiel das Hirnareal für räumliche Erinnerungen besser ausgeprägt,[11] Klavierspieler entwickeln feinere Nervenverbindungen für Fingerbewegungen,[12] Schlaganfallpatienten können durch tägliche Bewegungsübungen wieder ihr gestörtes Hirnareal für Gliederbewegungen reaktivieren. Zudem kann sich bei manchen Menschen zwischen dem Baby- und dem Erwachsenenalter die Intensität verschieben, mit der ihr rechtes oder linkes Stirnhirn aktiv ist. In Persönlichkeitstests zeigt sich, dass Personen mit stärkerer linksseitiger Aktivierung eher optimistisch und extrovertiert, solche mit dominanter rechtsseitiger Aktivität eher pessimistisch und introvertiert sind. Aufgrund positiver oder negativer Lebenserfahrungen kann offenbar ein Wechsel in der Dominanz der Hirnhälften erfolgen.[13]

Wozu demnach ein einzelner Mensch in seinem Leben und seiner Umwelt animiert wird, was er wahrnimmt, erlebt, erfährt und tut, das beeinflusst offensichtlich sein Nervennetzwerk. Der Ulmer Psychiater Manfred Spitzer hat das auf die schöne Formel gebracht: »Jedes Gehirn ist das Protokoll seiner Benutzung«. Die Hirnforscher sind insofern weitgehend einig: Jedes menschliche Gehirn ist anders. Es ist ein individuelles, also besonderes Gehirn. Und zwar deshalb, weil es offen ist für die besonderen Lebenserfahrungen, die der Mensch in seiner Welt macht. Diese Lebenserfahrungen sind immer auch sozial geprägt, sie hängen von der eigenen Rolle und Position und von der Art der zwischenmenschlichen Beziehungen ab. Individualität und soziale Beeinflussbarkeit gehören zusammen und beeinflussen die persönliche Hirnstruktur.[14]

Die Grundprinzipien des »Plastischen Gehirns«

1. Nach der so genannten »Hebb'schen Regel« verstärken Neuronen, die wiederholt gleichzeitig aktiv sind, ihre Verbindungen. Wenn also jemand immer wieder die gleichen Fingerbewegungen macht, die gleichen Objekte, Personen oder Verhaltensweisen beobachtet, dann kristallisiert sich in ihm ein Netzwerk von Nervenverbindungen heraus, in dem besonders leicht Informationen zirkulieren. Dieses Nervennetzwerk repräsentiert dann das Muster der Wahrnehmungen, und Tätigkeiten, denen ein Mensch in seiner sozialen Umwelt besonders häufig begegnet. Es ist also die neuronale Manifestation von Erfahrungen.

2. Dieser Erfahrungsinput trifft immer schon auf eine bestimmte Architektur des Gehirns, die zum Teil genetisch vorgegeben, zum Teil durch frühere Erfahrungen geprägt ist. Neue Erfahrungen können diese vorgegebenen Nervenstrukturen aber umso leichter beeinflussen, je schwächer die alten Netzwerke sind, je früher die neuen Erfahrungen lebensgeschichtlich gemacht werden und je intensiver sie sind. Die neuen Erfahrungen können sich neuronal einprägen, indem sie:
   - die Aktivität der Signalgebung in den Zellkontaktstellen, den Synapsen, verstärken;
   - alte, stillgelegte synaptische Verbindungen zwischen den Nervenzellen reaktivieren;
   - neue Nervenverbindungen aufbauen.
3. Nicht alles im Gehirn ist gleichermaßen »plastisch«. Manche Areale und Nervennetzwerke bleiben im Laufe des Lebens länger verformbar als andere.

Das alles spricht dafür, das Gehirn nicht als ein geschlossenes System zu betrachten, das sich seine eigene Welt konstruiert, sondern als ein System, das für Erfahrung offen ist.

Die Alternative: Was es bedeuten könnte, den Menschen vom Gehirn aus zu sehen

Neben dem traditionellen Menschenbild lassen sich also zwei alternative Menschenbilder beschreiben, die in der Hirnforschung angelegt sind. Es handelt sich sozusagen um die beiden möglichen Denk-Logiken der modernen Hirnforschung, denen man in Zukunft ins Auge sehen muss. Die Frage ist, welche der beiden Alternativen in Zukunft das Denken stärker bestimmen wird: die vulgärmaterialistische Vorstellung vom Menschen als einer komplizierten, sich selbst organisierenden neuronalen Maschine, die relativ beliebig durch Prothesen, chirurgische Eingriffe oder chemische Stoffe manipulierbar ist. Oder die Vorstellung vom Menschen als einem Wesen, dessen Geist und Psyche sich in der *Wechselwirkung* zwischen Gehirn, Körper und sozialen Prozessen entwickelt – wobei Geist und Psyche eine aktive Rolle spielen können, weil sie mit nichtreduzierbaren subjektiven Bedeutungen arbeiten. Daran gebunden sind dann jeweils unterschiedliche Vorstellungen darüber, auf welchem Wege und wie stark der Mensch sich selbst entwerfen und »steuern« kann.

Die jeweilige Überzeugungskraft dieser beiden Menschenbildversionen wird also darüber entscheiden, wie intensiv und in welche Richtung die Hirnforschung in Zukunft wirklich das »traditionelle Menschenbild« verändern kann. Es kann zweierlei bedeuten, den Menschen vom Gehirn aus zu verstehen. Beginnen wir mit dieser Alternative im Hinterkopf eine Reise durch die Welt des Gehirns, des Geistes und der Psyche.

Kapitel 2: Die Macht der Gefühle

Wie rational ist das Gehirn?

Die Hirnforschung hat eine neue Diskussion um das Verhältnis zwischen Rationalität und Gefühlen angefacht. Bevor man sich in diese hineinbegibt, ist es jedoch sinnvoll, zu rekapitulieren, was es mit diesen Begriffen eigentlich auf sich hat.

Der »Gefühlskomplex«

Eine Frau, nennen wir sie Cornelia, geht eine Straße entlang. Sie ist auf dem Weg ins Haus ihrer Kindheit. Jahrelang hat Cornelia überlegt, ob sie diesen Gang überhaupt antreten soll. Zu viel hat ihr die Frau angetan, die immer noch in diesem Haus am Ende der Straße wohnt und die sie seit dreißig Jahren nicht gesehen hat: ihre Mutter. Vor zwei Tagen hat Cornelia die Angst vor der Vergangenheit endlich überwunden und zum Telefonhörer gegriffen. Sie musste ihre Mutter einfach treffen, wollte einen Schlussstrich ziehen. Die Mutter war gleich bereit, hat einen Termin bestimmt, selbstbewusst und selbstherrlich wie immer.

Cornelia weiß, während sie die Straße entlanggeht: Das Gespräch wird nicht leicht werden, ihre Mutter hat sich nicht geändert. Aber sie hat lange genug überlegt. »Ich bin stark«, denkt sie jetzt, ihr Herz schlägt ruhig, ihr Schritt ist fest. Energisch geht sie weiter.

Diejenigen, die den Menschen für ein rationales Wesen halten, werden Cornelia Mut zusprechen und sagen: Menschliche Rationalität vermag die Gefühle zu beeinflussen und zu kontrollieren. Gerade wenn es um langfristige Entwicklungen oder Zukunftsplanungen geht, können rationale Überlegungen unser Verhalten prägen und unser Handeln anleiten. »Rationalität« heißt dabei, dass Cornelia zwei verschiedene Fähigkeiten einsetzen kann: die Fähigkeit des menschlichen *Verstandes*, Probleme zu analysieren und deren Bestandteile und Strukturen zu erkennen: »Was ist zwischen mir und meiner Mutter genau passiert? Welche Muster haben sich da herausgebildet?« Und die Fähigkeit der menschlichen *Vernunft*. Mit ihrer Hilfe kann Cornelia nach den Gründen für bestimmte Ereignisse und Verhaltensweisen fragen. Sie ermöglicht es ihr auch, sich an allgemeinen Prinzipien zu orientieren, die ihr Handeln in längerfristiger Perspektive anleiten und dabei die Interessen anderer Menschen einbeziehen: »Warum hat meine Mutter sich so verhalten, welchen Anteil habe ich selbst daran? Warum ist es für uns beide besser, noch einmal die Konfrontation zu suchen?«

Cornelia geht jetzt an einem gelben Haus vorbei, ein gelber Pfeil in die Vergangenheit. Es ist das Haus, in das sie als Kind oft geflüchtet ist, das Haus der Freundin. Die Mutter ist meist schnell gekommen, hat sie wieder nach Hause geholt, notfalls gezerrt. Die Freundin wohnt schon lange nicht mehr hier, das weiß Cornelia, aber das gelbe Haus leuchtet wie damals in ihre Seele. Ihr Herzschlag wird plötzlich unruhig, der Atem presst, in ihrem Bauch entsteht etwas Weiches, Flaues, ein Sog, der ihr die Kraft nimmt. Cornelia geht langsamer, sie spürt Schweiß auf der Stirn. Furcht, ganz so wie damals. Cornelia bleibt stehen.

Diejenigen, die umgekehrt behaupten, dass unsere Gefühle unsere Rationalität beherrschen, werden Cornelias Gang skeptisch betrachten und sagen: Gefühle kommen manchmal schleichend, oft aber auch schnell und plötzlich. Ab einer bestimmten Schwelle jedenfalls ist ihre Wirkung nicht mehr aufzuhalten, sie überfluten uns. Nachdem sie sich an winzig kleinen Wahrnehmungen oder Gedanken entzündet haben, ergreifen sie den ganzen Körper. Sie verändern Herzschlag, Atmung, den ganzen Energiehaushalt, sie beeinflussen das Mienenspiel, die Bewegungen – und dann auch das Denken von Cornelia.

> Nun atmet Cornelia tief durch, mehrfach hintereinander, ganz bewusst. Sie denkt noch einmal über alles nach. »Warum will ich diesen Gang gehen? Was will ich sagen?« Sie hat sich die möglichen Einwände der Mutter zigfach vor Augen geführt, sich Antworten zurechtgelegt. Sie weiß, was sie sagen will, kennt die Sätze fast auswendig. »Ich bin gut vorbereitet«, sagt Cornelia zu sich. Und spürt, wie sie ruhiger wird.

Gefühle sind mächtig, kommen spontan und gewaltig. Das ist nicht zu bestreiten. Aber es gibt trotzdem Möglichkeiten, mit ihnen umzugehen, sie sich bewusst zu machen und durch Nachdenken zu beeinflussen. Das ist das Gegenargument derer, die den Allmachtsanspruch der Gefühle zurückweisen wollen.

> Noch einmal sieht Cornelia die Bilder der Vergangenheit vor sich, noch einmal ruft sie ihre Vorwürfe und Argumente ab. Dann ist sie sicher: Sie muss und wird ihre Mutter konfrontieren. Cornelia spürt in ihren Bauch hinein. Das Schwächegefühl hat nachgelassen. »Noch einmal tief durchatmen«, sagt sie sich, dann schaut sie wieder zur Straße, blickt sie entlang. Das Haus der Mutter ist eigentlich ganz nah – aber die Straße ist plötzlich so lang geworden. Und so trostlos leer.

Es ist hilfreich, über Gefühle nachzudenken, und das kann auch etwas bewirken – aber nur, wenn es um weniger Wichtiges geht. Das ist die desillusionierende Antwort derer, die die Hoffnung für naiv halten, man könne seine Gefühlswelt grundlegend rational kontrollieren. Der Einfluss des Denkens sei höchstens kurzfristig wirksam, letztlich werde sich die innere Gefühlslage immer gegen die gedanklichen Beeinflussungsversuche durchsetzen. Wenn überhaupt, dann ließen sich Gefühle nur mit Gefühlen bekämpfen.

Oft ist ein solches wildes Hin und Her der Argumente das einzige Resultat des Versuchs, den Einfluss der Gefühle auf das Handeln rational einzuschätzen. Jeder Mensch kennt aus seiner Erfahrung wohl beides: Mal brodeln die Gefühle übermächtig und müssen sich auf irgendeine Weise austoben, mal gelingt es, übermäßige Euphorie oder unbändige Wut durch Gedankenarbeit zu mäßigen. Aber selbst dann, wenn man glaubt, man hätte seine Emotionen gemeistert, wird man manchmal den Verdacht nicht los, man sei vielleicht einfach nur einer Gefühlstäuschung erlegen.

Inwiefern können uns die exakten Wissenschaften da weiterbringen?

Sie können zunächst einmal sagen, was Gefühle eigentlich sind. Nach dem heutigen wissenschaftlichen Stand sind sie durch vier Aspekte gekennzeichnet:

- Gefühle sind »*Befindlichkeits-Sensoren*«, Signalgeber für den inneren, persönlichen Zustand eines Menschen. Gefühle sagen uns, wie es in unserer Psyche aussieht, was wir im tiefsten Inneren empfinden. Sind wir traurig, wütend, erfreut, neugierig, ekeln wir uns? Welche Befindlichkeit haben wir, welche Stimmung hält uns gefangen: sind wir eher aktiv und optimistisch oder eher passiv und pessimistisch? In Bezug auf Letzteres sprechen die Wissenschaftler auch von »Hintergrundgefühlen«.
- Gefühle beruhen darüber hinaus auf *physiologischen Reaktionen*. Sie sind mit bestimmten Körperreaktionen verbunden: erhöhter Puls, schnellerer Herzschlag, Schweißausbrüche, Schwindelgefühle.
- Gefühle haben drittens eine *Ausdruckskomponente*. Sie beeinflussen nicht nur unsere Sprechweise, sondern auch unser Mienenspiel und unsere Gestik: Lachen und schnelle Bewegungen bei der Freude, Weinen und langsame Bewegungen, wenn wir traurig sind.

- Viertens dienen die Gefühle damit auch *kommunikativen Zwecken.* Sie drücken anderen Menschen gegenüber aus, wie wir eine Situation oder die andere Person empfinden und bewerten: Unsere Handbewegung kann aggressiv oder einladend, unser Mienenspiel angewidert oder freundlich sein.

Wenn Gefühle auf so vielen verschiedenen Bahnen und Ebenen ihren Einfluss geltend machen können, scheint es tatsächlich gerechtfertigt zu sein, von der »Macht der Gefühle« zu sprechen und vor ihnen Respekt zu haben. Erstaunlicherweise aber haben sich gerade die Hirnforscher mit diesem Respekt Zeit gelassen. Lange Jahre beschäftigten sie sich hauptsächlich mit den kognitiven Eigenschaften des menschlichen Geistes, mit allen Formen des Erkennens von Objekten und Situationen. Erst in den 90er Jahren kam es zu einer so genannten »emotionalen Wende« in den Neurowissenschaften. Einer der Pioniere dieser Wende war der Schweizer Psychiater Luc Ciompi, der das Konzept einer »Affektlogik«[15] entwarf. Als ich Luc Ciompi Mitte der 90er Jahre in einem Interview fragte, was denn der Kerngedanke dieser emotionalen Wende sei, war seine Antwort:

> *»Der Grundgedanke ist, dass eben in sämtlichen psychischen Funktionen, ob die nun bewusst sind oder nicht, das Denken und das Fühlen zusammenspielen und zusammenschwingen. Und dass es so etwas wie reines Denken oder reines Fühlen entgegen dem, was man landläufig glaubt, gar nicht gibt.«*

Luc Ciompi zählte mir daraufhin zahlreiche Beispiele für die enge Verkopplung von Gedanken und Gefühlen auf. Es beginne schon mit dem kleinen Kind, das sich die Finger auf der Herdplatte verbrennt. Von diesem Erlebnis an sei im Kindergehirn der Gedanke »Auf glühende Herdplatte fassen« mit dem Gefühlskomplex »Schmerz, Angst, Ärger« verknüpft, und daraus ergebe sich dann noch die Verhaltensnorm: »Vermeide das!«. Die ganze Psyche, erklärte mir Ciompi, sei aus solchen fest im Gehirn verkoppelten »Denk-fühl-Verhaltens-Programmen« aufgebaut. Und sogar bei den abstraktesten Denkvorgängen seien noch Gefühle wirksam. Bei der Mathematik oder beim logischen Schließen zeige sich das zum Beispiel in der Freude darüber, dass eine Schlussfolgerung aufgeht – oder eben im Ärger darüber, dass sich etwas einer klaren logischen Darstellung widersetzt. Als ich Luc Ciompi daraufhin fragte, von welcher Art diese Verkoppelungen von Fühlen und Denken denn genau besehen seien und ob das Fühlen in ihnen letztlich die Oberherrschaft habe, machte er eine kurze Pause. Dann gab er eine sehr differenzierte Antwort:

> »Das sind zirkuläre Beziehungen, Wechselbeziehungen. Es ist keinesfalls so, dass das Gefühlssystem einfach den ganzen Rest beeinflusst und dann für sich allein funktioniert. Es wird seinerseits von den Sinnesorganen und von höheren intellektuellen Funktionen her auch wieder beeinflusst, und so ist das ein Ganzes aus hochkomplexen Wechselbeziehungen.«

Andere Hirnforscher allerdings waren nicht so zurückhaltend wie der nachdenkliche Psychiater Luc Ciompi. Bei ihnen entwickelte sich eine allergrößte Hochachtung vor den Gefühlen. Dazu motiviert wurden sie durch eine ganze Reihe von Forschungsprojekten mit gleichartigen Ergebnissen. In einem klassischen Experiment hatten etwa die Versuchsleiter einige ihrer Versuchspersonen beleidigt. Diese bewerteten anschließend einen Film bedeutend schlechter als solche Versuchspersonen, mit denen man ganz normal umgegangen war: Offensichtlich können die Hirnareale, die für schlechte Gefühle und Wut zuständig sind, das Urteilsvermögen nachhaltig beeinflussen. Gleiches wurde auch in Bezug auf positive Gefühle behauptet. Daraus zogen die Forscher den Schluss: Es gibt nicht nur kein Denken ohne Gefühle, sondern die Gefühle bestimmen auch wesentlich darüber, *was* der Mensch denkt und tut.

Seither beherrscht ein regelrechter »Gefühlskomplex« auch die neurowissenschaftliche Debatte über Fühlen und

Denken. Zum einen geht es rein inhaltlich um die Frage, wie das *komplexe Zusammenspiel* zwischen Denken und Fühlen eigentlich genau zu verstehen ist: als eine Einheit, ein Wechselspiel, ein zirkulärer Zusammenhang oder – wie Luc Ciompi sagt – als ein »Ganzes aus hochkomplexen Wechselbeziehungen«? Müssen wir das einfach so als Formel hinnehmen oder lässt sich das noch genauer fassen? Zum anderen hat dieser »Gefühlskomplex« auch eine psychologische Seite, weil er direkt das Selbstbild des Menschen betrifft: Sind wir unseren Gefühlen tatsächlich hoffnungslos ausgeliefert? Müssen wir einen »Gefühlskomplex« haben, weil wir einerseits gerne (positive) Gefühlswesen sein wollen, andererseits aber auch rationale Subjekte, was durch eine »Allmacht« der Gefühle jedoch verhindert würde? Und inwiefern ist das ein Angriff auf unsere Vorstellung, ein freies Wesen zu sein?

Was also spricht tatsächlich für die Macht der Gefühle? Wie groß sind die Chancen für Cornelia, dass sie den Weg zu ihrer Mutter wirklich zu Ende gehen wird?

Das Tier in uns

Ein Labor an der Bowling Green State University in den USA. Ratten huschen durch das Gehege. Sie sind offenbar bester Dinge, drehen sich quicklebendig im Kreis, jagen einander und raufen miteinander. Sie scheinen zu spielen, fast so, wie es Menschenkinder tun. Die Wissenschaftler lassen die Ratten gewähren, versuchen aber, mit speziellen Geräten die Töne aufzunehmen, die die Nager bei ihrem Treiben ausstoßen. Im Ultraschallbereich, jenseits des menschlichen Hörvermögens, werden die Forscher fündig. Sie registrieren einen gewaltigen Sound: Die Ratten zirpen im Bereich von 50 Kilohertz!

Der Leiter dieses ungewöhnlichen Ratten-Experiments war der Psychobiologe Jaak Panksepp. Er ist einer der Pioniere der modernen neurowissenschaftlichen Affektforschung und hat ein grundlegendes Werk zu diesem Thema geschrieben.[16]

41

Seine Devise lautet: Der Geist sollte nicht von oben, also vom rationalen Denken her, untersucht werden, sondern von unten, von seinen Emotionen her. Ein solcher Ansatz scheint prädestiniert dafür zu sein, die Macht der Gefühle zu erklären. Aber welchem Zweck dient dabei ein solch merkwürdiges Rattenexperiment? Als ich Jaak Panksepp vor einigen Jahren diese Frage stellte, erzählte er mir sichtlich vergnügt, wie es weitergegangen war, nachdem sein Team das Zirpen der Ratten entdeckt hatte:

»Ich bin dann eines Morgens einfach in mein Labor gegangen und hab meinem jungen Assistenten gesagt: ›Komm, lass uns ein paar Ratten kitzeln, vielleicht ist ihr Zirpen ja eine urtümliche Form von Lachen!‹ Und als wir die Tierchen kitzelten, fingen sie an, noch höher und noch wilder zu zirpen als jemals zuvor. Mehrere Jahre lang haben wir unsere Ratten jetzt schon gekitzelt, und es ist immer dasselbe: Sie zirpen und jauchzen und werden zutraulich wie kleine Kätzchen und Schoßhündchen. Ganz so, wie wenn man Kinder auf die richtige Art und Weise kitzelt. Sie fangen zu lachen an und werden locker und zutraulich.«

»Kann man Menschenkinder denn mit Ratten vergleichen«, warf ich leicht verwundert ein. Jaak Panksepp, ein weißhaariger freundlicher Herr, ließ ein lang gedehntes »Well« vernehmen und erklärte dann:

»Wir glauben, dass wir hier bei den Ratten auf das Fundament dessen gestoßen sind, was man ›positive soziale Gefühle‹ nennen könnte. Es geht dabei um eines der größten Geheimnisse unserer menschlichen Natur, genauer gesagt, unserer animalischen Natur: um die Grundlagen der menschlichen Freude, um die Freude am Spaß mit anderen. Dieses Gefühl scheint ganz tief in unser Nervensystem eingegraben zu sein und ist wahrscheinlich Bestandteil des Nervensystems aller Säugetiere, es gibt da große Ähnlichkeiten.«

Bestimmte Gefühle, glaubt Jaak Panksepp, sind deshalb so mächtig und einflussreich, weil sie ein uraltes animalisches Erbe im Menschen sind, das sich quasi naturwüchsig und spontan in bestimmten Situationen zu Wort meldet. Damit ist Panksepp einer der engagiertesten Vertreter der These, dass Mensch und Tier über gemeinsame so genannte »Basisemotionen« verfügen. Diese sind evolutionär entstanden, weil biologisch wichtige Situationen mit bestimmten subjektiven Reaktionen des Lebewesens verknüpft wurden: Wenn du Hunger hast, ist es gut, mit Neugier auf die Suche nach Essbarem zu gehen; wenn du dich verteidigen musst, ist Aggression nötig; wenn du sozialen Kontakt brauchst, solltest du Freude vermitteln! Da solche Verknüpfungen von biologischen Situationen mit subjektiven Reaktionen wiederholt auftraten, sind sie im Gehirn der Säugetiere – inklusive des Menschen – fest miteinander verdrahtet. Basisemotionen sind also elementare Verhaltens- und Reaktionsmuster, die wir wie die Tiere besitzen, um zu überleben.

Für Jaak Panksepp gibt es insgesamt acht dieser Gefühlssysteme im Hirn des Säugetiere: ein so genanntes »Such-System« (das mit Neugier und Interesse zu tun hat), Systeme für Lust, Trauer, Fürsorge/Mitleid, Furcht und Wut, das »Spielsystem« und das sogenannte »Panik- oder Trennungsschmerzsystem«. Letzteres löst psychisch erlebten und physisch nachweisbaren Schmerz aus, wenn Tierjungen von ihren Müttern getrennt oder Menschen von anderen Menschen missachtet werden.[17]

Es gibt einige Indizien, die Jaak Panksepps Annahme, Gefühle seien größtenteils ein uraltes Erbe der Evolution, stützen. So kommen Babys schon mit bestimmten emotionalen Anlagen zur Welt: Neugier, Interesse, Freude, Trauer, Zurückweisung und Ekel sind in rudimentärer Weise schon kurz nach der Geburt im Ausdrucksverhalten zu beobachten. Nach acht bis neun Monaten äußert ein Baby auch Angst und erste Anzeichen von Scham; Letztere entwickelt sich aber erst im dritten bis vierten Lebensjahr so richtig. Diese »Basisemotionen« werden dann später miteinander vermischt und bilden komplexere emotionale Qualitäten aus, etwa die Eifersucht, eine Mischung aus Wut und Trauer. Ein Indiz dafür, dass die Basisemotionen uralte evolutionäre Wurzeln haben, ist auch die Erkenntnis, dass sie offenbar universell sind. Sie sind in den verschiedensten Kulturen bekannt bzw. im Mienenspiel erkennbar. Der Forscher Paul Ekman fand etwa bei klassischen kulturvergleichenden Untersuchungen des Mienenspiels sieben universelle emotionale Ausdrucksmuster: Fröhlichkeit, Traurigkeit, Wut, Furcht, Überraschung, Ekel und Verachtung.

Ist der *homo sapiens sapiens* demnach eigentlich ein animalisches Gefühlswesen? Wird Cornelia von Angstgefühlen überwältigt, weil diese aus tiefen evolutionären Schichten hervorbrechen? Man tut sich schwer, Cornelias konkretes Angstproblem mit ihrer Mutter allein auf diese Weise zu erklären. So sehr die These von der evolutionären Erbschaft der Emotionen den mächtigen, da »natürlichen« Effekt von Gefühlen verdeutlichen kann – sogar Jaak Panksepp meint nicht, dass diese alten automatisierten Gefühlsmuster alles sind und uns vollständig beherrschen. Er glaubt vielmehr, dass Emotionen auch kulturellen Einflüssen ausgesetzt sind: Man könne den Umgang mit ihnen lernen und sie dadurch in gewisser Weise verändern.

Wie die Gefühle aus dem Körper kommen

Gefühle sind äußerst wirksam – aber sie sollen dennoch in »gewisser Weise« kulturellen Einflüssen unterliegen und »geistig« modifizierbar sein. Die Frage, um die es gehen muss, lautet demnach: Was heißt »in gewisser Weise«? Was passiert zum Beispiel mit starkem Furchterleben, wenn es durch kulturelle Regeln oder bewusstes Nachdenken gehemmt oder eingedämmt wurde? Inwiefern »sitzt« es dann trotzdem noch im Furchtsystem des Gehirns und damit »im Körper«? In welchem Ausmaß kann es dann immer noch unser Bewusstsein und Verhalten beeinflussen – wie bei Cornelia, als sie ins Haus ihrer Mutter geht?

Um darauf eine Antwort zu finden, muss man zunächst einmal begreifen, in welchem Bezug Emotionen und Körper zueinander stehen.

»Denken sie an ein emotional bewegendes Ereignis in ihrem Leben, als sie einmal sehr traurig, fröhlich oder furchtsam waren!« Vierzig Frauen und Männer unterwarfen sich an der Universität von Iowa bereitwillig dieser Anweisung eines Forscherteams um den Neurologen Antonio R. Damasio.[18] Durch eine Handbewegung sollten die Versuchspersonen den Augenblick anzeigen, in dem sie tief in das jeweilige Gefühl versunken waren. Dann wurde mit Hilfe der Positronenemissionstomographie gemessen, wo sich in ihrem Gehirn etwas regte. Das Ergebnis: Je nach Emotion waren zwar auch unterschiedliche Areale aktiv, aber einige Areale mischten immer mit. Zum Beispiel die Areale der so genannten »sensomotorischen Region«. Diese Region ist für das »Körperfühlen« zuständig, sie registriert also, welche Zustände im Inneren des Körpers herrschen: Schmerz, Hitze, Kälte, Druck, Unruhe usw. Gleichzeitig stellten die Forscher noch etwas Überraschendes fest. Noch bevor die Versuchspersonen ihre Hand hoben, um anzuzeigen, dass sie sich »eingefühlt« hatten, geschah bereits etwas: Ihre Hautleitfähigkeit veränderte sich – ein Indiz dafür, dass ihr Körper bereits »emotionalisiert« war, bevor sie ihr Gefühl bewusst wahrnahmen. Das Forscherteam schloss daraus, dass Gefühle zuerst im Körper entstehen und dann erst bewusst erlebt werden.

Antonio R. Damasio, der weltberühmte Neurologe von der amerikanischen Universität von Iowa, hat auf der Grundlage solcher Experimente eine eigene Theorie der Gefühle entwickelt, die deren körperliche Grundlage betont. Sein Konzept lässt sich in drei Schritten zusammenfassen:

- Zunächst muss etwas auf der *körperlichen Ebene* in Gang kommen. Das Gehirn entdeckt etwa einen Reiz, der auf eine gefährliche Situation verweist, und reagiert darauf mit einem automatisch ablaufenden Muster chemischer und neuronaler Reaktionen, die sich evolutionär bewährt haben: Herzschlag und Puls steigen an, Schweiß bricht aus. Damasio nennt diese unbewusst ablaufenden Veränderungen des inneren Körperzustands, die in Reaktion auf bestimmte Reize in Gang kommen, *Emotionen*.

- Zweiter Schritt: Die Informationen über diese körperlichen Veränderungen werden im Gehirn zusammengeführt. Das geschieht in speziellen *Körperkarten*, in Hirnregionen, die eine Landkarte des menschlichen Körpers repräsentieren. Dazu gehören zum Beispiel die sensomotorische Region und vor allem auch die so genannte »Insula«.

- Dritter Schritt: Bestimmte Hirnareale, die geistige wahrnehmbare Erlebnisse erzeugen, versuchen sich sozusagen einen Reim auf die in diesen Körperkarten wahrgenommenen Körperveränderungen zu machen. Diese Erlebnisseite der Emotionen nennt Damasio *Gefühle*. In einem Gefühl ist also ein bestimmter Körperzustand mit bestimmten Vorstellungen verbunden, mit einer bestimmten Art und Weise, zu denken: »Mein Herz und mein Puls rasen – ich möchte weglaufen vor diesem Reiz: ich habe Angst«. Das alles wird natürlich als etwas Gleichzeitiges, als eine Einheit erlebt.

Emotionen artikulieren sich spontan im Mienen- und Gestenspiel oder in anderen körperlichen Reaktionen – Gefühle dagegen vermitteln ein inneres Erlebnis dieser Emotionen: Sie bieten also die Chance, zu erfahren und zu begreifen, was im eigenen Körper vor sich geht. Mit dieser Auffassung unterstreicht Damasio vor allem die Signal- oder Sensorfunktion der Gefühle und koppelt sie eng an den physiologischen und körperlichen Aspekt der Emotionen. Die Einheit von Emotion und Gefühl nennt er »Affekt«.

Wie eng Damasio rationales Handeln an körperhaft-emotionale Prozesse anbindet, zeigt auch seine berühmt gewordene Hypothese von den so genannten »somatischen Markern«. Somatische Marker sind körperliche Signalsysteme, die ein Mensch im Verlauf seiner Lebensgeschichte durch Erfahrungen erworben hat und die sich tief ins Gehirn eingegraben haben. Damasio siedelt sie im präfrontalen Cortex an, von wo aus sie angenehmes Kribbeln oder Bauchschmerzen in Gang setzen können, wenn jemand zum Beispiel eine Entscheidung treffen muss. Diese Begleitsymptome »markieren« körperlich, was jemand aufgrund seiner bisherigen Erfahrungen eigentlich will oder nicht will. Sie helfen dadurch dem Menschen, den aktuellen Abwägungsvorgang abzukürzen, also schneller »Ja« oder »Nein« zu sagen. Auch beim rationalen Entscheiden haben die Emotionen demnach größten Einfluss.

Eine derart enge Anbindung des Gefühlserlebens an körperliche Vorgänge scheint nun wirklich dafür zu sprechen, dass den Emotionen der allergrößte Einfluss auf das psychische Geschehen zuzuschreiben ist. Cornelia kann ihrer Angst nicht entgehen, weil die körperliche Emotion immer ihrem Erleben und ihrem möglichen Bewusstsein vorausgeht.

So einleuchtend das klingt – Antonio R. Damasio erklärt den Menschen letztlich genau so wenig zum bloßen Sklaven seiner Emotionen wie Jaak Panksepp. Die emotionalen Körpersignale erleichtern und beschleunigen vieles, sagt er, aber sie haben letztlich doch nur eine Hilfsfunktion und können rationale Überlegungen nicht ersetzen. Damasio betont auch, dass das Gehirn in der Lage ist, so genannte »Als-ob-Körperschleifen« herzustellen. Das heißt, es kann Veränderungen in den Kartierungsarealen des Körpers »von oben« her, also durch Vorstellungen oder Erinnerungen, herbeiführen, ohne dass reale Körperveränderungen stattgefunden hätten. Wenn uns jemand erzählt, wie er bei einem Unfall verletzt wurde, können wir seinen Schmerz und seinen Schrecken fast körperlich nachempfinden, ohne dass wir entsprechenden Reizen ausgesetzt sind. Emotionen sind in gewissem Ausmaß simulierbar – also darf man den Zusammenhang zwischen Körperzuständen und kognitiven Einflüssen nicht zu eng und zu einseitig sehen.

Einige Forschungsergebnisse relativieren den Zusammenhang zwischen Körperzuständen und dem Gefühlserleben sogar noch stärker. So verschwinden emotionale – zum Beispiel aggressive – Verhaltensweisen bei Tieren nicht unbedingt sofort, wenn Nervenbahnen zwischen dem Gehirn und dem Körper zerstört werden. Außerdem kann man aus körperlichen Veränderungen – etwa erhöhtem Herzschlag, Puls und Schweißausbruch – nicht direkt auf das spezifisch erlebte Gefühl schließen: Es könnte sich um Angst, aber auch um Wut oder Hass handeln. Kritiker der Denktradition, in der Antonio R. Damasio steht, betonen daher, dass das Gefühlserleben nicht nur auf *körperlichen Zuständen* beruht, sondern genauso stark auf der *Bewertung der Situation*, die diese Körperzustände hervorruft.[19] Erkennt jemand, dass ihn eine andere Person nur spaßeshalber beleidigt hat, wird sein anfänglicher Ärger rasch wieder zurückgehen. Umgekehrt reagierten Katzen, denen man den Cortex entfernt hatte, auf jede Nebensächlichkeit mit Wut und Aggression.[20] Gefühle sind also normalerweise immer mit kognitiven Bewertungen und Interpretationen verbunden, worauf ja schon Luc Ciompi verwiesen hat.

Wie weit aber kann sich dieser kognitive Bewertungsaspekt tatsächlich vom körperlichen Aspekt der Gefühle emanzipieren? Kann das Denken, wenn es sich nicht um Missverständnisse oder spaßhafte Situationen handelt, auf seinen Hirnbahnen tatsächlich die Emotionen, die aus dem Körper kommen, beherrschen? Oder ist es nicht doch so, dass »es« den Emotionen immer nur ohnmächtig »hinterherläuft«?

Das System der Gefühle

Joseph LeDoux[21] vom Center for Neural Science an der New Yorker Universität hat der Diskussion um den tatsächlichen Einfluss der Gefühle wichtige Impulse verliehen. Er forscht ebenso wie Panksepp über Tiere, macht seine wichtigsten Experimente an Ratten, überträgt die Ergebnisse aber auch auf den Menschen. LeDoux hat entdeckt, dass es zwei verschiedene Wege der Angst im Gehirn gibt.

Der eine Weg ist kurz, schnell und direkt: Reize aus der Außenwelt, etwa die Wahrnehmung einer Schlange, werden zum Thalamus geleitet, einer Umschalt- und Verteilungsagentur in der Mitte des Gehirns. Von dort aus wird dann die Amygdala aktiviert, eine mandelförmige Struktur, die für Furcht zuständig ist. Die Amygdala signalisiert dann sofort nach (zum Teil sogar genetisch) festgelegten neuronalen Mustern: »Schlange – Angst – Rückzug!«, und schon nimmt der Mensch seine Beine in die Hand. Die bewussten Denkbahnen des Gehirns werden auf diesem Reaktionsweg überhaupt nicht aktiviert, alles was hier abläuft, geschieht unbewusst. Diese Entdeckung scheint erneut für die Behauptung zu sprechen, dass uns die Gefühle beherrschen und das Denken ihnen gegenüber weitgehend ohnmächtig bleibt.

Aber LeDoux hat noch eine zweite Angstbahn entdeckt: Auf ihr werden die Wahrnehmungsreize, die von der Schlange ausgehen, wiederum zuerst zum Thalamus geleitet, von da aber gelangen sie in die höheren Regionen des Cortex und finden erst von dort ihren Weg zur Amygdala. Und das bedeutet, dass der Reiz in den höheren Cortexregionen erst einmal genauer analysiert wird: Ist das, was da gesehen wurde, tatsächlich eine Schlange oder nicht vielleicht doch nur ein Schlauch? Und wenn es eine Schlange ist, ist sie wirklich gefährlich? Dieser Angstweg arbeitet also langsamer, dafür aber gründlicher, und er setzt zwischen die sinnliche Reizwahrnehmung und die emotionale Reaktion einen kognitiven Bearbeitungsschritt.

Auch die Forschungen von LeDoux lassen daher wieder nur eine differenzierte Aussage zu, die den Gefühlen zwar eine wesentliche, aber keine unbegrenzte Macht zuschreibt: Es gibt im Gehirn die *Möglichkeit*, dass Emotionen ohne kognitive und bewusste Kontrolle ablaufen – fast parallel dazu können emotionale Reaktionen aber auch *kognitiv bearbeitet* werden. Diese Entdeckungen von LeDoux erlauben es, die Frage nach dem Verhältnis zwischen Fühlen und Denken präziser als bisher zu stellen: Kann man das *Verhältnis* der beiden *neuronalen Bahnen* der Angst zueinander verallgemeinern? Welches *System der Gefühle* ist im Gehirn insgesamt etabliert, und wie stark kann es das *System der kognitiven Kontrolle* beeinflussen bzw.

von diesem beeinflusst werden? Ist das eine immer schneller und ungenau, das andere genauer, aber langsam? Kommt das kognitive System notwendigerweise immer zu spät, und was bedeutet das?

Für die wichtigsten emotionalen Gebiete im Gehirn hat sich der Ausdruck »Limbisches System« eingebürgert, auch wenn viele der Areale, die unter diesem Begriff zusammengefasst werden, nicht nur für Gefühle, sondern auch für andere Leistungen zuständig sind. Das System wird so genannt, weil es sich wie ein »Saum« (lat. limbus) um den Balken herumlegt, der die beiden Großhirnhälften verbindet.

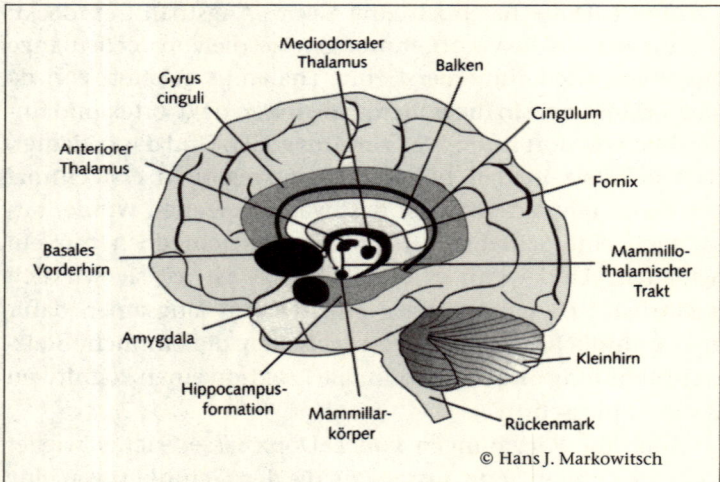

© Hans J. Markowitsch

Abb. 3: Wichtige Strukturen des Limbischen Systems
(aus: Markowitsch/Welzer, 2005, S. 68)
Balken, Kleinhirn und Rückenmark gehören nicht zum Limbischen
System, sondern sind nur als Orientierungshilfe angeführt.

Wichtige Areale des Gefühlssystems

Amygdala: eine mandelförmige Struktur, die insgesamt für negative Gefühle, vor allem für Furcht und Angst, aber auch für Wut und Aggression zuständig ist. Einige Studien legen allerdings nahe, dass die Amygdala auch positive Gefühle reguliert. Es scheint so zu sein, dass die Amygdala automatisch die Aufmerksamkeit auf emotionale Reize lenkt.

Basales Vorderhirn: eine Gruppe aus mehreren Zellkernen, die die Gebiete des Limbischen Systems mit den höheren Regionen des vorderen Stirnhirns verbindet. Sie stellt Übereinstimmung zwischen dem Verhalten und dem aktuellen Motivations- und Emotionszustand eines Menschen her.

Gyrus cinguli: eine bogenförmige Struktur über dem Balken (siehe auch Abb.1): Sie reguliert den emotionalen Grundzustand, das »aktuelle Lebensgefühl« eines Menschen, aber auch seinen Antrieb oder autonome Körpervorgänge wie Herzschlag, Atemfrequenz und Schweißtätigkeit. Sie kann den emotionalen Gehalt von Sinnesreizen verstärken oder filtern und ist ein wichtiges »Tor« des Gefühlssystems zum Stirnlappen. Weil sie Emotionen dämpfen kann, ist sie für Handlungsentscheidungen wichtig.

Hippocampus: eine seepferdchenförmige Struktur am Ende des Gyrus cinguli. Sie bewertet unter anderem Inhalte nach emotionalen Gesichtspunkten und entscheidet, ob sie ins Langzeitgedächtnis gelangen. Sie ist auch beteiligt, wenn bewertet wird, ob etwas neu ist.

Hypothalamus: ein wichtiges, zentrales Gebiet, welches das »innere Milieu«, die Befindlichkeit des Körpers, reguliert, zum Beispiel die Atmung, den Kreislauf, den Nahrungs- und Flüssigkeitshaushalt. Es enthält auch uralte evolutionäre Programme für das Flucht-, Aggressions- und Sexualverhalten.

Insula: Dieses Areal liegt in einer Furche des Schläfenlappens. Es ist für Schmerz, Ekel und unangenehmen Geschmack, aber auch für Empfindungen aus der Magen- und Bauchgegend zuständig. In ihm fließen Informationen aus verschiedenen Köperteilen zusammen.

> **Mammilarkörper:** Sie sind an der emotionalen Seite der Gedächtnisverarbeitung beteiligt.

Gerhard Roth von der Universität Bremen beschäftigt sich schon seit vielen Jahren mit dem Limbischen System und vertritt hinsichtlich der Macht dieses Gefühlssystems wohl eine der radikalsten Ansichten. Das Limbische System und die mit ihm verbundenen Gefühlsareale seien in letzter Instanz der eigentliche »Entscheider« in unserem Gehirn.[22] Zwar könnten die limbischen Areale nur auf relativ einfache Situationen selbstständig und rasch reagieren. Wenn es um komplizierte und detailreiche Sachverhalte gehe, müssten sie daher die höheren kognitiven Regionen des Stirnhirns mit einbeziehen. Aber das bedeute noch lange nicht, dass langes Nachdenken auch zu einer vernünftigen und rationalen Entscheidung führe. Denn die kognitiven Hirnareale seien eben nur als Ratgeber tätig – die Gefühlsregionen hingegen würden in letzter Instanz entscheiden, was wirklich zu tun ist. Sie hätten mithin sowohl das erste Wort, indem sie entscheiden, ob der Verstand überhaupt eingeschaltet werden soll – als auch das letzte Wort, indem sie die Handlung einleiten. Für Gerhard Roth kann der Mensch daher zwar rational abwägen, aber nicht rational handeln.

»Der Mensch ist frei, weil sein Handeln auf bewussten, rein rational getroffenen Entscheidungen beruht.« Dieser Behauptung entzieht Gerhard Roth mit solchen Thesen natürlich den Boden. Es lohnt sich daher, seine Argumentation detaillierter anzuschauen. Sie sieht folgendermaßen aus:

• Auf einer elementaren Ebene des Gehirns sorgt der Hypothalamus für spontane, rein affektive Entscheidungen. Er allein würde Cornelia zum Beispiel automatisch dazu bringen, zurückzuschreien, wenn sie von ihrer Mutter angebrüllt wird.

• Die Amygdala in der Mitte des Gehirns speichert die emotionalen Prägungen, die wir seit unserer Kindheit erfahren und anerzogen bekommen haben. Wenn Cornelia also von früh an gelernt hat: »Folge deinen Impulsen«, wird auch die Amygdala dafür sorgen, dass sie zurückschreit, wenn sie angebrüllt wird. Hat sie jedoch gelernt: »Unterdrücke deine Impulse, gerade deiner Mutter gegenüber«, dann wird sie ihre Wut eher herunterschlucken.

- Schließlich gibt es die Netzwerke in der Großhirnrinde, die für rationale Gedanken zuständig sind wie: »Reagiere nicht spontan, bedenke die Konsequenzen und handele überlegt.« Vielleicht kommt Cornelia über diesen Weg also zum Schluss: »Lächle deine Mutter an, wenn sie dich anbrüllt, das wirft sie aus der Bahn!«

Die Pointe der Überlegungen von Gerhard Roth besteht darin, dass es zwar unterschiedliche Reaktionsmöglichkeiten für den Menschen gibt, dass die Emotionen aber immer die Oberhand behalten, weil sie darüber bestimmen, inwieweit die Netzwerke der Großhirnrinde zum Zuge kommen können. Das rationale Bewusstsein werde emotional hauptsächlich über die so genannte »ventrale Schleife« beeinflusst: über Nervenverbindungen, die von Cortexgebieten zum Limbischen System verlaufen und von dort wieder über den Thalamus in den Cortex zurückwirken. Über diesen neuronalen Kreislauf werden Ziele, Assoziationen und Gedanken sozusagen »von unten« emotional geformt und initiiert und dann »von oben«, das heißt von den rationalen Arealen, mit nachträglichen Begründungen versehen.[23] Roths Hauptargument für die Übermacht der Gefühle lautet letztlich: Es existieren mehr Nervenverbindungen, die von den Gefühlsarealen zu den Stirnhirnarealen gehen, als umgekehrt. Folglich hätten die Gefühlsareale auch wesentlich mehr Einfluss.[24]

Alles hängt also davon ab, wie stark oder wie schwach das System der kognitiven oder rationalen Kontrolle im Vergleich zum Gefühlssystem tatsächlich ist. Wieweit kann Cornelia in der Beherrschung ihrer Ängste ihrem rationalen Gehirn vertrauen?

Die rationalen Kontrolleure

Was also hat der Verstand, neuronal gesehen, den Gefühlen entgegenzusetzen? Zumindest die Fähigkeit zur Kontrolle. Ein entsprechendes System der kognitiven Kontrolle ist jedenfalls im vorderen Stirnhirnbereich angesiedelt, im »präfrontalen Cortex«. Der präfrontale Cortex erlaubt es dem Menschen grundsätzlich, mit seinen »internen Repräsentationen«, also mit dem, was in seinem Geist an Wahrnehmungen, Vorstellungen, Gefühls- und Handlungsimpulsen auftaucht, zielgerichtet umzugehen. Das hat diesem Hirngebiet den Ehrennamen eingebracht, das »menschlichste aller Hirnareale« zu sein.

Das kognitive Kontrollsystem kann zum Beispiel die Aufmerksamkeit und Konzentration verlagern und steuern. Es vermag Reize im Kurzzeit- oder Arbeitsgedächtnis aufzubewahren, wodurch sie analysiert und überdacht werden können. Und es kann neuronale Prozesse hemmen oder erleichtern. Nach einer Theorie von Earl K. Miller vom Massachusetts Institute of Technology in Cambridge, USA, und Jonathan D. Cohen von der amerikanischen Princeton University ist der präfrontale Cortex in der Lage, mit Hilfe spezieller neuronaler Entladungsmuster den Informationsfluss in anderen, tiefer gelegenen Hirnregionen zu beeinflussen. Er kann sie stärken, schwächen oder gar unterbrechen. Demnach ist der präfrontale Cortex dem Geschehen, das er reguliert, übergeordnet.[25] Dieses Konzept unterstellt also sehr weitreichende Eingriffsmöglichkeiten des kognitiven Kontrollsystems, aber es handelt sich eben nur um eine Theorie, die in vielen Einzelheiten noch unvollständig und auch umstritten ist.

Wichtige Areale der kognitiven Kontrolle im Gehirn

Präfrontaler Cortex (PFC): vorne im Stirnhirn gelegen. Er ist insgesamt wichtig für Problemlösung, planvolles Handeln, Überwachung von Aktionen, Aufmerksamkeit, Konzentration, Persönlichkeitsmerkmale, moralisches Verhalten und für das Arbeitsgedächtnis, in dem kurzzeitig Reize aufbewahrt werden können. Der PFC ist in der Lage, Informationen aus dem Limbischen System, also dem Gefühls-System, zu repräsentieren. Er führt zudem insgesamt Informationen aus dem Körper und der Außenwelt zusammen und bezieht sie auf Informationen aus dem Gedächtnis und dem Gefühlssystem. So kann er das Verhalten des Organismus erfahrungsgeleitet an den inneren und äußeren Kontext, in dem dieser gerade steht, relativ schnell anpassen. Schädigungen des PFC führen zum Verlust zielgerichteten Handelns und zur Unfähigkeit, spontanes Handeln und emotionale Impulse zu unterdrücken. Ist zum Beispiel der linke PFC geschädigt, werden die Menschen aggressiver und zeigen in emotionalen Situationen stärkere körperliche Reaktionen wie klatschnasse Hände und rasenden Herzschlag, selbst bei leichter Furcht.

Nicht völlig geklärt ist, welche Leistungen des PFC in welchem seiner Gebiete genau verortet sind. Grundsätzlich gilt: die lateralen, also seitlichen Regionen des PFC sind eher für das Aufbewahren und Manipulieren von Informationen zuständig, die innen gelegenen eher für Handlungskontrolle. Im Einzelnen zeichnet sich in etwa folgende Spezialisierung ab:

Dorsolateraler präfrontaler Cortex: liegt eher weiter oben innerhalb des PFC. Er kann Informationen, die im Arbeitsgedächtnisspeicher des Gehirns abgelegt sind, überwachen, aber auch verändern und manipulieren, und zwar in regelgesteuerter, bewusster und reflektierter Weise. Er erfasst handlungsrelevante Sachverhalte, verarbeitet räumliche Informationen (Wo ist etwas?), bewertet Reize und stellt wahrscheinlich auch Ressourcen für die Aufmerksamkeit bereit. Er sucht nach Strategien, um bestimmte Aufgaben umzusetzen (Planung), und ist auch beteiligt, wenn man sich in andere Menschen hineinversetzt. Manche Forscher meinen, hier sitze das Zentrum des »Verstandes«.

Orbitofrontaler Cortex: liegt direkt über den Augenhöhlen. Er ist aktiv, wenn die (sozialen) Folgen beabsichtigter Handlungen berücksichtigt werden sollen, und verarbeitet dabei auch emotionale Informationen. Besonders wichtig ist er für das Hineinversetzen in andere Menschen. Er hat aber auch mit Selbstbezug zu tun. Manche Forscher meinen, hier sitze das Zentrum der »Vernunft«.

Ventrolateraler präfrontaler Cortex: liegt unterhalb des dorsolateralen Cortex. Er erhält laufende Operationen aufrecht, kann Prozesse auch hemmen. Verarbeitet nichträumliche Informationen von Objekten (Was ist es?) und ist beteiligt an der Bewertung von Ereignissen, an der Handlungsvorbereitung und -entscheidung.

Gefühl gegen Verstand: ein Kampf um Einfluss

Wie mächtig sind nun diese kognitiven Kontrolleure im Gehirn tatsächlich? Mit dieser Frage im Kopf bin ich vor einiger Zeit zu Henrik Walter, einem jungen Professor für biologische Psychiatrie an der Johann-Wolfgang-Goethe-Universität in Frankfurt am Main, gefahren. Er beschäftigt sich unter anderem mit der Wechselbeziehung zwischen Fühlen und Denken, und zwar sowohl als Neurowissenschaftler als auch als ausgebildeter Philosoph. Walter ist ein agiler und freundlicher Mann, der mir zunächst erklärte, dass es durchaus legitim sei, den Menschen nicht nur als »rationales Wesen«, sondern auch als »emotionales Tier« zu bezeichnen. Als ich dann aber nachfragte, ob es stimme, dass das emotionale System immer das führende sei, weil es mehr Nervenfasern vom Limbischen System zum Stirnhirn gebe als umgekehrt, fiel seine Antwort schon etwas vorsichtiger aus:

> *»Wo nun mehr oder weniger Fasern sind, ist kein gutes Argument dafür, was führend ist. Aber im Prinzip kann man schon*

sagen, dass es Stufen der Informationsverarbeitung gibt und
dass die emotionalen Systeme rasch und automatisch funk-
tionieren, bevor die anderen überhaupt eine Chance haben zu
reagieren. Insofern sind sie tatsächlich, was die Wahrnehmun-
gen und die Einschätzung angeht, erst mal primär, aber werden
dann durch die etwas komplexeren Systeme beeinflusst.«

Erneut wurde ich mit der Aussage konfrontiert: Nichts passiert
im Geist ohne Gefühle, sie sind schneller als das Denken, bilden
das Fundament der Psyche – aber sie sind dennoch irgendwie
rational beeinflussbar. Ich wollte es nun aber endlich genauer
wissen und fragte nach, wie das im Detail zu verstehen sei. Denn
ich wusste, dass Henrik Walter mit seinem Team in bildgebenden Untersuchungen laufend untersucht, was im Gehirn
passiert, wenn Versuchspersonen unangenehme emotionale
Bilder sehen. Er beschrieb mir zunächst folgendes Ergebnis:

»Allein die Ankündigung eines negativen emotionalen Bildes
ruft schon Aktivität in der Amygdala hervor, aber auch im
präfrontalen Cortex. Wenn das Bild dann gezeigt wird,
reagieren die zwei verschiedenen Anteile des präfrontalen
Cortex auf dieses Bild auf verschiedene Weise. Nämlich so,
dass zuerst der ventrolaterale Teil, also der unten gelegene Teil,
anspringt und dann seine Aktivität wieder absinkt. Während
der weiter oben gelegene dorsolaterale Teil, den man mit
höheren kognitiven Prozessen in Verbindung bringt, erst etwas
später anspringt, aber dann auch länger aktiv bleibt.

Wenn also ein unangenehmer Reiz zu erwarten ist, gehen
offenbar sowohl die emotionalen als auch die kognitiven
Hirnareale in Bereitschaft. Ist der Reiz dann da, beginnt eine
Auseinandersetzung, bei der sich verschiedene kognitive
Areale nacheinander an ihm abarbeiten. Dasjenige Gebiet, das
den Reiz mit mehr Aufwand zu manipulieren hat, tritt dabei
später, dafür aber dauerhafter auf den Plan.

Was Henrik Walter mir schilderte, deutet nur an, was bei
diesem Prozess im Gehirn geschieht. Experimente anderer

Forscher zeigen es noch klarer: Zwischen dem emotionalen System und den Mechanismen des kognitiven Systems im Gehirn findet so etwas wie ein Kampf um Einfluss statt. Welchem System gelingt es dabei, die Vorherrschaft bei der Interpretation und Besetzung eines Reizes zu erlangen?

Bösartig glotzende Rottweilerhunde, unappetitliche Szenen aus dem Operationssaal, todkranke Kinder. Freiwillig setzten sich fünfzehn Frauen solchen Bildern mit unangenehmen Inhalten aus. Ein Team um Kevin N. Ochsner an der Stanford University[26] registrierte dabei mit dem Magnetresonanztomographen das Geschehen unter ihrer Schädeldecke. In manchen Versuchsdurchläufen sollten die Frauen sich die Bilder einfach nur anschauen. Wie nicht anders zu erwarten, verstärkte sich dabei vor allem die Aktivität der Amygdala, die für negative Gefühle zuständig ist. In anderen Versuchsdurchläufen jedoch sollten die Versuchspersonen sich von den Bildern geistig distanzieren, sie mit Hilfe von Methoden rationalisieren, die ihnen vorher beigebracht worden waren. Sie sagten sich zum Beispiel: »Das todkranke Kind wird schon wieder gesund werden«, oder: »Der brutale Rottweiler existiert ja nur auf einem Foto.« Während sie dies taten, stieg die Aktivität ihres präfrontalen Cortex an – und parallel dazu ging die Tätigkeit der Amygdala zurück. Auch ein anderes Areal, das im Gehirn für die Repräsentation des emotionalen Gehalts von Reizen wichtig ist, der so genannte »mediale orbitofrontale Cortex«, verlor an Kraft. Die rationalen Areale waren also im Vormarsch, die emotionalen auf dem Rückzug.

Das Team um Kevin N. Ochsner diskutierte bei der Auswertung seiner Studie auch Experimente anderer Forscher, die eine solch starke Zurückdrängung des Einflusses der Amygdala durch kognitive Bearbeitung nicht gefunden hatten. Offenbar, so die Erkenntnis von Ochsner und Co, waren die eingesetzten kognitiven Bearbeitungstechniken bei diesen anderen Experimenten nicht stark genug gewesen. Erst durch effizientere geistige Strategien, wie sie bei ihrem eigenen Experiment zum Tragen kamen, lassen sich Emotionen offenbar ausreichend kognitiv beeinflussen. Das legt zum Beispiel auch eine Studie nahe, die James J. Gross von der Stanford University schon früher durchgeführt hatte.[27] Bei ihr schauten sich 120 Studenten einen Ekel erregenden Film über eine Amputation an. Einige von ihnen sollten dabei ihre Gedanken gezielt lenken und damit ihr Empfinden bewusst regulieren. Andere sollten einfach nur ein Pokerface aufsetzen, also ihre Empfindungen eher unterdrücken. Das gelang Letzteren zwar, aber hinterher gaben sie an, trotzdem starken Ekel empfunden zu haben. Außerdem ließen sich bei ihnen erhöhte körperliche Stressreaktionen nachweisen. Die Reaktionen derjenigen Versuchspersonen, die ihre Gefühle gedanklich reguliert hatten, waren hingegen weniger negativ. Oberflächliche Ablenkungstechniken sind demnach nicht mit gezielten rationalen Bearbeitungsstrategien von Gefühlen zu vergleichen. Die Frage ist nur: Wie generell lässt sich das wirklich sagen?

»Wahrscheinlich erhalten sie gleich einen schmerzhaften elektrischen Schlag!« Das kündigte eine Forschergruppe am University College London[28] ihren freiwilligen Probanden an. Das rief bei ihnen bereits Angstgefühle hervor: Wann wird der Schmerzreiz kommen? Wie stark wird er sein? Einige Versuchspersonen sollten sich dann auf dieses Angstgefühl konzentrieren. Andere sollten sich gezielt ablenken, indem sie sich vorstellten, an einem sicheren, entspannten Ort zu sein. Bei den Versuchspersonen, die sich durch solche gezielte Fantasiearbeit ablenkten, schwächte sich tatsächlich die Tätigkeit von Hirnregionen ab, die die emotionale Relevanz von Reizen »einschätzen«. Parallel dazu gingen nachweislich solche Körperreaktionen zurück, die mit Angst und Schmerzerwartung verbunden sind.

Auch dieses Experiment spricht also dafür, dass gezielte Ablenkung die Macht der Emotion unterlaufen kann. Und was passiert, wenn man sich stattdessen gezielt bewusst macht, was man gerade erlebt?

Traurige, ärgerliche oder ängstliche Gesichter. Solche Photographien wurden den Versuchspersonen in der Studie eines Teams um Ahmad Hariri[29] an der Universität Pittsburgh präsentiert. Zuerst ließen die Forscher diese Gesichter einfach nur auf die Probanden einwirken. Dann sollten diese die wahrgenommene Emotion aktiv benennen: Was ist das für eine Emotion, wie wirkt sie auf mich und warum? Und allein dadurch, dass die Versuchpersonen die Emotion bezeichneten und einordneten, verminderte sich die Aktivität ihrer Amygdala erheblich.

Auch hier also wird die Übermacht der Emotionen durch Kognition eingeschränkt. Und wie steht es ums Verhältnis zwischen Verstand und Emotion, wenn Menschen direkt aufeinander reagieren müssen?

»Hier haben Sie zehn Dollar. Teilen Sie sich das Geld mit der anderen Person im Raum! Sie entscheiden, wie Sie teilen wollen! Sie können Ihrem Mitspieler acht Dollar, fünf Dollar, aber auch nur einen Dollar anbieten. Wenn die andere Person Ihren Vorschlag annimmt, können Sie beide Ihren Anteil behalten. Wenn der Andere ablehnt, bekommen Sie beide gar nichts.«

So ungefähr wurden Versuchspersonen in der Studie eines Teams um Jonathan D. Cohen und Alan G. Sanfey[30] an der Universität von Princeton in das so genannte »Ultimatumspiel« eingewiesen. Als sich die Probanden daraufhin dem kniffligen Gelderwerb widmeten, konnten die Forscher mit Hilfe des Magnetresonanztomographen in ihren Gehirnen einen Wettstreit bestimmter Areale registrieren: zwischen dem dorsolateralen präfrontalen Cortex, der für rationales Abwägen zuständig ist, und der Insula, die unangenehme Empfindungen registriert. War der Vorschlag zum Teilen des Geldes so fair, dass eine Versuchsperson zustimmen konnte, war in ihrem Gehirn der dorsolaterale präfrontale Cortex stärker aktiv als die Insula. Wurde dagegen jemand durch ein unfaires Angebot so stark brüskiert, dass er ablehnte, geriet der dorsolaterale präfrontale

Cortex ins Hintertreffen und die Insula bekam Oberwasser. Der Ärger darüber, übervorteilt zu werden, war offenbar stärker als die Überlegung, zuzustimmen, um zumindest ein bisschen Geld zu bekommen. Die Betroffenen lehnten das Angebot umso schneller ab, je stärker ihre Insula feuerte.

Kampf um Einfluss in Bezug auf Stoffwechselanteile im Gehirn – das scheint also tatsächlich die richtige Formel zu sein, mit der sich das Verhältnis zwischen den emotionalen und den kognitiv-rationalen Arealen im Gehirn beschreiben lässt. Die emotionalen Areale haben dabei den Vorteil der »ersten Geburt«. Sie sind schneller aktiv und halten das Terrain besetzt.

Unbestreitbar üben die emotionalen Systeme daher einen enormen Einfluss auf die Psyche aus, den sie immer wieder aufs Neue geltend machen können. Durch gezielte Ablenkung, Aufmerksamkeit sowie sprachliche und gedankliche Auseinandersetzung mit den erlebten Gefühlen versuchen dann aber Verstand und Vernunft, die emotionalen Areale herunterzuregulieren, um so Boden zu gewinnen. Der Ausgang dieses Kampfes ist, wie jeder weiß, nicht immer ganz eindeutig, aber chancenlos ist das rationale Bewusstsein nicht. Je länger und je intensiver die Beschäftigung mit den inneren Affekten dauert, desto größer ist die Chance der Rationalität. Genau darin besteht auch die Chance, die Cornelia hat, wenn sie zu ihrer Mutter geht.

Oder doch eher: zwieträchtige Eintracht?

Wie ist nach alledem das Verhältnis zwischen Emotionalität und Rationalität im Menschen genau zu fassen? Als eine »Einheit« und »Ganzheit« – oder doch eher als eine »Wechselbeziehung mit Wettkampfcharakter«? Ist das überhaupt ein Widerspruch?

Das Limbische System scheint zwar »immer dabei« zu sein, es ist aber keineswegs völlig autonom und allmächtig, wenn in der Psyche etwas passiert. Daher scheint es treffender zu sein, von einem Wechselspiel aus gegenseitiger Hemmung und Aktivierung zwischen dem Gefühls- und dem rationalen Kontrollsystem im Gehirn zu sprechen. Das war jedenfalls mein persönliches Fazit zu den Forschungsergebnissen über die Beziehung zwischen Denken und Fühlen, das ich am Ende meines Gesprächs mit Henrik Walter von der Frankfurter Universität formulierte. Henrik Walter hörte sich meine Überlegungen geduldig an, war jedoch nicht ganz einverstanden:

> *»Also, von ›Wechselspiel‹ zu sprechen ist ein Problem. Das suggeriert nämlich, dass es dort ›die Emotion‹ und da ›die Kognition‹ gibt, und das ist eben ein Irrtum. Es ist aber nicht deswegen eine Irrtum, weil uns die Emotionen immer beherrschen würden, sondern deswegen, weil es zwar möglich ist, kognitive Vorgänge ohne Emotion zu konzipieren, aber nicht Emotion ohne Kognition. Wenn ich Angst empfinde, dann ist immer etwas nicht in Ordnung, wenn ich Trauer empfinde, heißt das, dass ein Verlust stattgefunden hat. Und dieser kognitive Bewertungseffekt gehört praktisch zur Emotion hinzu. Wenn Sie eine Emotion untersuchen, müssen sie immer eine kognitive Situation mit untersuchen.«*

Dass meine Emotionen immer auch eine kognitive Bewertung enthalten, weil ich immer *über* bzw. *wegen* etwas trauere oder Angst habe, das leuchte mir ein. Wie aber solle ich mir eine Kognition ohne Emotion vorstellen? Das, erklärte Henrik Walter, seien zum Beispiel formale Regeln oder abstrakte Kategorien, nach denen ich etwas ordne. Mir gingen spontane Beispiele durch den Kopf wie: »Welche Tiere fallen unter die Kategorie ›Säugetier?‹«, oder die Regel: »Rechts hat Vorfahrt.« Trotzdem, warf ich dann erneut ein, existiere doch ein Wettkampf der Hirnareale um Stoffwechselanteile und um Einfluss aufs psychische Geschehen? Und wir könnten uns – vor allem mit Hilfe erlernter Techniken – von unseren Emotionen ablenken. Dann könne man doch nicht von einer harmonischen Einheit, sondern müsse von einer Wechselwirkung sprechen! Walter antwortete, da müsse man noch mal differenzieren:

»Man kann sagen, es gibt einerseits ›kognitive Emotionen‹ und andererseits ›abstrakte Kognitionen‹, und die kann man schon verschiedenen Systemen zuordnen und da sozusagen eine Wechselwirkung feststellen. Der kognitive Bewertungsaspekt der Emotionen ist beeinflussbar, modulierbar, veränderbar durch abstrakte Kognitionen und höhere Kognitionen, insbesondere natürlich durch sprachliche Repräsentationen.«

Was bedeutet das? Emotionen haben einen Bezug auf Objekte und Sachverhalte und bewerten sie. Insofern enthalten sie immer schon kognitive Anteile, also zumindest unterschwellige Meinungen und Urteile darüber, was gut oder schlecht, angemessen oder unangemessen ist. Ich habe Angst, *weil* das ein gefährliches Tier ist, das auf mich zukommt. Ich freue mich, *weil* mir der Chef eine gute Aufgabe gegeben hat, *also* offenbar etwas von mir hält. Insofern bilden Fühlen und Denken, Emotion und Kognition immer schon eine *Einheit*. Sie können aber auch in eine Auseinandersetzung miteinander eintreten.[31] Nämlich dann, wenn die auf Kognition spezialisierten Hirnareale die kognitiven Anteile der körperlich in Gang gekommenen Gefühle gesondert thematisieren und beurteilen. Ist es denn wirklich so erfreulich, dass mir der Chef diese schwierige Aufgabe zugeteilt hat? Das wird eine ganz schöne Quälerei werden. Vielleicht will er mich ja nur scheitern sehen?

Luc Ciompis Auffassung, dass auch Kognitives *immer* emotional gefärbt sei, wäre damit zu relativieren[32] – aber seine am Anfang dieses Kapitels zitierte Formulierung, dass die Beziehung zwischen Fühlen und Denken als ein »zirkuläres Ganzes aus Wechselbeziehungen« zu verstehen sei, erweist sich als äußerst treffend. Ein *Ganzes* ist sie eben insofern, als die Gefühle immer auch kognitive Bewertungen enthalten – als *Wechselbeziehung* jedoch gestaltet sie sich, insofern jeder kognitive Aspekt eines Gefühls auch auf höherer Ebene kognitiv beurteilt werden kann. *Zirkulär* ist ihr Verhältnis zueinander schließlich deshalb: Zum einen beeinflussen die Emotionen wesentlich, worüber überhaupt nachgedacht werden soll –

zum anderen nimmt die Kognition aber eben auch Einfluss auf die Weise und die Intensität, mit der die Emotionen wirken. Entsprechend sind die emotionalen und die kognitiven Areale im Gehirn eng miteinander verwoben, können aber auch getrennt voneinander arbeiten – bis zum Extrem der beiden strikt voneinander isolierten Angstwege, die Joseph LeDoux im Gehirn entdeckt hat (siehe S. 48 f. in diesem Buch). Es handelt sich sozusagen um ein Wechselspiel oder einen Kampf unter Geschwistern.

Gefühl und Kultur

Die Hirnforschung legt eine enge und zugleich spannungsgeladene Beziehung zwischen Fühlen und Denken nahe. Allerdings beachtet sie kaum die kommunikative und soziale Seite der Gefühle. Dabei zeigt sich das Wechselverhältnis zwischen Fühlen und Denken gerade dann besonders deutlich, wenn man verfolgt, wie Kinder sich in einer bestimmten sozialen Kultur Gefühle aneignen. Sie erlernen in der Interaktion mit ihren Bezugspersonen immer schon bestimmte Emotionsschemata, bestimmte »Gefühlserlebnismuster« ihrer Kultur. In diesen Mustern sind Beurteilungen bestimmter Situationen – ist das gut oder schlecht? – automatisch mit Gefühlsreaktionen verbunden.[33] Beim Erwerb dieser Muster erlernen die Kinder daher gleichzeitig eine bestimmte Fähigkeit, ihre Gefühle kognitiv zu regulieren.

In Deutschland unterstellen Mütter und Väter zum Beispiel ihren Kindern sehr früh einen eigenen Willen. Wenn der Kleine nicht so handelt, wie er soll, sagen sie: »Er will nicht, ist trotzig und ärgerlich.« Die Eltern verstärken dieses Verhalten noch, indem sie selbst in solchen Situationen ärgerlich reagieren. Das Kind lernt dadurch: In bestimmten Situationen, die mir nicht gefallen, kann ich Aufmerksamkeit erzielen, indem ich tobe und schreie. Und ich zeige damit auch noch, dass ich jemand bin, der etwas bewirken kann. In Japan hingegen gibt es keine solch stark ausgeprägte »Ärgerkultur«[34] in der Gefühlserziehung. Dort wird auf ärgerliches Verhalten von Kleinkindern eher mit Mitgefühl reagiert oder man ignoriert es einfach. Der Ausdruck von Ärger wird also nicht durch entsprechende Reaktionen der Erzieher verstärkt. Die Folge: Aggressionen werden in Japan insgesamt seltener öffentlich gezeigt und tauchen auch weniger im Alltagsleben auf.

Durch kulturelle Verhaltensweisen werden also Verknüpfungen zwischen Situationsbeurteilungen (das Kind will seinen Willen durchsetzen) und Affektverhalten (ich reagiere ärgerlich auf seinen Trotz – es reagiert ebenso) angelegt und in die Netzwerke der Neuronen »einsozialisiert«. In den Gehirnen der Menschen einer bestimmten Kultur existieren dann bestimmte Gefühlsmuster, in denen ein Gefühl immer schon in einem gewissen Ausmaß reguliert ist: Entweder gilt (natürlich mit vielen Zwischenstufen): »Es ist kulturell akzeptiert, meinem Ärger Ausdruck zu verleihen, wenn ich meinen Willen nicht durchsetzen kann« – oder: »Es ist in meiner Kultur nicht so gut, meinen Ärger zu zeigen.«

Kinder lernen diese Gefühlsmuster ihrer Kultur also zunächst, indem sie den Ausdruck eines Gefühls lernen: Wann und wie erreiche ich etwas, indem ich meinen Ärger zeige? Mit dem achten Lebensjahr etwa wird der Emotionsausdruck dann zunehmend verinnerlicht. Kinder zeigen von nun an ihre Gefühle nicht mehr spontan, sondern beginnen stattdessen, Selbstgespräche zu führen, in denen sie sich fragen: Wie fühle ich mich, wie soll ich das bewerten, wie kann ich darauf reagieren, was soll ich tun? Studien zeigen entsprechend, dass bei älteren Teenagern die Region des Stirnhirns stärker aktiv wird als die der Amygdala, wenn sie etwa Furcht erregende Gesichter sehen – in jüngeren Jahren ist das noch anders.[35] Die kognitive Kontrolle der Gefühle hat sich sozusagen als eine Standardfähigkeit im Gehirn etabliert.

Bilanz: Der Mensch als »emotional-rationales Wesen«

Der erwachsene Mensch, so lässt sich zusammenfassen, ist zumindest prinzipiell in der Lage, in die lebensgeschichtlich erworbenen Verbindungen zwischen den emotionalen und kognitiven Anteilen seiner Gefühlsmuster einzugreifen. Er kann seine Gefühle in Maßen selbst regulieren. Die Hirnforschung macht – etwa mit den Theorien von Jaak Panksepp und Antonio R. Damasio – deutlich, dass dieses »Ganze aus Wechselbeziehungen« immer auf einem körperlichen Fundament der Gefühle beruht. So wird begreifbar, warum es oft so schwer ist, mit den eigenen Gefühlen umzugehen. Gleichzeitig hilft die Hirnforschung aber auch dabei, zu verstehen, warum der Mensch häufig mit anderen Menschen kommunizieren muss, um mit seinem Gefühlsleben zurechtzukommen – bis hin zur Hilfe von Therapeuten. Die Kommunikation über die eigenen Gefühle kann eben dazu beitragen, überbordende Emotionen zu bewältigen, indem ihr kognitiver Aspekt beleuchtet wird: »Warum bist du so wütend auf mich? Weshalb versinkst du plötzlich in Traurigkeit?« Oder sie hilft, unterschwellige Gefühle, die man verdrängt hat, zuzulassen, anzuschauen und in ihrer kognitiven Bedeutung zu erkennen. Falls Cornelia es also an diesem Tag nicht schafft, ins Haus ihrer Mutter zu gehen, kann sie sich mit Freunden darüber austauschen; und wenn es ihr dadurch nicht besser geht, könnte sie therapeutische Hilfe in Anspruch annehmen. Aber die Chancen, dass sie doch ins Haus ihrer Kindheit gehen wird, stehen gar nicht so schlecht. Gefühle sind zwar fast immer dabei, wenn das »letzte Wort« über eine Sache gesprochen wird – aber sie sind nicht der alleinige Wortführer, sondern selbst Gegenstand der Kritik.

Insofern präsentiert die Hirnforschung dem Menschen tatsächlich einen »Gefühlskomplex«, weil sie klarmacht, dass Rationalität nur insoweit möglich ist, als sie sich auf die kognitiven Aspekte bezieht, die in den tief in unserer neuronalen Anlage verankerten Gefühlen enthalten sind. Es spricht aber wenig für die These, dass die Emotionen die autarken Herrscher unserer Psyche sind. Es geht vielmehr um Interaktionen zwischen rationalen und emotionalen Prozesse, in denen die Ratio in dem Maße zu distanzierter Kontrolle der Gefühle fähig ist, als dies kulturell und lebensgeschichtlich eingeübt wird. Wir sollten daher diese Interaktion pflegen und weder allein unseren Gefühlen noch unserem Verstand vertrauen. Das wäre die erste Voraussetzung für vernünftiges Verhalten.

Die Schlussfolgerungen dieses Kapitels lauten demnach:

1. Gefühle sind schnelle und massiv wirksame Kräfte im Gehirn, die Kognition und Verhalten sehr stark beeinflussen, weil sie selbst in sich kognitive Aspekte enthalten und eine starke körperliche Antriebskraft besitzen.

2. Kognition kann aber auf Emotionen zurückwirken, da sie auf Schaltkreisen beruht, die zwar von den Gefühlschaltkreisen beeinflusst werden, aber dennoch eigenständige Fähigkeiten aufweisen. Kognitionen werden daher zwar von Emotionen begleitet, aber nicht immer von ihnen geleitet.[36]

3. »Rationaler Umgang mit Gefühlen« hieße demnach: a) Wahrnehmung der eigenen Gefühle: Was spüre ich? b) Verstandesmäßige Analyse dieser Gefühle: Was sagen sie, wohin treiben sie mich? c) Vernunftmäßiger Umgang mit den Gefühlen: Warum habe ich diesen Antrieb, dieses emotionale Erleben? Wie beurteile ich dieses Gefühl auch über die gegenwärtige Situation hinaus? Was bedeutet es für meinen Umgang mit anderen Menschen?

4. Insgesamt hilft die Hirnforschung dabei, die alten – und einander widersprechenden – Formeln von der »Einheit von Fühlen und Denken« und vom »Konflikt zwischen Fühlen und Denken« besser zu verstehen und ihren Gegensatz zu mildern. Was dies für die menschliche Freiheit letztlich bedeutet, wird im 6. Kapitel des Buches näher beleuchtet.

Kapitel 3: Im Reich des Unbewussten

Wie viel Bewusstsein will das Gehirn?

Die Hirnforschung attackiert die Idee, dass »oben« in unserem Geist etwas »Höheres«, nämlich das Bewusstsein, existiere und »unten« etwas »Niederes«: das Unbewusste. Um den Stellenwert dieser Attacke zu verstehen, ist es hilfreich, sich zunächst in Erinnerung zu rufen, was man gewöhnlich unter dem Bewusstsein und dem Unbewussten versteht.

Das allgegenwärtige Unbewusste

Eine Woche lang hatte er in der Stadt vergeblich versucht, sich auf die Sache zu konzentrieren. Dann war der Mann – nennen wir ihn Tobias – entnervt aufs Land gefahren. Dort, in der Ruhe und Einsamkeit seines kleinen Wochenendhauses, hoffte er endlich, seine Aufgabe gezielt und bewusst angehen zu können. Die Auftraggeber warteten schon ungeduldig auf den Text, den er zu schreiben hatte. Obwohl er lange nicht mehr draußen gewesen war, fand er sich traumwandlerisch sicher im Landhaus zurecht. Schnell angelte er sich den Schlüssel für den verschlossenen Schreibtisch aus dem Versteck. Die Heizung setzte er sozusagen nebenbei in Gang, feilte dabei in Gedanken schon am Einstieg zum Text. Dann hatte er auch schon den Laptop und die nötigen Bücher auf dem Schreibtisch ausgebreitet. Er setzte sich auf den alten Drehstuhl, motiviert und hochkonzentriert.

Der Mensch, so heißt es, zeichnet sich vor allem dadurch aus, ein bewusstseinsfähiges Wesen zu sein. Das soll bedeuten: Was wir bewusst, also aufmerksam und konzentriert, durchführen, das haben wir wirklich in unserer geistigen Gewalt, es macht uns der Realität mächtig. Bewusstes Denken und Tun ermöglichen uns daher, ein souveränes Subjekt und damit frei zu sein. Sie bringen uns in unserer Entwicklung voran und sind deshalb für den Menschen besonders wichtig. Was wir hingegen halbbewusst oder gar unbewusst und automatisch tun, ist nur Routine, ist nebensächlich zu erledigendes Handwerk. Es dient eigentlich nur dazu, dem bewussten Denken Raum zu verschaffen.

Jetzt sitzt Tobias da, schreibt noch nicht, aber seine Gedanken sind klar. Die Ideen sprudeln nur so, sein Kopf entwirft ganze Textabschnitte im Voraus. In diesem Augenblick fällt sein Blick draußen auf den alten Baum. »Eine Buche«, denkt er kurz. Dann geht etwas in ihm vor: Er sieht sich plötzlich in Latzhose und dem blauen Lieblingspulli auf- und niederschwingen. Andere Bilder und Empfindungen drängen hinzu: der Opa, der ihm zulacht, der Schmerz, als er einmal vom Baum fiel, gemeinsames Durch-den-Wald-Streifen mit den Freunden, die Bäume, die nach Harz riechen, der Lehm an den Hosen. Dann kommt wieder das erste Bild: auf- und abschwingen. Er sitzt in roter Hose und blauem Pulli auf der Schaukel. Sie stand im Garten der Eltern, aufgehängt am Ast einer alten Buche, vor dreißig Jahren.
Tobias blinzelt, schüttelt den Kindheitsbilderreigen ab, der ihm von irgendwo ganz tief zugeflogen ist. Er versucht, sich wieder zu konzentrieren. Aber nichts ist mehr da, alles wie weggeflogen!

Wir schätzen das Bewusstsein hoch ein, unsere Erfahrung lehrt uns jedoch, dass es keineswegs immer dominiert. Das scheinbar so nebensächliche Unbewusste schafft sich immer wieder Raum: in Fantasien, Erinnerungen, Bildern, im Traum und in kleinen Versprechern begleitet es das bewusste Geschehen, wechselt sich mit ihm ab oder mischt sich mitten ins Bewusstsein ein und verzerrt es.

Unbestreitbar besitzt das Unbewusste eine ganz eigensinnige Kraft und ist viel mehr als nur ein nebensächliches Beiwerk des menschlichen Geistes. Bekanntlich hat das Sigmund Freud schon vor langer Zeit entdeckt. Wie aber sieht es mit der Beziehung zwischen dem bewussten und dem unbewussten Geist aus, wenn man sie vom Gehirn her betrachtet? Sind Bewusstsein und Unbewusstes überhaupt zwei klar voneinander getrennte Systeme oder Schichten, oder können sie nicht vielmehr – wie bei Tobias – ineinander fließen und sich gegenseitig stören? Muss man das eine System dem anderen gegenüber höher einschätzen, und was bedeutet es für die menschliche Freiheit, wenn das Bewusstsein nicht mehr dominiert?

Das Unbewusste stellt alle Wissenschaft vor ein grundsätzliches Problem, mit dem sich schon Freud herumschlug. Es ist per Definition nicht direkt fassbar und erkennbar, sondern nur aus seinen Wirkungen erschließbar. Kann die Hirnforschung da weiterhelfen, indem sie das Unbewusste – genauso wie das Bewusstsein – als neuronales Ereignis identifiziert?

Tatsächlich haben Hirnforscher inzwischen großen Respekt vor dem Unbewussten. Zumindest dann, wenn es in Gestalt des so genannten »kognitiven Unbewussten« auftritt, das ursprünglich von Kognitionspsychologen entdeckt wurde. Damit sind alle Vorgänge gemeint, die automatisch ablaufen, wenn wir Gegenstände erkennen oder Bewegungen und einfache Handlungen steuern. Fällt zum Beispiel ein Sehreiz von einem grünen, ovalen Objekt in Tobias' Auge, wird er automatisch im Gehirn gefiltert, zerlegt und analysiert. Dabei durchläuft er verschiedene Hirngebiete, bis am Ende dieses unbewussten kognitiven Prozesses der bewusste Seheindruck »das Blatt einer Buche« entsteht. Wenn Tobias in Gedanken versunken durch den Garten läuft und sein Sehsystem »Eine Buche!« meldet, wird das Bewegungssystem des Gehirns seine Schritte automatisch und unbewusst so lenken, dass er nicht gegen den Baum stößt. Auch automatisch ablaufende emotionale Reaktionen oder Motivationen werden von vielen Forschern diesem kognitiven Unbewussten zugerechnet. Ein Beispiel dafür hatten wir bereits im letzten Kapitel behandelt: den von dem amerikanischen Forscher Joseph LeDoux entdeckten Reaktionsweg zwischen dem Sinnessystem und der Amygdala, der blitzschnell und unbewusst eine Angstreaktion auslöst, wenn etwas Bedrohliches wahrgenommen wird.

Diese unbewussten kognitiven Prozesse sind unbestreitbar in der Überzahl und bestimmen unseren Alltag: Wir putzen gedankenverloren die Zähne, bewegen automatisch die Augen, legen routiniert im Auto die Gänge ein, setzen beim Gespräch oft wie von selbst Gedanken in Sätze und in Bewegungen unserer Sprechwerkzeuge um. In unserem Alltagsleben sind wir meistens »Zombies«, schreibt daher der Kognitionsbiologe Christof Koch vom California Institute of Technology in Pasadena in seinem Buch *Bewusstsein – ein neurobiologisches Rätsel:*[37] Wir verhalten uns wie Untote, die ohne lebendigen, bewussten Geist mechanisch unser Dasein bewältigen. Schätzungen besagen, dass 95 Prozent des neuronalen Geschehens auf diese Weise unbewusst ablaufen, nur lächerliche 5 Prozent der Hirntätigkeit kommen uns also zu Bewusstsein. Oder in noch krasseren Zahlen ausgedrückt: Bewusst und aufmerksam können wir allerhöchstens 10 bis 50 Informationseinheiten pro Sekunde verarbeiten, gemessen in Bits (wer beim Lesen 25 Buchstaben pro Sekunde aufnehmen könnte, würde 50 bits schaffen). Unsere nicht bewusst tätigen Sinnesorgane dagegen bringen es pro Sekunde auf mindestens 10–100 *Millionen* Bits.[38]

Ein gigantischer Unterschied, der Hirnforscher wie Gerhard Roth von der Universität Bremen dazu bringt, das traditionelle Verständnis der Beziehung zwischen Bewusstsein und Unbewusstem zu revidieren. Nicht mehr das Bewusstsein, sondern das Unbewusste gilt ihm als dominante Kraft im Reich der Psyche, ganz ähnlich wie seiner Meinung nach die Gefühle über die Rationalität dominieren. Für Roth werden alle Aufgaben des Organismus, für die in den Gedächtnisarealen des Gehirns fertige Reaktionsmuster gespeichert sind, unbewusst und automatisch gelöst. Nur wenn sich der Mensch einer rela-

tiv neuen Aufgabe gegenübersieht, melden sein Aufmerksam-
keitssystem und das Gedächtnis der Großhirnrinde: »Kein
geeignetes Reaktionsmuster vorhanden: lege neue Nerven-
muster an, die dieser Aufgabe gewachsen sind!« Und dazu
braucht das Gehirn Bewusstsein. Das Material für die zu
lösende Aufgabe wird im Arbeitsspeicher des Gehirns fest-
gehalten, sodass sich daran herumbasteln lässt und eine
Lösungsstrategie entwickelt werden kann. Ist diese Lösungsstrategie gefunden und bewährt sie sich, dann geht auch sie
allmählich ins Gedächtnisreservoir der unbewusst ablaufenden Reaktionsmuster ein. Ein einfaches Beispiel ist das
Erlernen des Radfahrens: Als Kind muss man sich bewusst darauf konzentrieren, dann geht es irgendwann wie von selbst.
Da bewusste (Lern-)Vorgänge zwar kreativ, aber langsam und
fehleranfällig sind, schließt Gerhard Roth:

> *Bewusstsein ist für das Gehirn ein Zustand, der tunlichst zu
> vermeiden und nur im Notfall einzusetzen ist. Wir Menschen
> leben jedoch in einer Umwelt, die uns ständig neue, wichtige
> und komplizierte Probleme stellt, sodass es ratsam ist, das
> Bewusstsein mehr oder weniger durchgehend ›eingeschaltet‹
> zu lassen, auch wenn dies energetisch kostspielig ist.«[39]*

Das Bewusstsein – eine notgedrungene, daher sparsam einzu-
setzende Ressource des Gehirns, um eine komplizierte und
veränderliche Umwelt zu bewältigen. Diese Vorstellung kann
zumindest verständlich machen, warum es so quälend sein
kann, einen komplizierten, originellen Text zu schreiben oder
sich anderen nicht alltäglichen Aufgaben zu widmen. Allerdings wäre dann umgekehrt gesehen das Unbewusste zwar
zuverlässig und gewaltig, aber nicht viel mehr als nur ein Speicher und Organisator für bewährte und automatisierte Hand-
lungs-, Verhaltens- und Denkmuster. Experimente zeigen jedoch, dass das Unbewusste auch ganz anderes kann.

»Unterscheide die weißen Wörter von den schwarzen und
merke dir die weißen!« – das war die simpel klingende Auf-

gabe, der sich Versuchspersonen bei einer Studie von Bettina Rolke an der Philipps-Universität Marburg widmen mussten. Sie sollten sich Wörter in weißer Schrift merken, die ihnen innerhalb schnell wechselnder Reihen von ansonsten schwarz geschriebenen Wörtern vorgespielt wurden. Das aber war alles andere als ein Kinderspiel. Denn häufig wurde nach einem ersten noch ein zweites weißes Wort eingespielt. Das geschah so blitzartig (innerhalb von 200 bis 500 Millisekunden), dass das zweite Wort oft der bewussten Aufmerksamkeit der Probanden entging, sie konnten sich nur an etwa die Hälfte dieser Wörter erinnern. Bei einer späteren Aufgabe zeigte sich jedoch Erstaunliches: Den Versuchspersonen wurde ein weißes Wort, das sie nicht bewusst wahrgenommen hatten (z. B. »Birne«), in Zusammenhang mit einem nachfolgenden weißen Wort präsentiert, das in seiner Bedeutung mal mehr (z. B. »Obst«) oder mal weniger (z. B. »Werkzeug) zu dem ersten weißen Wort passte. Dabei registrierte das Forscherteam mittels Elektroenzephalographie eine so genannte »N-400-Welle« im Gehirn der Versuchspersonen. Wie man aus anderen Experimenten weiß, verändert sich diese N-400-Welle etwa 400 Millisekunden nach der Präsentation eine Wortes in spezieller Weise: Je weniger nämlich ein bewusst wahrgenommenes Wort in einen Satzkontext passt, desto negativere Werte nimmt die Kurve der N-400-Welle in einer Mess-Skala an. Das Gleiche geschah nun auch in diesem Versuch. Die N-400-Welle wurde umso negativer, je weniger das nicht bewusst wahrgenommene weiße Wort zum nachfolgenden weißen Wort passte. Das ließ nur eine Schlussfolgerung zu: Das Gehirn der Versuchspersonen muss irgendwie die Bedeutung des nicht bewusst wahrgenommenen Wortes registriert und es mit dem neuen Kontextwort verglichen haben![40]

Das Unbewusste ist offenbar nicht nur ein Speicher und Organisator für bewährte Handlungs-, Verhaltens- oder Denkmuster, es ist auch eine aktive, sensible Kraft, die Ereignisse der Umwelt registriert und deren Bedeutungen unterschwellig

»verstehen« kann. Es existieren inzwischen zahlreiche solcher Experimente, die belegen, dass es eine Art unbewusste Wahrnehmung gibt, welche unterhalb bewusster Vorgänge oder gar parallel zu ihnen abläuft. Narkotisierte Patienten, denen man während einer Operation Wörter vorlas, bevorzugten diese Wörter nach dem Aufwachen, wenn sie Wortverbindungen herstellen sollten.[41] Wir registrieren viel mehr von der Welt, als es uns unser Bewusstsein weismachen will! Jede Wahrnehmung wird zunächst einmal eine viertel bis halbe tausendstel Sekunde lang unbewusst verarbeitet, bevor sie dann möglicherweise ins Bewusstsein gelangt.[42] Es sieht also ganz danach aus, als sei das Unbewusste eine zwar versteckte, dafür aber allgegenwärtige Kraft unseres psychischen Lebens, die wie ein eigensinniger, nach eigenen Regeln arbeitender Sensor unser Dasein begleitet. Allerdings betont Bettina Rolke, dass die von ihr gemessenen unbewussten Wahrnehmungen wohl schnell wieder zerfallen. Solche unbewussten Reizverarbeitungen würden zwar dazu beitragen, dass wir uns schnell in unserer Umwelt orientieren und diese als ein zusammenhängendes Gebilde wahrnehmen könnten. Aber auf unser längerfristiges Handeln hätten sie nur geringen Einfluss.

Andere Experimente jedoch schreiben dem Unbewussten eine größere Bedeutung zu.

»Sie sollen ein Auto kaufen. Hier ist eine Liste von Eigenschaften von vier Autos. Wählen Sie eines aus!« So begann ein Experiment eines Teams um Ap Dijksterhuis an der Universität von Amsterdam.[43] Einmal bekamen die Versuchspersonen eine Liste mit vier Eigenschaften, mit Hilfe derer sie ein Auto aussuchen sollten. Pro Auto war die Zahl der negativen und der positiven Eigenschaften unterschiedlich. Nachdem die Versuchspersonen die Liste gelesen hatten, durfte die Hälfte von ihnen konzentriert nachdenken. Die andere Hälfte jedoch wurde daran gehindert, sich gezielt Gedanken zu machen: die Probanden mussten Buchstabenrätsel lösen. Welche der beiden Probandengruppen fand wohl besser das »richtige« Auto mit den meisten positiven Merkmalen heraus? Es waren die

Testpersonen, die bewusst und gezielt nachdenken konnten – allerdings urteilten die Probanden, die abgelenkt worden waren, gar nicht so viel schlechter. Das konnte man noch erwarten. Erstaunlich war jedoch, was herauskam, als die Probanden in einem weiteren Versuchsdurchgang nicht mit vier, sondern mit zwölf Eigenschaften der Autos konfrontiert wurden. Denn diesmal trafen die Versuchspersonen, die *nicht* bewusst nachdenken konnten, eindeutig die bessere Wahl! Ap Dijksterhuis' Schlussfolgerung: Das Bewusstsein verfügt im Gehirn eben über begrenzte Kapazitäten. Wenn es angesichts von nur vier Kriterien eine Wahl treffen kann, ist es in seinem Element. Bei zwölf Kriterien jedoch ist es bereits überfordert. Hier sollte man daher seinem unbewussten Geist die Arbeit überlassen, der offensichtlich komplexe unterschwellige Vergleiche vornehmen kann. Das fand Dijksterhuis bestätigt, als er Menschen, die sich eine Küche gekauft hatten, später fragte, wie zufrieden sie mit ihrem Kauf waren. Wenn es um einfache Küchenutensilien wie eine Brotschneidemaschine ging, waren diejenigen zufriedener, die oft über ihre Wahl nachgedacht hatten, bevor sie kauften. Wenn es allerdings um die schwierigere Wahl für die teuren Küchenmöbel ging, waren diejenigen glücklicher, die wenig überlegt und aus dem Bauch heraus entschieden hatten.

Das Unbewusste registriert offenbar gerade in komplexen Situationen in unglaublich feiner Weise wesentliche Unterschiede. Und kann daher erfolgreich darüber entscheiden, was wichtig oder unwichtig, passend oder unpassend ist. Dieser Befund scheint in überzeugender Weise dafür zu sprechen, dem Unbewussten eine größere Bedeutung für die menschliche Psyche zuzuschreiben, als dies bisher geschehen ist. Allerdings haben Kritiker am Experiment von Dijksterhuis eingewandt, dass es in Bezug auf die Möbelkäufer nur eine Momentaufnahme darstellt. Diejenigen, die lange über den Möbelkauf nachgedacht hatten, könnten auf lange Sicht möglicherweise doch zufriedener sein, weil sie vielleicht nicht die schönste Küche gekauft, aber mehr aufs Geld geachtet haben.

Die Sache ist also mit solchen Experimenten noch längst nicht endgültig entschieden. Es bleibt die Frage, ob die Bedeutung des Unbewussten für den Menschen tatsächlich größer ist als die des Bewusstseins und ob es überhaupt sinnvoll sein kann, Bewusstes und Unbewusstes beckmesserisch gegeneinander abzuwägen. Werfen wir dazu einen genaueren Blick darauf, was die Hirnforscher bisher darüber herausgefunden haben, wie die Systeme des Unbewussten und des Bewussten arbeiten und wie sie im Gehirn verankert sind. Beginnen wir beim Bewusstsein und fragen danach, inwieweit es neuronal erklärbar ist.

Im Theater des Bewusstseins

Es gibt etwas, das Philosophen und Neurowissenschaftler zunehmend verbindet: Beide sprechen meist nicht mehr von *dem* Bewusstsein als einer einheitlichen Substanz oder Schicht des Geistes, sondern von Bewusstseins*prozessen* oder -*vorgängen*. Genau besehen umfasst der Begriff Bewusstsein tatsächlich verschiedene Aspekte. Die wichtigsten davon sind:[44]

- »Bewusst« im Sinne von »wach«: Man befindet sich in einem bestimmten Aktivitäts- und Erregungszustand. Tobias schläft nicht, sondern ist motiviert und angespannt.
- »Bewusst« im Sinne von »fähig sein, bestimmte kognitive Aufgaben zu bewältigen«: Man ist zum Beispiel aufmerksam und konzentriert, kann gezielt wahrnehmen, sich erinnern oder nachdenken. Tobias denkt über seinen Text nach, aber auch sein Erinnerungssystem ist offensichtlich intakt.
- »Bewusst« im Sinne von »introspektiv wahrnehmen oder darum wissen, dass man sich gerade in einem bestimmten geistigen Zustand befindet«: Man nimmt zum Beispiel wahr, dass man gerade (etwas) wahrnimmt, sich erinnert oder aufmerksam ist. Tobias stellt irgendwann plötzlich fest, dass er in Erinnerungen geschwelgt hat und jetzt wieder an seinem Text arbeiten muss.

- »Bewusst« im Sinne von »etwas in seiner Qualität subjektiv erleben«: Man fühlt zum Beispiel, wie es ist, einen Geigenton zu hören, eine rote Farbe zu sehen, einen samtenen Stoff zu tasten oder einen Schmerz zu empfinden. Die Wissenschaftler bezeichnen diese qualitativen Eigenschaften bewusster Erfahrungen als »Qualia«. Da jeder Mensch diese Qualia in ganz subjektiver Weise erlebt, ist Bewusstsein in diesem Sinne immer eine perspektivisch auf einen bestimmten Menschen bezogene private Eigenschaft: »Ich erlebe in meinem Bewusstsein meine ureigene, subjektive Welt.« Tobias schaut noch einmal auf die alte Buche, die seine Erinnerungen ausgelöst hat, und nimmt intensiv das satte Grün ihrer Blätter wahr, das ihm vertraut vorkommt.
- »Bewusst« kann aber auch heißen: »sich als eine identische Person in der Zeit wahrnehmen«. Hier wird Bewusstsein zu »Selbst-bewusst-Sein«. Tobias weiß, dass er derjenige ist, der zum Landhaus gefahren ist, gerade von der Arbeit abgelenkt wurde und demnächst den Text fertig zu schreiben hat.

Ein eindrucksvolles Spektrum. Vor einigen Jahren fragte ich einen der wichtigsten Ideengeber auf dem Gebiet der aktuellen Bewusstseinsforschung, Bernard J. Baars, wie es denn gelingen könne, all diese vielen unterschiedlichen Aspekte des Bewusstseins unter einen Hut zu bringen. Baars arbeitet als Psychologe mit dem Schwerpunkt »Hirnforschung« am Wright-Institute in Berkely und hat bereits 1988 ein wichtiges Buch über das Bewusstsein veröffentlicht, dem er seither zahlreiche neue Artikel und Bücher folgen ließ.[45] Er schaute mich auf meine Frage nach der Vielfalt des Bewusstseins hin kurz lächelnd an und erklärte dann:

> »In Bezug auf den Geist gibt es eine Metapher, die im westlichen wie im östlichen Denken eine große Tradition besitzt: die Theater-Metapher. Und es ist unglaublich interessant, dass alle ernsthaften Theorien, die in den letzten fünfzig Jahren über den Geist und das Bewusstsein entwickelt wurden, Varianten dieser Metapher vom Theater sind.«

Es sei wirklich überraschend, erläuterte mir Baars daraufhin mit Verve, wie gut sich die verschiedenen Aspekte des Bewusstseins mit der Theatermetapher beschreiben ließen: Im Theater gibt es Schauspieler, die etwas aufführen – das seien die Inhalte des Bewusstseins; es gibt einen Scheinwerfer, der bestimmte Szenen auf der Bühne ausleuchtet – das sei die bewusste Aufmerksamkeit; es gibt das Publikum – das seien verschiedene Regionen im Gehirn, die vom Scheinwerferlicht bestimmte Dinge auf der Bühne erhellt bekommen, von denen sie vorher noch nichts wussten. Und es gibt einen Regisseur – das sei derjenige, der das ganze Bewusstseinsgeschehen zusammenhält und miteinander verbindet, sozusagen die Einheit des bewussten »Selbst«.

Ich fühlte mich bei diesem Vortrag schnell selbst wie ein Zuschauer, der vor einer großen Bühne sitzt, auf der Bernard J. Baars gerade die Welt des Bewusstseins erklärt. Trotzdem warf ich skeptisch ein: »Metaphern können keine Erklärung ersetzen und einen wissenschaftlichen Gegenstand nie vollständig beschreiben.« Als Bernard J. Baars daraufhin nickte, bat ich ihn, doch noch einmal weniger bildhaft zu sagen, welches Verständnis vom Bewusstsein er habe. Wie von einem guten Schauspieler, der seinen Text stets parat hat, kam die prompte Antwort:

> *Zwischen Ihren Ohren sitzen Milliarden von Nervenzellen – wie bringt man sie dazu, miteinander zusammenzuarbeiten? Mein Argument lautet, dass Bewusstsein nötig ist, um diese Nervenzellen zur Zusammenarbeit anzuregen. Wenn also ein bestimmtes Gebiet der Hirnrinde aktiviert ist, dann wird die dadurch aktivierte Information auf viele andere Teile des Gehirns verteilt. Millionen verschiedener Nervenzellen, die an verschiedenen Plätzen sitzen, erhalten diese Information – und werden so Teil eines gemeinsamen Bewusstseinsvorgangs!*

Bewusstsein als *global workspace*, als »globaler Arbeitsraum« oder »globaler Arbeitsspeicher« des Gehirns – diese Formel brachte Bernard J. Baars zusammen mit einigen anderen Forschern in die Debatte über ein neurowissenschaftliches Verständnis des

Bewusstseins ein. Baars nennt sein Global-workspace-Modell auch kurz »ERTAS« (»*Erweitertes Retikulär-Thalamisches Akti-vierungs-System*«, siehe den Kasten unten) und bezeichnet es als eine spezielle Ausformung der Theatermetapher vom mensch-lichen Geist. Bewusstsein ist demnach so etwas wie eine Instanz für die Öffentlichkeitsarbeit innerhalb des Gehirns. Was in den Arbeitsspeicher dieser Instanz gerät, wird bewusst und kann daher gezielt behandelt und aufeinander bezogen werden. Der Arbeitsspeicher sorgt dafür, dass wir etwas in wachem Zustand kognitiv bearbeiten, qualitativ erleben und auf unser eigenes Selbst beziehen können. Alles andere bleibt un- oder halb-bewusst, wird also nicht konzentriert bearbeitet.

Baars und andere Forscher versuchen, dieses Arbeitsspeicher-Modell des Bewusstseins immer wieder mit den neuesten wissen-schaftlichen Erkenntnissen zu (unter)füttern. Seine Grundlinien sehen so aus:

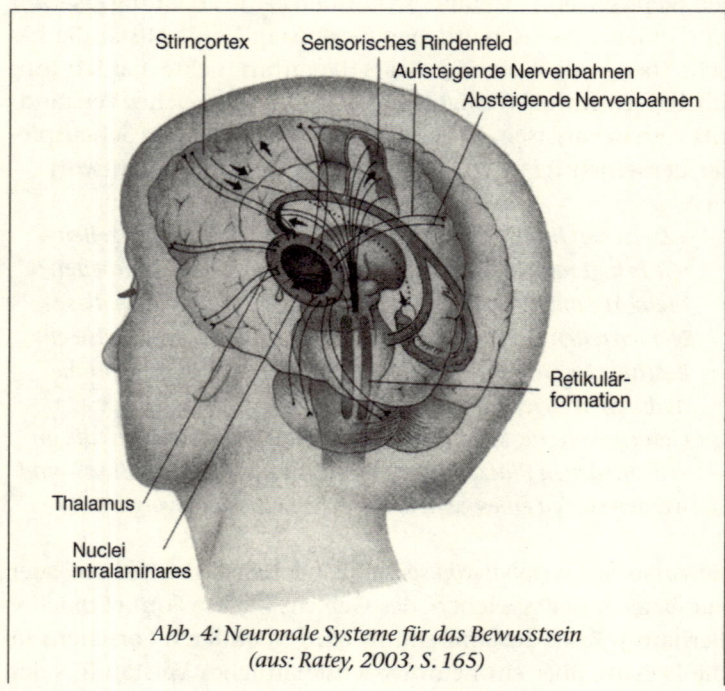

Abb. 4: Neuronale Systeme für das Bewusstsein
(aus: Ratey, 2003, S. 165)

Grundlinien des Global-workspace-Modells des Bewusstseins nach Baars (ERTAS)

1. Den *Aktivitäts- und Wachheitsgrad* des Gehirns, damit den Erregungszustand des Bewusstseins, regulieren ältere Regionen im Hirnstamm. Zentral dabei ist vor allem das so genannte ARAS, das »Aufsteigende Retikuläre Aktivierungssystem«. Es besteht aus einer netzartigen Struktur von Nervenzellen, die von der tiefer gelegenen »Formatio reticularis« (in Abbildung 4: *»Retikulärformation«)* aus weit in höhere Hirnregionen ausstrahlt.

2. Für den *Informationszufluss* sind hauptsächlich Regionen in der Mitte des Gehirns zuständig. Sie haben vor allem mit dem *Thalamus* zu tun, dem eiförmigen »Tor zum Cortex«. Die so genannten »intralaminären Kerne« *(»Nuclei intralaminares«)* des Thalamus geben die aus dem Hirnstamm kommende Erregung an den Cortex weiter und sorgen so dafür, dass bestimmte Nervenzellen der Hirnrinde zum Feuern präpariert werden. Die so genannten »retikulären Kerne« auf der Oberfläche des Thalamus fungieren wie ein Verkehrspolizist: Sie stoppen oder erhöhen den Informationsfluss von Sinnesdaten zwischen Thalamus und Cortex. Sie bestimmen also, welche Informationen wann zum Cortex durchkommen und welche nicht. Sie sind sozusagen der »Scheinwerfer« des Bewusstseins, der für selektive Aufmerksamkeit sorgt. Wobei es unterschiedliche Meinungen darüber gibt, inwieweit dieser Verkehrspolizist nicht selbst Befehlsempfänger von Signalen aus dem Cortex ist.

3. Die *Inhalte des Bewusstseins* werden von verschiedenen Regionen im Cortex geliefert, je nachdem, ob es sich um gedankliche (frontaler Cortex: »Stirncortex«) oder um spezielle Wahrnehmungsinhalte *(»Sensorisches Rindenfeld«)* handelt. Im Prinzip können nur solche In-

halte ins Bewusstsein kommen, die durch Neuronen im Cortex repräsentiert werden. Der Informationsfluss zwischen Thalamus und Cortex (»*Aufsteigende*« und »*Absteigende Nervenbahnen*«) ist also entscheidend für das, was uns inhaltlich bewusst wird.

4. Die Inhalte, die bewusst geworden sind, werden weitflächig im Gehirn verteilt und sind verschiedenen Hirnarealen zugänglich. Sie wirken auch auf viele andere Systeme, die selbst völlig unbewusst arbeiten, wie etwa die Amygdala.

An diesem Bewusstseinsmodell wird, wie gesagt, ständig weitergebastelt und gefeilt. Was aber spricht empirisch dafür? Hirnforscher untersuchen Bewusstseinsvorgänge gerne an Wahrnehmungsphänomenen wie der so genannten »binokulären Rivalität«. Eines dieser Experimente stammt von Gerald M. Edelman vom Neurosciences Institute in San Diego und Giulio Tononi von der University of Wisconsin:[46]

»Trau deinen Augen, auch wenn jedes von ihnen dir etwas anderes zeigt!« Das ist das Prinzip aller Experimente zur binokulären Rivalität. Die Wissenschaftler präsentieren dabei ihren Versuchspersonen zwei unterschiedliche Gegenstände so, dass jedes Auge nur einen von ihnen sehen kann. Die beiden Augen rivalisieren dann darum, welches davon »seinen« Gegenstand als bewussten Seheindruck gegenüber dem anderen Auge durchsetzt. Beim Versuch des Teams um Edelman und Tononi sahen die Versuchspersonen mit jedem ihrer Augen ein anderes Gittermuster. Die Muster unterschieden sich nicht nur in ihrer Ausrichtung und Farbe voneinander, sondern sie flimmerten auch nervig in unterschiedlicher Frequenz. Mit Hilfe der Magnetenzephalographie ließ sich dann verfolgen, wo und wie sich die Frequenz des jeweils gerade bewusst wahrgenommen Gitters im Gehirn abbildete. Erstaunlicherweise war die entsprechende Gitterfrequenz auch dann in weit verteilten Gebieten des Gehirns nachweisbar, wenn sie gar nicht ins Bewusstsein geriet. Setzte sich dieses Gittermuster jedoch gegenüber dem Muster im anderen Auge durch und wurde es bewusst, erhöhte sich die Stärke der neuronal abgebildeten Frequenz um 50 bis 85 Prozent! Außerdem waren weit im Cortex verteilte Neuronen bei der bewussten Wahrnehmung des Gitters kohärenter miteinander verbunden als bei seiner unbewussten Repräsentation, d. h. zwischen ihnen fand ein koordinierterer Signalaustausch statt.

Edelman und Tononi schlossen aus diesem Ergebnis, dass Reize zunächst unbewusst im Gehirn repräsentiert sein können – eine weitere Bestätigung der weiter oben geschilderten Befunde zum Unbewussten. Die bewussten Wahrnehmungen unterscheiden sich von diesen unbewussten Vorgängen dann dadurch, dass ihre neuronalen Träger stärker aktiv und biochemisch enger miteinander verkoppelt sind. Das passt recht gut zu der Vorstellung vom globalen Arbeitsspeicher des Bewusstseins: Unbewusste Reize, die einen bestimmten Schwellenwert überschreiten, geraten in ein Netzwerk verstärkt miteinander kommunizierender Nervenzellen, das sie ins Bewusstsein erhebt.

Wie aber sieht die Beziehung zwischen dem zentralen Arbeitsraum des Bewusstseins – den Nervenverbindungen zwischen Thalamus und Cortex – und dem gesamten Gehirn genauer aus? Will man die verschiedenen neurowissenschaftlichen Theorien dazu mit Hilfe der Theatermetapher zusammenfassen, bietet sich folgendes Bild an: Im Gehirn existieren drei kreisförmige Bühnen, von denen die jeweils kleinere von der größeren Bühne umrahmt wird:

• *Erster Bühnenkreis:* Der kleinste, innere Kreis repräsentiert die *aktuell bewussten Zustände*, die auf kurzzeitig miteinander verknüpften Neuronensystemen beruhen. Dieser Kreis ist sehr klein, das heißt, hier kann im Prinzip in jedem Augenblick nur eine Figur im Rampenlicht stehen. In diesem zentralen Bühnenkreis des Bewusstseins setzt sich also immer nur ein bestimmter Set an Nervenzellen durch, der einen bestimmten Inhalt repräsentiert.[47] Die geringe Kapazität des Bewusstseinsspeichers erlaubt es Tobias nur, sich gleichzeitig entweder auf seinen Text oder auf die Buche zu konzentrieren.

- *Zweiter Bühnenkreis:* Der erste Kreis »arbeitet« innerhalb eines größeren zweiten Kreises, der aus dem System kortikaler Neuronen besteht, die *überhaupt* auf Bewusstseinsprozesse spezialisiert sind. Hier halten sich – sozusagen in der Kulisse – die Gestalten auf, die darauf warten bzw. danach drängen, ins Scheinwerferlicht der Bühne zu gelangen, um bewusst wahrgenommen zu werden. Die beiden französischen Forscher Stanislas Dehaene und Jean-Pierre Changeux[48] sprechen diesbezüglich ausdrücklich von »vorbewussten Zuständen«. Tobias nimmt zwar zum Beispiel in einem Moment nur ganz bewusst die Buche wahr, jederzeit können aber wieder der zu schreibende Text, Tobias' Schreibtisch oder eine Blume auf der Wiese ins Bewusstseinszentrum geraten. All diese Dinge sind bereits in Kontakt zu den Nervenzellen des globalen Arbeitsspeichers gekommen oder können ihn leicht finden. Sie sind in Bewusstseinsfragen sozusagen »konkurrenzfähig«.

- *Dritter Bühnenkreis:* Der zweite Kreis liegt selbst wieder innerhalb eines umfassenden Kreises, nämlich innerhalb des Gesamtsystems des Gehirns. Dieser Kreis umfasst sozusagen den gesamten Apparat des Theaters inklusive der Zuschauer, die eine Inszenierung sehen wollen. Diesem Gesamtsystem werden vom zentralen Arbeitsspeicher Informationen zugespielt, die intensiv erlebt werden können. In ihm zirkulieren aber auch permanent unbewusste Reize. Von diesen bleiben einige nur deshalb unbewusst, weil sie aktuell nicht den nötigen Schwellenwert fürs Bewusstsein überschreiten. Andere sind prinzipiell unbewusst, weil sie auf Aktivitäten von Neuronen außerhalb des Cortex beruhen, die keine starken Wechselbeziehungen zum Cortex unterhalten. Dazu gehören zum Beispiel Nervenzellgruppen, die für den Hormonspiegel zuständig sind, die reflexartige emotionale Reaktionen auslösen oder die Organe wie Herz oder Leber funktionsfähig halten.

Bei dieser Zusammenfassung fällt auf: Einerseits unterstellen die Hirnforscher ein eigenes neuronales System für Bewusstsein – andererseits ist die Grenze zum Nichtbewussten nicht völlig eindeutig zu ziehen. Neben den neuronalen Aktivitätsmustern, die bewusst werden, existieren eben immer auch solche, die *vorbewusst* sind, also bewusst werden *könnten*, und solche, die *prinzipiell unbewusst* bleiben. Es gibt demnach nicht einfach zwei geschichtete Systeme – oben das Bewusstsein, unten das Unbewusste –, sondern *ein Nebeneinander verschiedener Systeme*, die in unterschiedlicher Weise gegeneinander offen sind und miteinander konkurrieren. Neben bewussten bestimmen auch unbewusste Faktoren darüber mit, was neu ins Zentrum des Bewusstseins gerät und was an seinem Rand verbleibt beziehungsweise nur flüchtig aufblitzt. Stanislas Dehaene und Jean-Pierre Changeux[49] zählen etwa folgende Faktoren auf: Erwartungen, Stimmungen, Absichten und Interessen; Reize aus der Umwelt (schnelle Bewegungen oder Veränderungen, attraktive Gestalten, das Auftauchen bekannter oder interessanter Gegenstände und Personen, die die Aufmerksamkeit auf sich ziehen); das Langzeitgedächtnis (das zum Beispiel dafür sorgt, dass wir bekannte Gegenstände und Personen wiedererkennen) und die Bewertungssysteme des Gehirns (Gefühle, Motivationen, Belohnungen steuern die bewusste Aufmerksamkeit).

Bewusste und unbewusste Vorgänge sind zwar einerseits im Gehirn voneinander unterschieden, es bestehen zwischen ihnen aber auch starke Wechselbeziehungen.

Die Erklärung des Bewusstseins – ein Traum?

Offenbar können die Bewusstseinsmodelle der Hirnforscher, so unvollkommen sie auch noch sind, einige der elementaren Eigenschaften des Bewusstseins ganz gut erklären: Wie kommen bewusste Wachheit und gezielte Aufmerksamkeit zustande, wie funktionieren kognitive Fähigkeiten wie Wahrnehmung oder Erinnerung in bewusster Weise? Wie aber sieht es mit den komplizierteren Eigenschaften des Bewusstseins aus: etwa mit dem Wissen um das eigene Tun, dem Selbstbewusstsein oder dem subjektiven Erleben?

Gerald M. Edelman meint, dass es einfach darauf ankomme, welche Nervenverbindungen in den globalen Arbeitsspeicher des Bewusstseins einbezogen werden. Werden Hirnareale integriert, die mit Sprache und begrifflichem Denken zu tun haben, dann entsteht ein *Bewusstsein höherer Ordnung,* das auch Selbstbewusstsein einschließt: Wir sind dann in der Lage, uns auf das zu beziehen, was gerade »in unserem Geist ist«, wir können es benennen und bedenken. Das ist die Voraussetzung dafür, dass wir unser spontanes Verhalten und Denken in einem zweiten Schritt bearbeiten und dadurch rational gestalten können. Wir können außerdem unsere Vergangenheit erkunden, unsere Zukunft entwerfen und ein Bild unserer eigenen Identität entwickeln.

Ähnlich denkt auch Antonio R. Damasio von der Universität von Iowa:[50] Er spricht von einem *erweiterten Bewusstsein*, dem ein so genanntes *autobiographisches Selbst* entspricht. Es entsteht, wenn bei der Bewusstseinstätigkeit Hirnareale für Sprache, Erinnerung und Begriffsbildung ins Spiel kommen und aufeinander bezogen werden. Indem wir unsere Erinnerungen mit Zeichen versehen und in Kategorien einordnen, können wir die Erfahrungen, die unser Organismus mit seiner Umwelt gemacht hat, selbst noch einmal zum Gegenstand des Bewusstseins machen und so auf uns selbst beziehen. Wir entwickeln ein Selbst-Bewustein unserer Erfahrungen und können uns unserer Lebensgeschichte versichern: Wer sind meine Eltern? Was habe ich damals da und dort erlebt? Was mag ich gerne und was nicht? Welche Eigenschaften zeichnen mich aus? Auf diese Weise entsteht ein bewusstes Bild unserer eigenen Identität, indem wir um den Mittelpunkt unseres eigenen Körpers (des »Körper-Selbst«) herum einen zusammenfassenden Film unserer prägenden Erfahrungen erstellen.

So beeindruckend jedoch all diese Erklärungsversuche des Bewusstseins und Selbstbewusstseins auch sein mögen, sie haben doch ein Manko: Sie fassen Bewusstsein als einen sehr mechanischen Vorgang auf, der entsteht, wenn Verstärkungsprozesse stattfinden, Schwellenwerte überschritten und Neuronen miteinander gekoppelt werden. Bewusstsein wird eher als ein Abfall- oder Nebenprodukt einer komplexen neuronalen Maschinerie begriffen. Damit sind zwei Probleme verbunden. Zunächst ein technisches: Wie funktioniert eigentlich die Mechanik des Bewusstseins, wie werden Nervenzellen zu kohärenten Nervenzellgruppen zusammengebunden, sodass Bewusstsein entsteht? Das andere Problem: Wie kann man mit einer solchen kalten Mechanik das qualitative Erleben einer Sonate von Bach oder eines Sonnenuntergangs erklären?

Vor einiger Zeit hatte ich die Gelegenheit, mit jemandem über den Zustand der Bewusstseinsforschung zu sprechen, der sich mit diesen beiden Problemen beschäftigt: mit dem finnischen Neurophilosophen Antti Revonsuo. Revonsuo ging zum Beispiel in einem gewitzten Experiment der Frage nach, ob Bewusstsein entsteht, wenn Nervenzellen beginnen, synchron, also im gleichen Takt, zu schwingen.

»Sie sehen vor sich ein völlig verschwommenes, unklares Objekt. Versuchen Sie trotzdem, eine Figur darin zu erkennen.« Eine derartige Anweisung gab das Team um Antti Revonsuo vom Zentrum für Kognitive Neurowissenschaft der Universität von Turku seinen Versuchspersonen in einem spielerischen Experiment. Dabei leitete es mittels Elektroenzephalographie deren Hirnwellen ab. Revonsuo wollte herausbekommen, wie sich die elektrische Aktivität der Nervenzellen im Gehirn verändert, wenn die Versuchspersonen gezielt versuchen, eine bewusst wahrnehmbare Gestalt aus dem diffusen Farbklecks vor ihren Augen herauszuformen. Das Ergebnis: Während sie hingebungsvoll nach der Gestalt suchten, begannen viele ihrer Neuronen im gleichen Rhythmus von 40 Hertz zu feuern. Das geschah aber nur über einen kurzen Zeitraum. Die synchronen Aktivitäten verschwanden fast so schnell wieder, wie sie gekommen waren. Offenbar sind die 40-Hertz-Synchronisationen nötig, solange der bewusste Eindruck einer klar wahrnehmbaren Figur *erzeugt* werden muss.

Ist die Figur aber einmal gefunden und wird sie dann sozusagen automatisch erkannt, ist die Synchronisation überflüssig geworden.

Eigentlich ein schöner Beleg für die These mancher Hirnforscher, dass 40-Hertz-Synchronisationen zwischen vielen Neuronen für die Herstellung von Bewusstseinsvorgängen nötig sind. Als ich diesen Eindruck dem sehr ruhig und nachdenklich wirkenden Antti Revonsuo im Gespräch mitteilte, schaute er kurz in die Ferne und meinte dann, dass es leider sehr viele synchrone Prozesse im Gehirn gebe. Und man wisse eben nicht wirklich, ob die synchronen Feueraktivitäten die Ursache oder nur ein Nebeneffekt von Bewusstseinsphänomenen seien. Wie, fragte ich daraufhin, halte er es denn mit der Theatermetapher und den Global-workspace-Modellen? Seien diese denn in der Lage, die vielfältigen Aspekte des Bewusstseins zu erfassen? Diesmal schaute Revonsuo konzentriert auf den Boden, während er antwortete:

> *»Die Global-workspace-Theorie ist, denke ich, sehr fruchtbar.
> Sie bewegt sich jedoch hauptsächlich auf einer kognitiven
> Ebene: Sie beschreibt Informationsverarbeitungsprozesse und
> ist in diesem Bereich sehr überzeugend. Was wir aber eigentlich
> brauchen, wenn wir das Bewusstsein verstehen wollen, ist eine
> Beschreibung auf einer Ebene, die ihm tatsächlich entspricht.
> Es geht darum, wie wir wirklich die Welt erfahren und wie
> alle diese komplizierten neuronalen und kognitiven Mechanismen die Einheit erklären, die wir erleben, wenn wir bewusste
> Erlebnisse haben. Wir brauchen neue Metaphern und
> Beschreibungen dafür, was es für einen Menschen wirklich
> bedeutet, einheitliche bewusste Erfahrungen zu machen.«*

Sogar die »Qualia«, fuhr Antti Revonsuo fort, während er immer lebhafter wurde, also die subjektiven Empfindungen einer Farbe oder eines Tons, seien ja nichts Isoliertes, sondern immer in einheitliche Szenen der bewussten Erfahrung eingebunden. Wir, gab er mir einige Beispiele, empfinden die Farben einer Blume im Rahmen der Wahrnehmung des Gartens, in der sie steht. Wir erleben einen Ton, während wir den Geigenspieler wahrnehmen, der ihn gerade in einem Konzertsaal spielt. Die richtige Metapher für das Bewusstsein, sagte Revonsuo mit Nachdruck, sei daher die »virtuelle Realität«. Wir tauchen mit unserem Bewusstsein in eine einheitliche Welt des Erlebens ein, in eine »Welt-Simulation«. Warum, fragte ich leicht irritiert, solle die Realität des Bewusstseins »virtuell« und »simulierend« sein? Revonsuo erklärte mir: Weil wir uns in ihr auf eine eigene Weise bewegen könnten, ohne direkten Bezug zur äußeren Realität. Ich verlangte nach einem Beispiel. Revonsuos Antwort: der Traum!

»*In einem Traum bewegen wir uns in einer ganzheitlichen, einheitlichen phänomenalen Welt. Wir sehen Dinge und Gegenstände, wir sehen Menschen und alles ist mit allem anderen auf ähnliche Weise miteinander integriert, wie wenn wir wach sind.*«

Antti Revonsuo träumt davon, die Metapher von der »virtuellen« oder der »simulierten Welt« als Modell des Bewusstseins und den Traum als Prototyp dafür durchzusetzen.[51] Auf den ersten Blick wirkt das widersinnig, denn im Traum fehlt ja gerade eine der grundlegenden Eigenschaften des Bewusstseins: wir sind nicht wach! Denkt man aber etwas über Revonsuos Idee nach, fällt einem zum Beispiel ein, dass wir uns ja auch im wachen Zustand gern dem »Tagträumen« hingeben. Außerdem kann man in gewisser Weise das »luzide«, also das bewusste Träumen lernen. Und die meisten Träume sind zwar unbewusst, trotzdem haben wir manchmal noch bewusste Erinnerungsfetzen an sie. Traum und bewusste Geistestätigkeit scheinen also gar nicht so stark voneinander geschieden zu sein, wie man auf den ersten Blick vermutet.

Man sollte sich nur davor hüten, ins andere Gegenteil zu verfallen und die Unterschiede zwischen Traum- und Wachbewusstsein völlig zu nivellieren. Im Traum tauchen wir in eine ganzheitliche Erlebniswelt ein, die *im Wortsinn* »virtuell«, also künstlich ist. Denn sie wird durch innere Vorstellungen erzeugt, die keinen aktuellen Bezug zur Wirklichkeit und zum Handeln haben. Beim wachen Bewusstsein dagegen ist die Erlebniswelt nur in einem *übertragenen Sinne* »virtuell«: Es sind viele Hirnstrukturen tätig, die auch im Traum aktiv sind, zusätzlich wird aber noch ein direkter Realitäts- und Handlungsbezug hergestellt. Selbst wenn man ganz in innere Gedanken versunken ist, weiß man ja im Wachbewusstsein normalerweise noch, dass man sich innerhalb einer bestimmten realen Situation befindet. Das Wort »virtuell« sollte also nicht im Sinne von »beliebig« oder »künstlich konstruiert« verstanden werden. Es betont nur, dass überhaupt ein von innen heraus erzeugter ganzheitlicher Erlebnisraum für die menschliche Psyche existiert, der Traumbewusstsein und Wachbewusstsein in gewisser Weise verbindet.

Ist der Traum also doch eine gute Metapher – zumindest für bestimmte Aspekte des Bewusstseins? Eine Metapher, die klarmacht, dass der Übergang zwischen dem Unbewussten und dem Bewussten noch weniger scharf ist, als es die bisher dargestellten Forschungsergebnisse bereits andeuten? Was verbindet dann aber bewusste und unbewusste Prozesse?

Nähern wir uns dieser Frage von der anderen Seite her: Schauen wir uns noch einmal etwas ausführlicher an, was die Hirnforschung zum Unbewussten zu sagen hat.

Die Aspekte des Bewusstseins

- **Theater- und Arbeitsspeicheraspekt:** Konkurrenz von Reizen um den Zugang zum Bewusstsein; Informationsverarbeitungsaspekt.
- **Traum- und »Virtueller-Realitäts«-Aspekt:** innere Integration der Reize in ganzheitliche Szenerien. Erlebnisaspekt.
- **Körper-Selbst-Aspekt:** Zentrierung der Veränderungen in der Erlebniswelt um einen Mittelpunkt. Kontinuitäts- und Subjektaspekt.

– **Sekundärprozessaspekt:** rationale Gestaltung der Erlebnisinhalte. Stil- und Logikaspekt (siehe den nächsten Abschnitt).

Ins Reich des Unbewussten

Das Bewusstsein – so viel ist klar geworden – ist keine homogene Schicht oder Substanz, sondern eher ein Komplex vielfältiger Prozesse. Und seine Grenze zum Unbewussten scheint nicht so klar zu ziehen zu sein. Die Frage ist nun: Wie homogen beziehungsweise vielfältig ist das Unbewusste, und wie sieht es mit *seiner* Grenze und Macht gegenüber dem Bewusstsein aus? Wie eng sind unbewusste Vorgänge und subjektives Erleben miteinander verbunden?

Am Anfang dieses Kapitels stand das so genannte »kognitive Unbewusste«, der unsichtbare Helfer im Hintergrund unseres Geisteslebens. Das kognitiv Unbewusste filtert und verrechnet automatisch Wahrnehmungsreize, um Objekte erkennen oder angemessen auf sie reagieren zu können. Oder es sucht automatisch nach Erinnerungen im Gedächtnis. Oder nach Worten und grammatischen Regeln, die wir gerade beim Denken und Sprechen brauchen. Das kognitive Unbewusste erhält sozusagen unser normales, alltägliches Denken und Handeln aufrecht. Die Kognitions- und Neurowissenschaftler haben jedoch noch eine ganze Palette weiterer unbewusster Vorgänge ausfindig gemacht, die zum Teil schon während der frühesten Entwicklung eines Individuums entstehen.

Bereits im Mutterleib beginnen sich schon Teile des Limbischen Systems zu entwickeln, des Hirnsystems also, das Befindlichkeiten und Gefühle registriert. Dieses System arbeitet auch nach der Geburt weitgehend unbewusst, weshalb Gerhard Roth es etwas überspitzt zum »Sitz des Unbewussten«[52] erklärt hat. Jedenfalls bestimmen Gefühle, Szenen und Bilder nach der Geburt bis etwa zum dritten Lebensjahr das psychische Leben des kleinen Kindes – und zwar in körperlich-unbewusster Weise. Denn all die Erfahrungen, die ein Säugling und

Kleinkind bis zu diesem Alter mit seinen Bezugspersonen macht, gehen in sein *implizites Gedächtnis* ein: die Liebe und die Wut, das Verstandenwerden und die Abweisungen, die Erlebnisse der Wärme und der Isolation, die Gefühle der Sicherheit und der Unsicherheit, der erfolgreiche Umgang mit Gegenständen und Personen und die Situationen des Scheiterns.[53]

Das implizite Gedächtnis ist nur ein Oberbegriff für verschiedene Gedächtnisformen, die an unterschiedliche Hirngebiete gebunden sind. Besonders wichtig sind dabei:

- das so genannte *prozedurale Gedächtnis* (gebunden an das Kleinhirn und die Basasalganglien, die in der Tiefe der beiden Großhirnhälften liegen). Es speichert Erinnerungen an Gewohnheiten und (motorische) Fertigkeiten (Wie kann ich ein einfaches Spiel spielen, den Stuhl hochklettern, auf dem Dreirad fahren?);
- das so genannte *Priming-Gedächtnis:* Reize, die wir unterschwellig aufgenommen haben (zum Beispiel das Grün bestimmter Blätter), erkennen wir später schneller wieder (eine Buche);
- das *Gedächtnis an emotionale Reaktionen* (Wie fühle ich mich, wenn ich auf meine Mutter böse war und sie mich daraufhin wütend anschrie?). Es ist an die Amygdala gebunden.

Gemeinsam ist diesen Formen des impliziten Gedächtnisses, dass sie zum einen auf intersubjektiven Erfahrungen mit Menschen und Objekten beruhen. Sie »speichern« also das, was im Kontakt, im praktischen Umgang, in Gesten, Mienenspiel, Lautäußerungen und Reaktionsweisen zwischen dem Kind und seiner Umwelt geschieht. Zum anderen arbeiten sie unbewusst, sie bilden eine Art körperhaftes Gedächtnis. Die Inhalte des impliziten Gedächtnisses sind normalerweise nicht oder – etwa im Fall des prozeduralen Gedächtnisses – nur mühsam gezielt abrufbar. Sie »melden« sich eher auf körperlich-emotionale Weise, wenn jemand in eine Situation gerät, die den Gedächtnisinhalt »aufruft« oder ihm ähnelt. Jemand, der als

Säugling immer wieder von seiner Mutter angebrüllt und im Stich gelassen wurde, wird sich später oft automatisch hilflos und verzweifelt fühlen, wenn ihm gegenüber jemand nur seine Stimme erhebt. Insofern die Kindheitsszenen, in die Tobias versinkt, ganz beiläufig durch den Anblick der alten Buche ausgelöst wurden und den Charakter schwer fassbarer und nicht gezielt abrufbarer Bilder besitzen, sind auch sie ein Produkt des impliziten Gedächtnisses.

Marianne Leuzinger-Bohleber, Direktorin am Frankfurter Sigmund-Freud-Institut, hat – kurioserweise in Zusammenarbeit mit einem Roboterwissenschaftler[54] – ein Konzept der Erinnerung entworfen, das diesen impliziten Charakter des Gedächtnisses über die frühe Kindheitsphase hinaus berücksichtigt. Erinnerungen sitzen für sie nicht nur wie in einem Speicher im Kopf oder Bewusstsein, sondern sie existieren im ganzen Körper. Sie sind sozusagen dauerhaft wirksame und wiederholbare komplexe Erfahrungsmuster des ganzen Organismus. Aufbewahrt werden sie in Gestalt dynamischer Nervennetzwerke im Gehirn, die die Sinneseindrücke, Reaktionsweisen, Gedanken und Gefühle durchlebter Situationen in bestimmter Weise färben und miteinander verknüpfen. Tobias hat zum Beispiel als Kind gerne im Beisein seines geliebten Opas unter der Buche geschaukelt und ist genauso gern mit seinen Freunden durch den Wald hinter dem Garten gestreift. Die mit diesen Erlebnissen verknüpften positiven Gefühle, die Gerüche, Tasterlebnisse und Seheindrücke haben sich als neuronal miteinander verbundene Erinnerungsszenen erhalten und werden in dem Augenblick in ihrer Vernetzung wachgerufen, als Tobias auf die Buche vor dem Landhaus schaut. Denn diese Buche passt von ihrer Gestalt und Farbe her in dieses Nervennetzwerk hinein, kann es also aktivieren. In negativer Hinsicht wird dieses Körpergedächtnis bei Traumapatienten aktiv. Traumatisierte Vergewaltigungsopfer erleben beispielsweise häufig blitzartige Erinnerungen an ihr traumatisches Erlebnis, wenn sie irgendetwas wahrnehmen, das Ähnlichkeit mit dem traumatischen Ereignis hat: ihr Trauma sitzt in ihrem Körper.

Solche Nervenverschaltungen können sich insofern im Laufe des Lebens verändern, als sie in neuen Situationen immer wieder aufgerufen und dabei neu bewertet werden. Sie können aber auch einen stabilen Kern bewahren – und zwar umso stärker, je »impliziter«, also körperhafter und unbewusster, sie bleiben.

Erst um das dritte Lebensjahr herum reifen die Hirnareale im Schläfenlappen und Hippocampus völlig aus, die es dem Menschen erlauben, Erinnerungen bewusst abzurufen: die Areale des so genannten *expliziten Gedächtnissystems.* Parallel dazu bildet sich auch der präfrontale Cortex zunehmend aus, der für Planung, Überlegen und Sprache zuständig ist. Von nun an kann das Kleinkind lernen, systematisch Erinnerungen aus seinem Leben abzurufen und miteinander zu verbinden; es kann sich autobiographisch erinnern und das von Antonio R. Damasio so genannte »autobiographische Selbst« ausbilden. Für die Zeit davor existiert weitgehend die berühmte »kindliche Amnesie«: Man kann sich partout nicht mehr an Episoden seiner ersten beiden Lebensjahre erinnern. Das Hirn schaltet auf kognitive Dominanz um.

Wichtig ist, dass das bewusste Leben, das von nun an beginnt, sich von Anfang an *neben* und *auf der Grundlage des impliziten Gedächtnisses* und seiner szenischen Inhalte entwickelt. Das implizite, körperhafte Gedächtnis der ersten drei Jahre bildet demnach das unbewusste Fundament jeder Persönlichkeit. Es ist zum einen der unbekannte, aber Halt gebende »dunkle Grund«, von dem aus sich die individuelle Entwicklung entfaltet und von dem wir lebenslang zehren: Was haben wir damals gelernt, an Sicherheit und Zuneigung erfahren? Es kann aber auch ein düsterer »Grund« sein, der uns immer wieder in schrecklicher Weise einholen kann, ein »dunkler Grund« in Gestalt früh erfahrener Unsicherheit, Versagensängste oder gar traumatischer Erlebnisse. Wie stark die neuronalen Folgewirkungen frühester negativer Erfahrungen sein können, belegte kürzlich eindrucksvoll eine Studie von Psychologen der University of Wisconsin. Das Gehirn von Kindern, die innerhalb der ersten drei Jahre ihres Lebens in

Kinderheimen relativ lieblos aufgezogen wurden, schüttete später weniger Hormone aus, die für Nähe, Bindung und Zutrauen verantwortlich sind – und zwar auch dann noch, als die Kinder adoptiert worden waren und liebevolle Eltern hatten. Ihr Gehirn war sozusagen nicht mehr richtig auf einen liebevollen Umgang mit anderen Menschen geeicht.[55]

Schon Sigmund Freud hat betont, dass frühe Kindheitserfahrungen unseren Lebensweg nachhaltig prägen, weil sie implizit in uns weiterwirken. Das wird durch die Entdeckung der impliziten Gedächtnissysteme im Gehirn eindrücklich bestätigt. Wissenschaftler wie Wolfgang Mertens aus München und Martin Dornes aus Frankfurt haben die frühen impliziten Erinnerungen sogar mit der Idee der »Urverdrängung« bei Sigmund Freud in Verbindung gebracht: mit der Idee, dass in der Psyche des Menschen etwas existiert und wirkt, das bestimmte Inhalte »anzieht« und gleichzeitig dem bewussten Ich entzogen ist.

Verdrängtes und Gehemmtes: das »dynamische Unbewusste«

Das Unbewusste scheint wie das Bewusstsein neuronal gesehen aus einer Vielzahl unterschiedlicher Prozesse zu bestehen, die in gewisser Weise auch die Basis der bewussten Vorgänge bilden. Es gibt zumindest ein kognitives Unbewusstes und ein implizites Gedächtnis, das unter anderem auch emotionale Erfahrungen enthält. Seit Freud wird aber auch ein so genanntes »dynamisches Unbewusstes« angenommen, das eine große Macht auf unser bewusstes Ich ausüben soll. Freud hatte bekanntlich behauptet, dass wir bestimmte triebhafte Vorstellungen »dynamisch« vom Bewussten ins Unbewusste verschieben, weil sie Konflikte mit der Realität und negative Gefühle hervorrufen – dass wir also aus emotionalen oder moralischen Gründen »verdrängen«. Dieses Verdrängte wirke dann oft quälend und verzerrend aufs Bewusstsein zurück. Lange Zeit wurde dieses verdrängte Unbewusste von den harten Wissenschaften nicht ernst genommen. Die neuere empirische Forschung jedoch hat Überraschendes zu bieten.

Stupides Auswendiglernen von Wortpaaren. Das war für 24 Studenten bei einem Experiment von Michael C. Anderson[56] an der Universität von Oregon angesagt. Nachdem die Studierenden sich zum Beispiel Wortkombinationen wie »Prüfung« und »Barsch« oder »Dampf« und »Eisenbahn« eingeprägt hatten, wurde ihnen in einem ersten Versuchsdurchlauf nur das erste Wort präsentiert, zum Beispiel »Prüfung«. Manchmal sollten die Versuchspersonen sich dann bewusst auch an das zweite Wort (»Barsch«) erinnern, manchmal aber hieß die Anweisung: Drücken Sie die Erinnerung an das zweite Wort so gut wie möglich weg! In einem weiteren Versuchsdurchgang verlangte man dann plötzlich wieder von ihnen, sich an beide Wörter zu erinnern. Ergebnis: Ihre Erinnerung an das zweite Wort war messbar schlechter, wenn sie es im Versuch vorher verdrängt hatten. Mittels Magnetresonanztomographie stellte Andersons Team fest, dass vor allem erhöhte Aktivitäten im vorderen Stirnhirn (im dorsolateralen präfrontalen Cortex) bei der Unterdrückung des gelernten Wortes auftraten, während die Aktivität im Hippocampus zurückging. Eine Hirnregion also, die für bewusste Vorgänge zuständig ist, beeinflusste offenbar in negativer Weise eine Region, die Informationen ins Langzeitgedächtnis einspeichert.

Michael C. Anderson meint, mit seinem Versuch zum ersten Mal gezeigt zu haben, dass und wie unerwünschte Informationen im Gehirn bewusst unterdrückt werden. Er bezieht sich dabei ausdrücklich auf Freud. Allerdings ging es bei seinem Versuch ausschließlich um *bewusste* Unterdrückung oder Verdrängung – bei Freud hingegen funktioniert Verdrängung auch emotional (um Unlust zu vermeiden) und *unbewusst*. Zumindest aber belegt Andersons Experiment, dass sich Erinnerungen tatsächlich wirksam »wegdrücken« lassen.

»Der Fluss ist frei und schön. Und so unendlich lang. Ein blauer Faden, auf den die Sonne scheint.«

So ähnlich mag der Mann gedacht haben. In neuropsychiatrischen Veröffentlichungen wird er als »N. N.« bezeichnet. N. N. radelt eines Morgens los, um Brötchen zu holen, fährt dann aber wie an der Schnur gezogen tagelang am Rhein entlang. Als er schließlich gefunden wird, hat er sein Gedächtnis verloren, weiß weder seinen Namen noch seinen Beruf, noch erkennt er seine Familie.

Hans J. Markowitsch, Neuropsychologe an der Universität Bielefeld, hat N. N. mit Hilfe der Positronenemissionstomographie untersucht. Er fand in seinem Gehirn etwas Verblüffendes. Wenn man N. N. nach Ereignissen seines früheren Lebens fragte, konnte er sich nicht erinnern. Begann man aber selbst ganz sachlich und unpersönlich Einzelheiten solcher Ereignisse zu schildern, fing N. N. plötzlich an, sich zu beteiligen. Er sprach über seine Lebensereignisse – aber so, als hätte sie ein anderer erlebt, und er habe nur davon gehört. Und in seinem Gehirn waren dabei nicht solche Gebiete auf der rechten Seite aktiv, die normalerweise für autobiographische, also persönliche Erinnerungen zuständig sind, sondern linksseitige Gebiete, die allgemeines Faktenwissen speichern. Hans J. Markowitsch folgerte daraus: Das Gehirn von N. N. hat die Erinnerungen an seine alte Lebensgeschichte vom Bezug zu seinem Ich abgetrennt und sie ins allgemeine Faktengedächtnis verschoben. N. N. hatte unbewusst verdrängt.

Der naturwissenschaftlich orientierte Psychologe Hans J. Markowitsch begann sich wieder für die Freud'sche Verdrängungstheorie zu interessieren, nachdem er mehrere solcher Fälle beobachtet hatte.[57] Ihnen allen war gemeinsam, dass die betroffenen Personen eine schwierige Kindheit hatten. N. N. zum Beispiel wurde als kleines Kind von seiner Mutter häufig in Mädchenkleider gesteckt, weil sie eigentlich ein Mädchen gewollt hatte. Später warf sie ihm permanent vor, es im Leben zu nichts zu bringen. In den letzten Jahren vor seiner Gedächtnisblockade machte N. N. weitere negative Erfahrungen.

Irgendetwas muss dann im Gehirn von N. N. vorgegangen sein, was ihn dazu trieb, sein altes Leben aufzugeben und eine neue Identität zu suchen.

Die Wirkung von Stresshormonen auf das Gehirn ist der Schlüssel, mit dessen Hilfe Hans J. Markowitsch solche Veränderungen erklären will. Aus Tierversuchen ist seit langem bekannt, dass der an emotionaler Gedächtnisspeicherung beteiligte Hippocampus in der Mitte des Gehirns kleiner wird, wenn die Tiere schwere negative Erfahrungen machen. Bei amerikanischen Vietnam- und Kuwaitkämpfern, die unter einem massiven Kriegstrauma mit Gedächtnisschwund leiden, ist ebenfalls der Hippocampus um ein Viertel seiner Größe geschrumpft. Ähnliche Untersuchungen gibt es auch bei sexuell misshandelten Patienten oder traumatisierten Holocaustopfern. Der Stoffwechsel in ihrem Gehirn ist teilweise so stark reduziert, dass Nervenzellen absterben, die daran beteiligt sind, Erinnerungen wieder abzurufen. Hans J. Markowitsch hat daher folgender Hypothese aufgestellt, um persönliche Gedächtnisblockaden wie die von N. N. zu verstehen: Durch negative Erfahrungen wird in den Gehirnen solcher Menschen ein Übermaß an Stresshormonen ausgeschüttet. Diese blockieren dann die Rezeptoren, also die chemischen Empfangsstrukturen von Neuronen, in Hirngebieten, die am bewussten Abruf persönlicher Erfahrungen beteiligt sind. Das Wissen um vergangene Ereignisse ist dann zwar noch als allgemeines Faktenwissen im Gehirn abgelegt, aber vom bewussten persönlichen Erleben abgeschnitten. Die alte psychoanalytische Theorie der Verdrängung hat damit eine starke neurowissenschaftliche Unterstützung erhalten. Negative Lebenserfahrungen können zu neuronalen Veränderungen führen, die verhindern, dass gespeicherte Erinnerungen vom Ich bewusst wahrgenommen und bearbeitet werden. Verdrängtes ist nicht vergessen – möglicherweise, so Hans J. Markowitsch, wird im Gehirn überhaupt nichts endgültig vergessen, sondern es wird nur vom Bezug auf das persönliche Bewusstsein und das eigene Selbst abgetrennt.

Es scheint aber sogar noch stärkere Belege für unbewusste Verdrängung zu geben.

Die Frau konnte ihren Arm seit acht Tagen nicht mehr bewegen. Ursache war eine Schädigung in ihrer rechten Hirnhälfte. Doch die Frau leugnete ihren Defekt hartnäckig. Als man jedoch ihr Innenohr mit Wasser ausspülte, nahm sie – wie bei anderen Patienten mit ähnlicher Schädigung – ihren Defekt kurzzeitig wahr. Dieser Effekt tritt offenbar deshalb ein, weil das Wasser noch intaktes Restgewebe im geschädigten Hirnbereich solcher Patienten reizt und dadurch stärker aktiviert. Dadurch können Mangelzustände wieder wahrgenommen werden. Mark Solms,[58] Neuropsychologe mit psychoanalytischer Ausbildung, fragte die Frau in dieser Situation, wie lange sie ihren Arm denn schon nicht mehr bewegen könne. Sie antwortete ungerührt: »Seit acht Tagen!« Offenbar hatte sie unterschwellig immer schon gewusst, dass ihr Arm gelähmt war. Als die Wirkung der Innenohrspülung nachließ, bestritt sie jedoch erneut, gelähmt zu sein, und auch, dass sie das irgendwann einmal zugegeben hätte. Für Mark Solms ein typischer Fall für Verdrängung.

Der Brite Mark Solms ist Initiator einer internationalen wissenschaftlichen Bewegung, die unter dem Namen »Neuro-Psychoanalyse« seit einigen Jahren für immer mehr Aufmerksamkeit sorgt. Es geht darum, Psychoanalyse und Neurowissenschaft miteinander zu verbinden, um ein empirisch abgesichertes Gesamtbild der menschlichen Psyche zu erhalten. Mark Solms' Konzept besteht darin, das psychische Verhalten von Menschen mit Hirnstörungen zu untersuchen, sie wenn möglich sogar einer psychoanalytischen Behandlung zu unterziehen. Vor einigen Jahren interviewte ich Solms, der heute an der Universität in Kapstadt arbeitet, in London und traf einen Mann in dunklem Anzug, der äußerst lebendig und temperamentvoll war. Er wolle an konkreten Beispielen untersuchen, erklärte er mir, wie sich psychoanalytische Konzepte der Verdrängung oder des Unbewussten mit Hirnprozessen in Verbindung bringen ließen. »Ist es denn überhaupt möglich«, fragte ich skeptisch zurück, »Verdrängung oder das Unbewusste auf einzelne Hirnregionen zurückzuführen?« Seine Antwort:

»Natürlich gibt es keine einzelne Struktur im Gehirn, die
jeweils alleine das Zentrum oder der Sitz für eine bestimmte
geistige Leistung wäre, sei sie bewusster oder unbewusster Art.
Geistige Leistungen beruhen immer auf einem Zusammenspiel
vieler Hirnareale, auf deren Interaktion.«

Das Unbewusste, fuhr Solms in schnellen Sätzen fort, ließe
sich zum Beispiel gut im Gehirn untersuchen, wenn man von
Freuds Unterscheidung zwischen Primärprozess und Sekundärprozess ausginge. Mit »Primärprozess« bezeichnete Freud
das unbewusste Denken: Es ist zeitlos, widersprüchlich und
unlogisch wie der Traum, neigt dazu, die Wirklichkeit zu
ignorieren, und strebt nach unmittelbarer Befriedigung und
direkter Entladung von Bedürfnissen und Trieben. Der »Sekundärprozess« dagegen steht für alle bewussten geistigen Aktivitäten, die sich am Realitätsprinzip orientieren. Er beachtet
also die Widerstände der Außenwelt, mit denen die Psyche
zurechtkommen muss, und unterzieht sie einer logischen
Ursache-Wirkungs-Analyse: Welches Bedürfnis kann und darf
ich unter welchen Bedingungen auf welche Weise am besten
verwirklichen?

»Er hat in mir gezuckt, der Blitz. Jetzt kommt es von unten,
klirrendes Licht, drohendes Dunkel, ganz tief vor mir, ich
werde hineinfallen.«
So ähnlich mag sie gedacht haben. In den Akten wird die Pati-
entin als »Frau F.« geführt. Die dreißigjährige Südamerikane-
rin wird nach einem Unfall ins London Royal Hospital eingelie-
fert. Sie spricht überströmend, intensiv, assoziativ. Logische
Widersprüche ignoriert sie. Vergangenheit und Gegenwart
gehen bei ihr fließend ineinander über, als gäbe es keine Zeit.
Eine eigene Gedankenwelt sucht sie heim, in grellen Bildern
überkommen sie zwanghafte Vernichtungsängste: Sie hat die
Furcht zu fallen, sei vom Blitz getroffen worden, in eine unsichtbare Glaswand hineingelaufen. Ihr Mann erscheint ihr als
Krücke oder als Baum. Man hat sie verraten und überfallen, ihr
Kind ist allein zu Haus und hat epileptische Anfälle. »Ich bin

krank und keiner kann mir helfen«, denkt sie, »wenn mir doch jemand helfen könnte, die Mutter.«

Als Ursache der Verwirrtheit stellen die Ärzte bei Frau F. mehrere Hirnverletzungen fest: Blutungen, eine Schlagadererweiterung, eine Schädigung durch Infarkt in der so genannten ventromedialen Region vorne im Stirnhirn. Die Hirnschäden haben Frau F. die Fähigkeit geraubt, souverän und geordnet wahrzunehmen und zu denken.

Mark Solms hat gemeinsam mit seiner Frau Karen Kaplan-Solms mehrere Menschen mit solchen Störungen psychoanalytisch untersucht. Alle zeigen die gleichen Symptome, versicherte er mir im Interview, und er fuhr fort:

»Es lässt sich daher eine provisorische These formulieren: Die ventromediale Region des Stirnhirns scheint wesentlich am bewussten Sekundärprozess beteiligt zu sein. Ihre Funktion besteht darin, bildhafte Ausdrucksweisen rational umzuarbeiten, die hemmungslosen Antriebe des Unbewussten zu hemmen und zu binden. Patienten mit einer Störung in dieser Region fehlt die bewusste, kontrollierende Instanz, welche die wechselhafte Bilderflut ihrer Innenwelt in Schach hält. Sie können kaum mehr zwischen Traum und Wirklichkeit unterscheiden. Diese Menschen leben sozusagen in einer immer während den Traumwelt, weil ihre unbewussten Fantasien, Ängste und Wünsche die Wahrnehmungen der äußeren Realität überfluten.«

Neuropsychoanalytische Untersuchungen legen demnach nahe, die Beziehung zwischen unbewussten und bewussten Vorgängen als eine Wechselbeziehung zwischen Hemmung und Erregung im Gehirn zu beschreiben. Insofern ist das Unbewusste immer eine dynamische Größe – genauso wie das Bewusstsein –, denn beide stehen in dynamischer Wechselwirkung zueinander. Das primärhaft-unbewusste Denken ist sozusagen immer schon im Hintergrund erregend tätig. Es bildet das Fundament und den unbekannten, aber virulenten

»dunklen Grund« des psychischen Lebens. Seine Impulse werden allerdings von Regionen im Stirnhirn gehemmt und gefiltert und so in ein bewusstes, logisches, realitätstüchtiges und vernünftiges Denken umgeformt. Das bewusste Denken etabliert also eine helle, klar gegliederte und erkennbare Schicht des psychischen Lebens.

Entscheidend ist: Obwohl Mark Solms klare Unterscheidungen zwischen Sekundärprozess und Primärprozess macht, behandelt er bewusste und unbewusste Vorgänge nicht so, als wären sie völlig voneinander getrennt. Er betrachtet sie vielmehr als ineinander verkettete, miteinander wechselwirkende und einander blockierende Schichten ein und desselben Nervennetzwerks des Gehirns, das nach gemeinsamen Mechanismen funktioniert. Das bewusste »Ich« ist für Mark Solms daher – entsprechend der Theorie von Sigmund Freud – kein völliger Gegensatz zum unbewussten »Es«, sondern etwas, das aus dem »Es« herauswächst, um dessen Impulse mit der Realität und den sozialen Regeln zu versöhnen und dementsprechend zu gestalten. Das Ich hat daher auch unbewusste Anteile, vor allem dann, wenn es etwas verdrängt.

Sekundärprozess und Primärprozess verkörpern daher zwar verschiedene Logiken des Denkens – zum einen logisch und kausal, zum anderen unlogisch und emotional –, aber sie berühren sich direkt an der Schwelle des limbischen und des thalamokortikalen Systems (den Nervenverbindungen zwischen dem Thalamus und dem Cortex), also dort, wo unbewusste Antriebe, Gefühle und bewusste Gedanken aufeinander treffen. Und sie wirken aufeinander durch gegenseitige Aktivierung und Hemmung ein.

Die Global-workspace-Theorien des Bewusstseins gehen davon aus, dass vorbewusste neuronale Vorgänge untereinander um den Zugang zum Bewusstseinssystem konkurrieren. Das Modell von Mark Solms ergänzt dieses Modell um die Idee, dass unbewusste emotionale Prozesse darum kämpfen, ins bewusste System vorzustoßen, von diesem aber gehemmt oder umgewandelt werden.

Hier lässt sich bereits andeuten, was das für das Problem

bedeutet, wie frei der Mensch neuronal gesehen ist. Freiheit ist offenbar nicht nur eine Frage der bewussten Kontrolle des Unbewussten, sondern auch eine der Offenheit gegenüber den eigenen unbewussten Fundamenten. Denn Bewusstsein und Unbewusstes stehen in ständiger Auseinandersetzung miteinander.

Die neuronale Renaissance der Freud'schen Traumtheorie

Das Unbewusste ist wie das Bewusstsein keine homogene Schicht, sondern besteht aus differenzierten Prozessen, die mit bewussten Vorgängen wechselwirken. Antti Revonsuo, der finnische Neurophilosoph, hat den Traum als Prototypen vorgeschlagen, an dem sich die Erlebnisdimension des Bewusstseins studieren lässt. Der Traum gilt nun seit Freuds Zeiten als das Tor zum Unbewussten. Aber gerade Freuds Traumtheorie wurde in der Kognitionspsychologie lange Zeit als unwissenschaftlich abgetan.

Als ich bei meinem Interview mit Mark Solms diesen Punkt ansprach, begann der Neuropsychoanalytiker sofort von seinen eigenen Studien zum Traum zu erzählen. Deren Resultate, betonte er, würden haargenau zu seinen (oben geschilderten) Erkenntnissen über die ventromediale Region im Gehirn passen, die spontane Impulse hemmt. Und sie würden die gängigen neurowissenschaftlichen Traumtheorien widerlegen, die behaupten, Träume seien nur Schäume.

»Wenn die ventromediale Hirnregion selbst geschädigt ist, träumen die Menschen sozusagen immer. Sie versinken im unbewussten Denken. Wenn aber stattdessen eine Nervenverbindung geschädigt ist, die das ventromediale Vorderhirn mit tiefer gelegenen Hirnregionen verknüpft, dann sind die Patienten völlig unfähig zu träumen. Und nur die psychoanalytische Traumtheorie, die von triebhaften und emotionalen Regungen ausgeht, bietet dafür einen Erklärungsrahmen an.

*Diese Nervenverbindung, die mit dem Botenstoff Dopamin
arbeitet, hat nämlich nur eine Aufgabe: Sie motiviert den
Organismus, sie treibt ihn an. Sie hat mit dem von Jaak Panksepp beschriebenen emotionalen ›Such-System‹[59] zu tun und
sorgt dafür, dass wir uns für Menschen, Dinge, Aktivitäten
interessieren, weil sie unsere innersten Bedürfnisse ansprechen.
Alle unsere instinktiven Bedürfnisse werden über diesen Ner-
venpfad angeregt.«*

Und das, fuhr Mark Solms fort, bedeute doch, dass Träume
keine Schäume seien, sondern etwas, das mit unseren Antrie-
ben, Wünschen und Bedürfnissen zu tun habe. Da im Schlaf
ja keine Reize aus der Außenwelt zur Verfügung stünden,
würden Träume offensichtlich innerlich gespeicherte Wünsche und Bedürfnisse verarbeiten. Solms Bilanz:

*»Das Bild, das sich herauskristallisiert, sieht also so aus: Beim
Traum sind unsere emotionalen, motivierenden, triebhaften
und unsere Erinnerungsstrukturen im Gehirn aktiv, während
gleichzeitig im Seh-Cortex ein Bilderkino abläuft. Im Wach-
zustand werden diese Aktivitäten durch Stirnlappengebiete
wie die ventromediale Region stark gebremst, gefiltert und
zensiert. Im Schlaf dagegen fahren diese Stirnlappenregionen
ihre Tätigkeit herunter, die entsprechenden Botenstoffe
reduzieren nachweislich ihre Aktivität. Es gibt also eine
Enthemmung unserer Gefühle, unserer Erinnerungen und
unserer Antriebe. Also, wenn das für Sie nicht wie Freud klingt,
dann glaube ich nicht, dass Sie Freuds Traumtheorie verstanden haben!«*

Hirnforscher haben den Traum oft entweder als unsinniges
Nebenprodukt nächtlicher Hirnentladetätigkeit angesehen oder
als nächtliche Hilfe, um neu erlernten Stoff einzuspeichern
oder Erinnerungen zu konsolidieren. Die Entdeckungen von
Mark Solms haben unseren »Nachtgedanken« eine emotionale Bedeutung zurückgegeben und die alte Traumtheorie Sigmund Freuds neurowissenschaftlich wieder diskutabel gemacht.

Träume haben womöglich doch mit unbewussten Wünschen und Gefühlen zu tun.

Mark Solms Entdeckungen zum Traum und zum Unbewussten sind aber von noch grundsätzlicherer Bedeutung. Nimmt man sie ernst, dann scheint der Traum eine recht gute Metapher für die Erlebnisseite des Bewusstseins zu sein – ganz so, wie Antti Revonsuo es vorschlägt. Das Bewusstsein ist nicht nur ein bestimmter Informationsverarbeitungsprozess, sondern erzeugt wie das traumartig Unbewusste eine ganzheitliche Erlebniswelt für ein Subjekt: ein in sich zusammenhängendes szenisches Gefüge aus Gegenständen, Personen, Handlungen und Landschaften. Es unterliegt im Unterschied zum unbewussten Denken jedoch einer anderen Logik, weil es hauptsächlich durch Hirnareale konstruiert wird, die dem Bezug auf die Realität und den Gesetzen des rationalen Denkens Vorrang einräumen. Bewusstes und Unbewusstes ähneln sich demnach insofern, als sie beide qualitative geistige Erlebnisse darstellen. Sie unterscheiden sich aber in der Art, mit dieser Erlebniswelt umzugehen.

Aspekte des Unbewussten

- **Kognitiver Aspekt:** automatische Verrechnung von Reizen, automatisiertes Verhalten. Erkenntnis- und Orientierungsaspekt.
- **Pränataler Aspekt:** vorgeburtliche Prägung von Nervenmustern. Charakteraspekt.
- **Impliziter Aspekt:** unterschwellige Formung des persönlichen Gedächtnisses. Lebensgeschichtlicher Aspekt.
- **Primärprozesshafter Aspekt:** traumartig-»irrationale« Gestaltung der Erlebnisinhalte. Stil- und Logikaspekt.
- **Verdrängungsaspekt:** lebensgeschichtlich verursachter Ausschluss von Erlebnisinhalten aus dem bewussten Gedächtnis und der bewussten Denklogik. Konfliktaspekt (zwischen Bewusstem und Unbewusstem).

Bilanz: Offene Grenzen – die Beziehung zwischen Bewusstem und Unbewusstem

Was bedeutet das alles für das Menschenbild? Müssen wir dem Unterbewussten mehr vertrauen als dem Bewusstsein – oder, weniger positiv formuliert: Unterliegen wir der Macht des Unbewussten?

Die Hirnforschung kann sowohl bewusste als auch unbewusste Vorgänge als Prozesse der neuronalen Informationsverarbeitung kenntlich machen. Sie kann zumindest ansatzweise erklären, was im Gehirn passieren muss, damit etwas ins Zentrum des Bewusstseins gerät. Allerdings lässt sich mit Hilfe der neuronalen Aktivitäten nicht ableiten, warum jemand ein bestimmtes subjektives qualitatives Erleben eines Sonnenuntergangs oder einer Melodie hat. Auch in Bezug auf unbewusste Vorgänge können die Hirnforscher vor allem den Informationsverarbeitungsaspekt recht gut erklären: Wie hoch ist der unbewusste Anteil an der kognitiven Konstruktion von Wahrnehmungen oder Erinnerungen und wie funktioniert diese? Sie können aber auch – mit dem impliziten Gedächtnis oder der Untersuchung von Verdrängungsleistungen – nachweisen, wie wichtig unbewusste Vorgänge für die Persönlichkeitsbildung sind.

Dabei machen die bisherigen Ergebnisse der Hirnforschung zwar deutlich, dass das Unbewusste in vielerlei Hinsicht das Fundament des psychischen Geschehens ist. Insgesamt jedoch ist die Psyche, vom Gehirn her verstanden, *ein* Erlebnisraum, in dem bewusste und unbewusste Prozesse komplex miteinander verwoben sind, einander ergänzen oder miteinander in Konflikt geraten können. Das traditionelle schematische Schichtenmodell »oben: Bewusstsein, unten: Unbewusstes« ist daher überholt. Es geht vielmehr immer um Interaktionen zwischen psychischen Prozessen unterschiedlicher Funktion und Logik. Und das bedeutet: Zwar gilt immer noch der Satz, dass das Unbewusste nicht fassbar ist, weil es viele unbewusste neuronale Vorgänge gibt, von denen wir keine Kenntnis haben und zum Teil auch nicht haben können.

Aber viele unbewusste Vorgänge können eben doch zumindest ansatzweise in bewusste Zustände übergehen. Wir bemerken oft indirekt, dass wir etwas »flüchtig im Bewusstsein haben«, das wir nicht oder so nicht gewollt und beabsichtigt haben. Tobias wollte arbeiten und kam ins Träumen. Insofern gibt es innerhalb der Psyche grundsätzlich eine offene Grenze und ein Kontinuum zwischen Unbewusstem und Bewusstsein. Es existiert, wie es der Hamburger Psychoanalytiker und Mediziner Friedrich Wilhelm Deneke nennt, ein »Ahnungsbewusstes«[60] zwischen dem Unbewussten und dem Bewussten: ein feines Gewebe aus undeutlichen Gefühlen und Stimmungen, verschwommenen Erinnerungen und unfertigen Gedanken, das uns ständig begleitet. Erst hartnäckige Verdrängung sorgt hier für »geschlossene Grenzen« zwischen Bewusstem und Unbewusstem.

Das bedeutet aber, dass wir uns nicht nur von einem Bild der Psyche verabschieden sollten, in dem sich »*das* Bewusstsein« und »*das* Unbewusste« wie dinghafte Substanzen oder starre Schichten gegenüberstehen. Wir müssen auch die Tatsache ernst nehmen, dass beide vom gleichen System mit gleichartigen Mechanismen erzeugt werden: vom neuronalen Netzwerk des Gehirns.[61] Insofern lassen sie sich als *zwei voneinander unterscheidbare Zustände oder Vorgänge des psychischen Geschehens* auffassen, das insgesamt vom Gehirn aufrechterhalten wird.[62]

Man sollte also bewusste und unbewusste Prozesse nicht nach dem Motto »Was ist wichtiger, stärker und besser?« beckmesserisch gegeneinander abwägen. »Der Mensch« ist auf jeden Fall gut beraten, zunächst auf die vorbewussten und unbewussten Inhalte zu hören, die sein Gehirn produziert, denn er ist vom Umfang und von der lebensgeschichtlichen Entwicklung seiner neuronalen Aktivitäten her keineswegs ein vordringlich bewusstes Wesen. Andererseits ist er aber per se auch kein Gefangener des Unbewussten, sondern eine immer neu zu gestaltende Komposition aus bewussten und unbewussten Kräften. Das Bewusstsein kann zwar nicht ohne unbewusstes Fundament agieren, besitzt aber dennoch Chancen, an dieser Komposition gestaltend mitzuwirken. Dabei hilft ihm vor allem die Kommunikation mit anderen. Die Hinweise, Bemerkungen, Assoziationen und Reaktionen anderer Menschen in Bezug auf einen selbst bilden ein unschätzbares Reservoir bedeutungsvoller Reize, die das implizite Gedächtnis des eigenen Gehirns aktivieren und Vorbewusstes bewusst werden lassen. Insofern sind zwischenmenschliche Beziehungen die beste Möglichkeit, sich seiner unbewussten Grundlagen bewusst zu werden – abgesehen natürlich davon, dass es ratsam ist, in Momenten der Ruhe und Gelassenheit immer wieder nach innen in sich selbst zu blicken. Wenn Verdrängtes oder anderweitig Unbewusstes zur Qual wird, kann dieser zwischenmenschliche Austausch in der besonderen Form der Therapie realisiert werden. Im Gespräch oder durch körperliche Interaktionen werden dann die unbewussten Knoten in den Nervennetzen des Gehirn aktiviert und in szenische Bilder übersetzt. So können sie zumindest in ihrer grundlegenden Bedeutung für ein Individuum bewusstseinsfähig gemacht werden.

Die Hirnforschung kann inzwischen zumindest in Ansätzen dabei helfen, zu verstehen, dass und wie Therapien wirken. Zwar ist die Bewältigung unbewusster emotionaler Konflikte deshalb so schwierig, weil die Nervenverbindungen in emotionalen und unbewussten Hirngebieten (unterhalb des Cortex) langsamer veränderbar sind als die in den rationalen und bewussten Hirngebieten (des Cortex). Trotzdem gibt es Möglichkeiten, das unbewusste Gehirn zu beeinflussen. Gerhard Roth hat sie so zusammengefasst:[63] Die Therapeutinnen und Therapeuten müssen einen »emotionalen Aufruhr erzeugen«, der auf biochemischem Weg dazu führt, dass die verfestigten emotionalen Schemata neuronal gelockert werden. Oder es werden durch die positiven Erfahrungen, die ein Patient in der Therapie macht, neue Nervenverbindungen angelegt, die die alten, negativen Verschaltungen »einkapseln«. So entsteht ein neues – wenn auch fragiles – Gleichgewicht im Gehirn.

Es gibt bereits auch erste empirische Hinweise für die positive Wirkung von Therapien. Hans Markowitsch, der Bielefelder Psychologe, untersuchte etwa Borderline-Patienten, die traumatische Erfahrungen gemacht hatten, im Magnetresonanztomographen und konfrontierte sie mit ihrem Trauma. Erste Auswertungen zeigen: Bei denjenigen Patientinnen und Patienten, die über eine Therapie gelernt hatten, ihr Trauma zu benennen und darüber zu sprechen, waren verstärkt Areale auf der linken Stirnhirnseite aktiv, die mit rationalem Bewerten zu tun haben. Diesen Patienten war es offenbar gelungen, ihre negativen Emotionen kognitiv zu bearbeiten. Bei den Patienten jedoch, die keine positiven therapeutischen Erfahrungen gemacht hatten, feuerte vor allem die rechte Seite der Amygdala, die für Angst und Furcht zuständig ist: Sie standen offenbar noch im Bann ihrer schrecklichen Erfahrungen. Markowitsch plädiert für eine Kombination von Psychotherapie und Psychopharmaka und hat damit erste Erfolge erzielen können.[64] In Bezug auf Depressionen konnte der amerikanische Psychiater Charles Nemeroff von der Emory University in Atlanta nachweisen: Bei 681 Menschen, die jahrelang an Depressionen gelitten hatten, half eine psychotherapeutische Behandlung etwa gleich gut wie die Verabreichung von Anti-Depressiva. Eine Kombination von beidem verstärkte den Erfolg. Bei Patientinnen und Patienten, die über ihre Depression hinaus ein Kindheitstrauma erlebt hatten, war die Psychotherapie sogar wesentlich wirksamer als das Medikament.[65]

Das Reich des Unbewussten besteht also zwar aus einem gewaltigen Netzwerk aus Neuronen, innerhalb dessen sich die Persönlichkeit ausbildet. Aber »das Bewusstsein« kann an der Gesamtverfassung dieses Netzwerks mitkomponieren, indem es auf die Signale hört, die aus ihm aufsteigen. Das Bewusstsein kommt zwar immer später als das Unbewusste, aber es muss nicht zwangsläufig zu spät kommen, um den Weg der psychischen Entwicklung mitzuformen. Tobias, der kreativ an einem Text arbeiten möchte, wird unbewusst an verschollene Erinnerungen seines Lebens »herangeführt« und könnte sich nun kreativ mit diesen befassen. Er hat die Chance, sich einen vergessenen Teil seiner Persönlichkeit bewusst anzueignen.

Die Devise lautet also: Horche auf dein Unbewusstes und pflege dein Bewusstsein! Was das für die menschliche Freiheit genau bedeutet, wird in den Kapiteln 6 und 7 näher behandelt.

Kapitel 4: Das Spiel der Identitäten

Welches Ich will das Gehirn?

Die Hirnforscher provozieren mit der Behauptung, dass es »das Ich« wahrscheinlich gar nicht gebe. Um das besser verstehen zu können, sollte man sich zunächst einmal in Erinnerung rufen, was wir mit dem Wort »Ich« eigentlich verbinden.

Das paradoxe Ich

Der Mann, nennen wir ihn Matthias, steht müde am Fenster und schaut lange hinaus. »Aber es geht mir doch gut«, sagt er sich schließlich und schüttelt den Kopf. Dann denkt Matthias an den Anfang des Jahres zurück, an das Bewerbungsgespräch, das so gut gelaufen war. Sie hatten nicht nur seine fachlichen Fähigkeiten geprüft, sondern wollten auch etwas über ihn selbst wissen. Es war ihm leicht über die Lippen gekommen. In klaren Sätzen hatte er ein Porträt seiner selbst gezeichnet, seines Lebenswegs, seiner Interessen, seiner Hobbys. Er hatte sogar ein paar kleine Anekdoten eingestreut, sie hatten gemeinsam gelacht. Nach wenigen Tagen kam der Brief mit der Zusage für die Stelle. »Ich habe erreicht, was ich wollte«, sagt sich Matthias.

Unzählige Male im Leben sagen wir ganz selbstverständlich »Ich« zu uns, erzählen von diesem Ich und denken über es nach. Wenn wir erklären sollen, warum wir das tun, geben wir achselzuckend zum Besten, dass wir eben *dieses Ich* und kein anderes seien. Dabei stellen wir uns so etwas wie eine ganzheitliche »Ich-Instanz« vor, ein Gehäuse, das »wir selbst« sind. Jahrhundertelang haben auch Philosophen an diese Idee einer Ich-Instanz im Menschen geglaubt. Das Ich, sagen sie, sei der Garant der persönlichen Einheit. Es sei so etwas wie eine geistige Substanz, die es uns gestattet, über uns selbst nachzudenken und ständig neu zu bestimmen, was unsere Identität ausmacht. Nur dadurch seien wir mehr als nur ein Blatt im Wind des Lebens. Nur mit einem funktionierenden Ich könnten wir also frei und selbstbestimmt handeln.

Jetzt fällt Matthias wieder die morgendliche U-Bahnfahrt vor vier Tagen ein, mit der alles begann. Er hatte gedankenverloren in die triste Landschaft hinter den Gleisen geschaut. Dann kam die Stimme. Zuerst waren es nur einzelne Sätze, die ihm innerlich zugeflüstert wurden. »Ein Arbeitstier«, sagte irgendetwas in ihm, »warum nur jeden morgen das Gleiche? Ist das dein Leben? Du erzählst von deinen Hobbys, aber wann hast du noch Zeit dazu? Weißt du noch, was träumen heißt?« Seitdem war die Flüsterstimme jeden Morgen wiedergekommen und sprach von Tag zu Tag länger. Dann, vorgestern, der Zettel auf dem Frühstückstisch. Er hatte ihn abends gefunden und die sauber gegliederten Zeilen gelesen:
»ich griff in den nebel dieser zeit.
weich war er und verführerisch.
ich teilte ihn
und sah
sein grauen.«
Der Text hatte Matthias ins Mark getroffen. Nicht nur wegen des Inhalts. Auch weil es eindeutig seine eigene Handschrift war – aber er hatte keine Ahnung, wann und in welchem Zustand er das geschrieben haben sollte. Seit diesem Tag sagte eine zweite Flüsterstimme in ihm:
»Du musst dein Leben ändern!«

Der Glaube an ein einheitliches Ich, sagen die Kritiker der traditionellen Ich-Vorstellung, ist nur eine Illusion: Das Ich ist keine homogene Instanz, sondern ein Bündel aus verschiedenen Facetten, aus unterschiedlichen Gedanken, Wahrnehmungen, Wünschen, Ängsten und Vorstellungen, die sich ständig verändern. Wir seien ein vielstimmiges Ich und es gelte, sich dieser Wahrheit zu stellen. Diejenigen, die am Irrglauben einer festen Ich-Instanz festhielten, würden entweder erstarren oder irgendwann wie Matthias in eine Krise geraten: weil sich die vernachlässigten Aspekte der Persönlichkeit nicht lebenslang zum Schweigen bringen lassen.

Seitdem steht Matthias oft am Fenster, sieht hinaus, will allein sein, runzelt die Stirn. »All das bin doch ich«, sagt er sich jetzt. »Die Stimmen, die in mir flüstern, klingen wie meine Stimme, nur so, als käme sie von ganz weit her. Die Traurigkeit, die ich spüre, ist meine Trauer. Ich bin es, der verwirrt ist. Ich bin nicht verrückt! Aber was soll ich tun?« Matthias setzt sich an den Tisch, nimmt den Stift zur Hand. Er hat wieder begonnen, Tagebuch zu schreiben.

Auch wenn wir vielfältige Wünsche, Ängste und Überzeugungen in uns trügen, sagen die Verteidiger eines einheitlichen Ichs, seien es doch immer *unsere* Wünsche, *unsere* Ängste und *unsere* Überzeugungen. Auch wenn wir unterschiedliche Rollen im Leben spielten und uns im Laufe der Zeit veränderten, so seien es doch *unsere* Rollen und *unsere* Erfahrungen. Natürlich ändere sich Matthias, natürlich sei er mit der Vielheit seiner Stimmen geschlagen, aber allein er selbst müsse damit zurechtkommen. Alles, was in ihm geschehe, sei immer auf ein grundlegendes Zentrum bezogen, und dieses Zentrum nennen wir »Ich«.

Welches Bild vom Ich kann die Hirnforschung dem noch hinzufügen?

Sobald der Mensch anfängt, über sein Ich[66] nachzudenken, gerät er ins Schwimmen. Betont er, dass das Ich ihm Einheit und Stabilität verleihen soll, fällt ihm auf, wie wandelbar und vielfältig sein Wesen doch eigentlich ist. Stellt er daraufhin seine Wechselhaftigkeit in den Vordergrund, bemerkt er, dass sich sein Erleben um ein einheitliches Ich-Zentrum herum gruppiert: *ich* bin es, in dem sich das alles abspielt. Als Ausweg aus diesem Dilemma fällt ihm schließlich das Argument ein, das Ich sei ja eigentlich gar keine einheitliche Instanz oder Substanz, sondern eher ein geistiger Vorgang. Es sei die Fähigkeit zur Selbstreflexion, zum Nachdenken über sich selbst. Aber schon taucht das nächste Problem auf: Wenn jemand über *sich selbst reflektiert*, muss er ja bereits irgendein ursprüngliches *Selbst* voraussetzen, auf das sich sein Nachdenken bezieht.

Das scheinbar so selbstverständliche Ich entpuppt sich als vertrackte Angelegenheit, das einen labyrinthisch in Widersprüche und Paradoxien verstrickt – in Gedanken, die unfassbar werden, sobald man sie zu Ende denken will.

Die Probleme und Paradoxien des Ichs

Erstes Problem: Was ist überhaupt das Ich, wie entsteht es und worin besteht seine Einheit?
- Man kann sich das Ich als eine einheitliche Substanz oder Instanz denken. Man kann jedoch nichts im Körper und im Gehirn finden, was einer solchen Einheitsinstanz direkt entspricht.
- Man kann sagen, das Ich sei keine sinnlich wahrnehmbare Substanz, sondern ein Gedanke, ohne den unser Geist nicht auskommt. Immanuel Kant hat dafür den berühmten Satz geprägt: »Das ›Ich denke‹ muss all meine Vorstellungen begleiten können.« Man kann diesen Gedanken jedoch nur deshalb haben, weil es einen sinnlich wahrnehmbaren Körper mit einem Gehirn gibt, der ihn produziert.
- Man kann aber auch behaupten, das Ich bestehe einfach in der Fähigkeit, über sich nachzudenken. Man muss dann jedoch immer schon ein schwer fassbares

»Selbst« voraussetzen, auf das sich das Nachdenken oder Reflektieren bezieht. Das führt zur Rätselfrage: Entsteht das Ich erst durch die Reflexion und das selbstbezügliche Nachdenken oder liegt beidem immer schon eine Art »ursprüngliches Ich« oder »Selbst« zugrunde?

Zweites Problem: Wie entsteht das individuelle Ich, also die Identität der Persönlichkeit?

– Man kann sagen, dass das Ich die Einheit der Persönlichkeit garantiert. Gleichzeitig muss man aber anerkennen, dass sich die Persönlichkeit im Verlauf der Zeit verändert und vielfältige Eigenschaften aufweist.

Ist das Ich also nur etwas Geistiges oder auch etwas Materielles? Entsteht es immer aufs Neue oder ist es immer schon irgendwie da? Ist es eher fest und einheitlich oder vielfältig und wandelbar? Einige Hirnforscher bieten auf diese Fragen eine so provozierende wie auf den ersten Blick einleuchtende Antwort an: Wenn man nur radikal genug mit der Idee Ernst macht, dass das einheitliche Ich eine Illusion ist, lassen sich alle Aspekte des Ichgefühls leicht als Produkt des materiellen Gehirns begreifen. Das bringt natürlich die besorgte Gegenfrage hervor: Wenn das einheitliche Ich, mit dem ein Mensch glaubt, seine Gedanken und Handlungen koordinieren zu können, nichts als eine Fiktion ist – wer oder was in diesem Menschen sollte dann noch für seine Freiheit und Autonomie sorgen?

Wie bei vielen anderen Themen wartet auch bei dieser Frage Gerhard Roth von der Universität Bremen mit prononcierten Thesen auf, ohne vor den möglichen Folgen zurückzuschrecken. Als ich ihn vor einigen Jahren nach seinem Bild vom Ich fragte, gab er mir folgende Antwort:

» Was man ziemlich klar sagen kann, ist, dass das Ich aus vielen Ich-Komponenten zusammengesetzt ist. Wir haben ein Körper-Ich, ein Wahrnehmungs-Ich, ein autobiographisches Gedächtnis-Ich, ein emotionales Ich und viele Unter-Ichs, und die können auch relativ unabhängig voneinander ausfallen.

115

Wenn man zum Beispiel die Nervenleitungen meiner Körper-
extremitäten und Muskeln zerstört oder pharmakologisch lahm
legt, dann habe ich kein Gefühl mehr, dass ich dieser Körper
bin. Oder man kann das autobiographische Gedächtnis verlie-
ren. Dann erlebe ich mich zwar als körperliche Einheit, aber ich
weiß nicht mehr, wer ich bin. Man kann das Wahrnehmungs-
Ich zerstören, dann weiß ich nicht mehr, was das alles bedeu-
tet, was ich sehe und höre, oder ich beziehe es nicht mehr auf
mich. Daraus sieht man, dass das, was ich als Einheit erlebe,
außerordentlich viele Dimensionen hat.«

Gerhard Roth zählte mir gleich noch einige weiter Ich-Komponenten auf, die unabhängig voneinander auftreten: etwa ein
»perspektivisches Ich«, das einer Person das Gefühl gibt, alles
in der Welt sei auf sie als Mittelpunkt gerichtet. Ein »sprach-
liches« oder »selbstreflexives Ich«, das es jemandem ermöglicht, über sich selbst nachzudenken und über sich zu reden.
Oder ein »Autorschafts- oder Kontroll-Ich«, das für den Glauben des Menschen sorgt, er verursache und kontrolliere sein
Verhalten selbst. Für alle diese Ich-Funktionen, fügte Roth
hinzu, könne man in etwa die Hirnareale angeben, die für sie
verantwortlich sind.[67]

»Und noch eines ist wichtig: Das Gefühl, ich sei der Produzent
meiner Handlungen ist natürlich auch eine Illusion. Der
Produzent meiner Handlungen ist das Gehirn, und ich selber
bin ein Widerschein dieser Handlungen.«

Ich war etwas verwirrt. Ein einzelnes Ich in Gestalt des äußerst
selbstbewusst wirkenden Gerhard Roth sprach nicht nur von
vielen verschiedenen Ichs, sondern erklärte sich selbst auch
noch zum bloßen Anhängsel seines Gehirns. Ich fragte Roth
deshalb, ob er die Einheit des Ichs denn wirklich und wahrhaf-
tig als null und nichtig ansehe. Könne es nicht doch etwas
Gemeinsames in all diesen Ichs geben? Gerhard Roth nickte
sofort und räumte ein, dass das Gehirn natürlich auf irgendeine Weise diese verschiedenen Ichs zu einer einheitlichen

Ich-Empfindung zusammenbinde. Diese Einheit des Ichs sei zwar ein großes Rätsel, aber man dürfe deshalb das Ich nicht einfach zu einem reinen »Epiphänomen«, einer Nebensache oder einer Fata Morgana erklären. Denn Schizophrene, die das Gefühl verloren hätten, ein einheitliches Ich zu besitzen, würden schließlich darunter leiden und wiesen auch noch andere Verhaltensstörungen auf. Dann breitete Roth fast entschuldigend die Hände aus und sagte:

> »Das Wort ›Illusion‹ ist natürlich insofern falsch, als im strikten Sinne alles, was wir erleben, eine Illusion ist, eine Illusion, die von unserem Gehirn erzeugt wird. Was ich aber meine, ist: Es gibt nicht das Ich-Zentrum, das Ich sitzt nirgendwo, sondern es ist wie alle Wahrnehmungsinhalte und Denkinhalte über verschiedenste Zentren des Gehirns verteilt.«

Im ersten Augenblick wirkt Gerhards Roths Argumentation recht schlüssig: Es gibt nur eine »reale Einheit« – das Gehirn und seine Mechanismen. Das Ich dagegen ist nur ein Produkt der Neuronen und insofern nicht »wirklich real«. Auf den zweiten Blick aber scheint sich auch Roth in die Paradoxien des Ichs zu verstricken. Denn einerseits bezeichnet er das einheitliche Ich als eine Illusion, weil es sich in viele unabhängige Ich-Funktionen aufteilen lässt, die von weit verteilten Hirnarealen erzeugt werden. Andererseits aber soll das einheitliche Ich dann doch wieder keine reine Fata Morgana sein, da es wirksam ist und bestimmte Aufgaben erfüllt. Zum Beispiel verleiht es dem Menschen die Fähigkeit, sich als handelnder Akteur zu verstehen: »Ich, Matthias, bin es, der gerade Tagebuch schreiben will und das auch tut.« Und es gibt dem Menschen überhaupt erst die Chance, sein Denken und Tun als sein eigenes wahrzunehmen, zu erklären und verständlich zu machen.[68] »Ich, Matthias, höre in letzter Zeit zwei Stimmen in mir, die sich wie von selbst einstellen. Es sind wohl Stimmen meines Unbewussten, die mich darauf hinweisen wollen, dass in meinem Leben etwas falsch läuft.«

Das Rätsel des Ichs scheint also doch nicht so einfach dadurch lösbar zu sein, dass man sich auf das Gehirn bezieht und das Ich zur Illusion erklärt. Es kommt gerade mal eine »halbe Illusion« heraus: etwas, das zwar nicht substanziell existiert, aber immer wieder hergestellt wird und Wirkungen erzielt.[69] Gibt es Erkenntnisse der Hirnforschung, die für mehr Klarheit über den illusorischen Charakter des Ichs sorgen können?

Auf der Suche nach dem Ich-Erzeuger

»Split-brain Patienten« sind bemitleidenswerte Zeitgenossen, denn es sind Menschen mit einem gespaltenen Gehirn. Um epileptische Anfälle oder andere Störungen zu vermeiden, wurde ihnen der Balken durchtrennt, also das Faserbündel, über das Informationen zwischen der linken und der rechten Hirnhälfte ausgetauscht werden. Aber erst dieser Informationsaustausch macht aus den beiden Hirnhälften ein einheitlich arbeitendes Gehirn. Für sich gesehen ist die rechte Hirnhälfte eher auf anschauliches Wahrnehmen spezialisiert, die linke eher auf Sprache und analytische Fähigkeiten. Was kann man über das Ich lernen, wenn diese beiden Hemisphären voneinander getrennt sind?

Ein Split-brain-Patient sitzt in einem Labor und wartet auf Bilder. Die hat ein Forscherteam um Michael S. Gazzaniga vom Center for Cognitive Neuroscience am Dartmouth College, USA,[70] ausgewählt. Die Wissenschaftler projizieren zunächst das Bild einer Hühnerkralle so in das rechte Sehfeld des Mannes, dass es nur von seiner linken Hirnhälfte wahrgenommen wird. Anschließend bekommt der Patient ein winterliches Schneebild so zu sehen, dass er es nur mit der rechten Hirnhälfte verarbeiten kann. Daraufhin darf sich der Mann selbst neue Bilder aussuchen, die zu den beiden ersten Bildern passen sollen. Mit der von der rechten Hirnhälfte gesteuerten linken Hand wählt er eine Schaufel – passend zu dem vorher vom rechten Hirn wahrgenommen Schneebild.

Mit der rechten Hand hingegen, also der linken Hirnhälfte, wählt er passend zur dort schon »eingespeicherten« Hühnerkralle das Bild von einem Huhn. Alles einleuchtend! Aber dann wird der Mann, dessen rechte Hirnhälfte ja nichts von der linken weiß, gefragt, warum er denn gerade diese Bilder gewählt habe. Seine Antwort: »Ganz einfach: Die Hühnerkralle passt zum Huhn, und Sie brauchen eine Schaufel, um den Hühnerdreck wegzumachen!«

Michael S. Gazzaniga hat diese verblüffende Erklärung des Mannes folgendermaßen gedeutet: Die *rechte Hirnhälfte,* die den Schnee gesehen und die Schaufel gewählt hat, besitzt kein Bewusstsein ihres Tuns und kann es nicht erklären. Die *linke Hälfte* dagegen kann alles erklären, was sie wahrnimmt. Sie erfindet daher eine Deutung für die Wahl der Bilder (Schaufel und Huhn), die ausschließlich zu dem passt, was ihr selbst bekannt ist. Da sie nichts von dem Schneebild im rechten Gehirn weiß, wird die Schaufel eben irgendwie mit den ihr präsentierten Bildern vom Huhn in Verbindung gebracht. Michael S. Gazzaniga schließt daraus: In der linken Hirnhälfte sitzt ein so genannter »Interpreter«, der nachträglich Sinn in unsere Wahrnehmungen hineinbringt, ohne es mit der Wahrheit ganz genau zu nehmen. Im Prinzip macht der »Interpreter« das auch, wenn die beiden Hirnhälften miteinander verbunden sind. Er erklärt die Welt für die rechte Hirnhälfte mit.

Was hat dieser »Interpreter« mit dem Ich zu tun, und was sagt er uns über den realen oder illusionären Charakter des Ichs? Wie inzwischen ausreichend deutlich geworden sein dürfte, ist das Ich nicht sonderlich an einfachen Erklärungen seiner selbst interessiert. Und so treten bei dieser Frage gleich drei Interpreten des »Interpreters« auf.

Interpret 1: der amerikanische Philosoph Daniel Dennett. Er hält den »Interpreter« für das Zentrum unserer Ich-Vorstellungen – und schließt daraus, dass das Ich eine Illusion sein müsse. Mit Hilfe der linken Hirnhälfte interpretiert das biologische System »Gehirn« seiner Meinung nach nachträglich unser Verhalten, indem es eine Story dazu erfindet. Das, was wir »Ich« nennen, erzählt keine Geschichten, sondern es *wird* erzählt. Es entsteht aus einem Strom gut gesponnener Geschichten. Dennet bezeichnet das Ich daher als ein »narratives Gravitationszentrum«: Es ist der allenfalls nachträglich zu fassende persönliche Themenschwerpunkt, um den sich verschiedene Erzählungen ranken. Matthias' »Interpreter« etwa hatte beim Bewerbungsgespräch eine überzeugende Geschichte entworfen, an die Matthias selbst – genauso wie die anderen – glauben konnte. Sie gehörte zum Themenschwerpunkt »Ich bin erfolgreich und glücklich, indem ich dies und jenes tue«. Und so geht »es« mit Matthias Geschichten erzählend durchs Leben.

Interpret 2: Michael S. Gazzaniga selbst. Gazzaniga betont gegen Dennet, dass sein »Interpreter« in der linken Gehirnhälfte zwar oft mit Illusionen arbeite. Da er aber fest im Gehirn verankert sei, könne er keine vollständige Fiktion sein. Der Interpreter sei als Zentrum aller ichbezogenen Erzählungen eben auch das *Zentrum* der Persönlichkeit. Matthias kann nur dann eine überzeugende und glaubhafte Geschichte von sich selbst erzählen, wenn sie auch irgendetwas mit »ihm selbst« zu tun hat.

Interpret 3: Owen Flanagan, ein genauso wie Daniel Dennett stark an der Hirnforschung interessierter Philosophieprofessor in Durham, USA.[71] Flanagan insistiert, dass es so etwas wie ein wirkliches Selbst hinter dem erzählenden Selbst des »Interpreters« geben müsse. Denn sonst könnten wir ja nie sagen, dass wir uns über uns selbst getäuscht haben. Allerdings glaubt Flanagan nicht daran, dass dieses wirkliche Selbst, das er die »wirklich volle Identität« nennt, vollständig erkennbar ist. Die volle Identität des vom Gehirn erzeugten Selbst bleibt insofern wieder nur ein Ideal oder ein Konstrukt, als man sie zwar verstehen *will*, aber nie ganz verstehen *kann*. Alle Geschichten, die Matthias in seinem Leben von sich erzählt, haben irgendetwas mit ihm selbst zu tun, aber in unterschiedlichem Ausmaß verfehlt er sich dabei auch. Manchmal lügt er bewusst, manchmal unbewusst. Manchmal ist er zwar ganz gewissen-

120

haft bei der Sache, versteht aber trotzdem nicht ganz, was wirklich in ihm vor sich geht. Matthias bleibt immer ein unvollständiges Ich.

Wie sind diese Interpreten des »Interpreters« zu interpretieren? Offenbar lässt sich dann, wenn man das Ich vom Gehirn her erklären will, nur eines sicher sagen: dass das Gehirn ein Ich will! Unklar bleibt aber, was dieses Ich in Wirklichkeit ist. Mal ist es nur eine Erzählillusion (Dennet). Mal arbeitet es mit Illusionen, ist aber selbst keine reine Illusion (Gazzaniga). Mal gibt es ein reales Selbst, aber es ist eine Illusion, es jemals erkennen zu können (Flanagan).

Es scheint, als sei das Ich letztlich nicht fassbar – weder als Realität noch als Illusion.

Körper, Hirn und Selbst

Der amerikanische Neurowissenschaftler Antonio R. Damasio spielte bereits im letzten Kapitel über das Bewusstsein eine kurze Rolle. Könnten seine Ideen vielleicht Einheit in die vielfältigen »Gehirn-Theorien« über das Ich bringen? Die Hoffnung scheint nicht ganz unbegründet, denn Damasio interessiert sich dafür, wie im Bewusstsein ein einheitlicher Film vom Selbst entsteht. Dieser Film handelt von all dem, was ein Organismus im Laufe seines Lebens mit vielfältigen Objekten erlebt hat,[72] also seiner Geschichte. Wenn Damasio erklären will, wie persönliche Identität entsteht, spricht er allerdings nicht vom »Interpreter«, sondern vom »autobiographischen Selbst«. Der Mensch erinnert sich, spricht über seine Erinnerungen, verbindet diese zu einem möglichst kontinuierlichen Film seines Lebens und kommt dadurch zum höchsten Bewusstsein seiner selbst. Entscheidend ist jedoch, dass es bei Damasio für diesen autobiographischen Ich-Film einen »natürlichen Unterbau« gibt. Ohne diesen biologischen Unterbau wäre das vom autobiographischen Selbst erzeugte Bild vom eigenen Ich weder möglich noch realitätstüchtig.

Damasio beginnt damit, dass ein von der Außenwelt abgegrenzter Organismus existiert. Bestimmte Areale des Gehirns repräsentieren den inneren Zustand dieses Organismus, also seine Temperatur, sein Erregungsniveau, seinen Herzschlag, Hormonausstoß und einiges mehr. Dabei versucht das Gehirn ständig, diese inneren Zustände so weit wie möglich in einem stabilen Gleichgewichtszustand zu halten. Es sorgt dafür, dass die innere Temperatur und das Erregungsniveau, der Herzschlag und der Hormonaustausch relativ stabil bleiben und der Organismus nicht entgleist. Aus dieser Regulierung des inneren Körpermilieus entsteht nach Damasio das »Protoselbst«, eine permanente unbewusste Repräsentation des Körperzustands. Es ist die körperliche Grundlage dafür, dass es einen stabilen Zustand in uns gibt, von dem aus wir uns auf die Welt beziehen. Der präfrontale Cortex fungiert dann als »Konvergenzzone«, in der aktuelle Reize aus der Außenwelt ständig mit Daten des inneren Körpermilieus verrechnet werden. So entsteht eine elementare »Selbstperspektive« auf die Welt, die in jedem Augenblick automatisch neu in Gang gesetzt wird. Matthias ist ein Mensch, der in einem bestimmten, funktionierenden Körper steckt, von dem aus er die Welt wahrnimmt.

Wie aber kommt das Gefühl in den Körper, ein eigenes »Selbst« oder »Ich« zu haben bzw. zu sein? Nach Damasios Auffassung dadurch, dass Vorstellungen davon erzeugt werden, wie der Organismus ein Objekt wahrnimmt und sich dabei verändert. Das geschieht zunächst im »Kernselbst«, das momentane Gefühlszustände des Organismus herstellt. Matthias spürt beim morgendlichen Blick aus der U-Bahn unmittelbar, dass er sich unwohl fühlt und dass *er* es ist, der dieses Gefühl und diese Wahrnehmung hat. Das »autobiographische Selbst« bezieht dann zusätzlich Hirnareale ein, die mit Sprache und Erinnerungen zu tun haben. Nun kann der Mensch seine momentanen Kernselbstzustände artikulieren, miteinander verbinden und in einen zusammenhängenden Gedächtnisfilm des eigenen Lebens verwandeln. Er kann also ein Bild seiner selbst herstellen, dieses deuten und *interpretieren* und so an seiner persönlichen Identität arbeiten: Ich bin Matthias, der am Beginn dieses Jahres ein wunderbares Bewerbungsgespräch hatte, nun aber in eine schlechte Stimmungen fällt, Stimmen hört und unbewusst Gedichte schreibt, sodass ich über mich in Verwirrung geraten bin und anfange, neu über mein Leben nachzudenken.

Da diese autobiographischen Interpretationen immer, wenn auch indirekt, auf das Selbstgefühl des Körpers bezogen bleiben, also körperlich und emotional unterfüttert sind, kann das persönliche Bild des Ichs vielleicht Illusionen enthalten, aber es kann eigentlich insgesamt keine reine Fiktion sein. Zumindest dann nicht, wenn keine neuronalen oder psychischen Störungen vorliegen und ernsthaft nach der persönlichen Identität gesucht wird. Das gilt für die persönliche Identität genauso wie für die grundsätzliche Einheit des Ichs. Auch sie kann keine reine Fiktion sein. Denn die reale Repräsentation der Einheit des Köpers, das »Protoselbst«, sorgt ja manifest dafür, dass eine einheitliche Ich-Perspektive auf die Welt existiert: Matthias kann unterschiedliche Stimmen in sich wahrnehmen, aber es sind immer Stimmen, die auf ihn selbst bezogen sind. Damasio selbst drückt sich allerdings ein wenig davor, eindeutig in diesem »antiillusionären Sinne« zu argumentieren, obwohl seine Theorie dies nahe legt. Seine Haltung besteht eher darin zu sagen: Es ist gar nicht so wichtig, ob das Selbstgefühl eine Illusion ist oder nicht – es muss erklärt werden, wie es entsteht, und das versuche ich.

Antonio R. Damasio hat daher zwar eine schöne Theorie entwickelt, nach der die Einheit des Ichs und die Identität der Persönlichkeit aus dem Körper und dem Gehirn »herauswachsen«. Aber gerade in diesem eleganten Übergang vom Körper zum Geist liegt auch ein Problem. Damasio beschäftigt sich eben nur wenig mit der Frage, was eigentlich an Illusionsbildung passiert, wenn Körpergefühle im Gehirn in geistige Vorstellungen vom eigenen Selbst verwandelt werden. Geht es dabei nur darum, selbstbezogene Körpergefühle einfach in Geist zu *übersetzen* und durch Sprache und Erinnerung anzureichern und miteinander zu verbinden? Wenn es so einfach wäre, dass Matthias seine inneren körperlichen Zustände einfach nur in sein Bewusstsein übersetzen muss – warum braucht er dann innere Stimmen, um zu merken, dass er neu an seiner Identität zu arbeiten hat?

Der Mainzer Philosoph Thomas Metzinger hat sich ausgiebig mit der Frage beschäftigt, was eigentlich beim Übergang vom Körper zum Geist geschieht, wenn wir ein Selbstbewusstsein entwickeln. Bereits 1993 hatte er seine Theorie vom so genannten »Selbstmodell« in einer ersten großen Veröffentlichung entworfen.[73] Seitdem hat er sie in zahlreichen Aufsätzen und einer neuen, bislang nur auf Englisch verfassten Publikation[74] immer weiter verfeinert und ausgebaut. Unter den Philosophen ist er damit weitgehend ein Außenseiter geblieben. Unter Neurowissenschaftlern jedoch werden seine Thesen ausgiebig diskutiert. Um zu veranschaulichen, wie er sich die Entstehung von Ich und Selbst im Gehirn vorstellt, bezieht sich Thomas Metzinger gerne auf ungewöhnliche Experimente:

Ein armamputierter Patient sitzt vor einer großen, nach oben offenen Kiste. Der Patient leidet Qualen, denn er hat eine Phantomgliedvorstellung. Ihn plagt das unabweisbare körperliche Gefühl, sein amputierter Arm sei noch da. Das Gefühl tritt häufiger nach Amputationen auf, weil in bestimmten Hirnarealen ein vollständiges Bild des gesunden Körpers repräsentiert ist. Dieses so genannte »Körperschema« im Gehirn ist so fest verankert, dass es eine Zeit braucht, um zu registrieren, dass etwas am Körper verloren gegangen ist. Es erzeugt daher so lange eine Phantomvorstellung des fehlenden Glieds. Bei dem Patienten, der vor der großen Kiste sitzt, ist der Fall besonders schlimm: Sein Phantomarm ist in einer festen, schmerzhaften Pose erstarrt. Der Patient sehnt sich daher verzweifelt danach, diese erstarrte Phantomstellung mitsamt seinen Schmerzen loszuwerden. Der Neurobiologe Vilaynur S. Ramachandran von der kalifornischen Universität in San Diego will ihm diese Erlösung mit einem raffinierten Experiment verschaffen. Der Patient steckt seine »beiden« Arme durch zwei Löcher in die Kiste hinein. Im Innern der Kiste ist ein Spiegel so angebracht, dass der Patient die Illusion hat, er sähe *zwei* gesunde Arme, obwohl er nur den einen gesunden Arm und dessen Spiegelung wahrnimmt. Als der Patient aufgefordert wird, beide Arme synchron zu bewegen, passiert Unglaubliches. Es funktioniert! Der Patient kann plötzlich den schmerzenden Phantomarm neu spüren und ihn geistig bewegen. Offenbar hat das visuelle Spiegel-Feedback »Hier bewegt sich dein erstarrter Arm« im Gehirn dazu geführt, dass die erstarrte Repräsentation des amputierten Arms neu überschrieben und unter die aktuelle Kontrolle des Ichs gebracht wurde. Aus einer Körperillusion ist auf neuronalem Umweg ein Ich-Bezug entstanden.[75]

Es sei sein »phänomenales Selbstmodell«, das sich bei diesem armamputierten Patienten bewegte – so erklärte mir Metzinger vor einiger Zeit in einem Interview –, das heißt das Bild vom eigenen Selbst, das auf körperliche Vorgänge zurückgeführt werden kann, die im Gehirn repräsentiert werden. Und genau dieses Bild kann durch neue Reize aus der Umwelt verändert werden. Ich stellte mir daraufhin vor, wie das Gehirn des Patienten die Informationen aus dem Spiegelbild so verarbeitet, als ob der amputierte Arm intakt wäre. Dann sah ich vor meinem geistigen Auge, wie die Hirnareale für Körperbewegungen die Anweisung geben, die innere Repräsentation des Arms zu reaktivieren. »Eine schöne und hilfreiche Täuschung«, dachte ich mir, »aber auch ein äußerst spezieller Fall«. »Wie«, fragte ich Thomas Metzinger daher, »ist Ihre generelle Erklärung? Wie kann aus einem stur informationsverarbeitenden System wie dem Gehirn eine Ich-Perspektive entstehen?« Thomas Metzinger wandte den Kopf leicht zur Decke und hob zu einer längeren Rede an:

> »Das geschieht meiner Auffassung nach dadurch, dass das System überhaupt über seine Sinnesorgane und seine Erinnerungen ein kohärentes Modell der Welt erzeugt. Das Erste, was man braucht, ist sozusagen ein Online-Modell der Wirklichkeit. Das Zweite, was erfüllt sein muss, ist, dass das System ein

Selbstmodell erzeugt, das heißt, es muss aus verschiedenen
Informationsquellen ein Bild von sich selbst erzeugen. Dazu
gehört zum Beispiel ein Bild von sich selbst als räumlicher
Gegenstand, ein Bild des eigenen Körpers in Bewegung, dazu
gehört aber auch ein Bild der eigenen Interessen. Bei uns
Menschen wird so etwas in Form von Emotionen dargestellt:
Was wir Gefühle nennen, sind Repräsentationen unserer
Ziele und unserer gegenwärtigen Interessenlagen. Dann gibt
es eine wesentlich abstraktere Ebene: Ein Selbstmodell enthält
auch Abbildungen der eigenen kognitiven Prozesse, das heißt
auch Abbildungen davon, im Geiste Probleme zu lösen,
neue Probleme zu formulieren, neue Probleme zu entdecken.
Wenn diese Bilder alle vom Gehirn zu einer höherstufigen
Struktur verbunden werden, dann entsteht so etwas wie ein
Modell des Systems selbst.«

Um Thomas Metzinger folgen zu können, versuchte ich beim
Zuhören ein Selbstmodell meines aktuellen Zustands zu erstellen. »Ich sitze gerade«, vergegenwärtigte ich mir, »in leicht
verdrehter Körperstellung vor Thomas Metzinger und strecke
ihm mein Mikrofon entgegen. Ich bin innerlich ziemlich auf-
gedreht, weil ich heute unter Zeitdruck stehe. Gleichzeitig
jagen mir halbgare Gedanken und Fragen durch den Kopf, die
ich gerne stellen würde.« In diesem Augenblick hatte mein
Gehirn ein Problem ausformuliert: »Warum denn nur«, fragte
ich Thomas Metzinger, »erlebe ich dieses Selbstmodell tatsächlich als *meines?* Wie kommt es, dass mein Gehirn nicht einfach
nur im Geist verdoppelt, was in mir geschieht, sondern dass
zusätzlich die geistige Repräsentation einer Ich-Perspektive
entsteht, mit der ich ›selbst-bewusst‹ durchs Leben gehe?«
Metzinger hatte die Antwort schnell präsent:

»Wenn dieses Modell eingebettet wird in ein schon aktives
Wirklichkeitsmodell, dann verfügt so ein System ein erstes Mal
über eine Ich-Welt-Grenze und über das, was ich ein ›zentriertes
Wirklichkeitsmodell‹ nenne, das heißt, die Welt wird erlebt um
einen Mittelpunkt herum, und dieser Mittelpunkt bin ich selbst.«

Ich stellte mir daraufhin die Welt wie einen großen Kreis vor und setzte einen winzig kleinen Punkt in sein Zentrum. »Ich und meine Welt«, sagte ich mir gerade. Da begann Thomas Metzinger zu erklären, worin der Unterschied zwischen dem Selbstmodell und allen anderen Modellen von der Welt besteht, die ansonsten im Gehirn erzeugt werden. Es gebe in uns bekanntlich ein Körperschema, ein Netzwerk von Neuronen, das ein inneres Modell des gesamten Körpers, eine neuronale Skizze der Körperteile enthält. Insofern dieses Körperschema von aktuellen Reizen der Außenwelt relativ unabhängig sei, sei es der stabilste und gewisseste Teil des Selbstmodells. Es mache daher den zentralen Unterschied des Selbstmodells gegenüber allen anderen Modellen der Außenwelt aus, die permanent Reize von ständig wechselnden Objekten erhalten. *Bewusste* Subjektivität entstehe dann dadurch, dass das Hirnsystem Teile seines Selbstmodells noch einmal geistig repräsentiere: Das Gehirn weiß dann um die Inhalte dieses höheren Selbstmodells und kann sich auf sie bewusst als auf seine eigenen Inhalte beziehen.

Nun dachte ich an die interne Milieuregulierung und das »Protoselbst« bei Antonio R. Damasio, aber auch an die Gretchenfrage, die bei Roth, Gazzaniga, Damasio und Dennett immer wieder aufgetaucht ist. Also stellte ich sie Thomas Metzinger: »Wie halten Sie es mit der Illusion? Inwiefern ist das Ich oder das ›Selbstmodell‹ etwas Reales, inwiefern eine Fiktion?« Auch jetzt hatte Metzinger eine schnelle Antwort parat:

»Wir erkennen das komplexe Selbstmodell, das unser Gehirn permanent von Millisekunde zu Millisekunde zuverlässig konstruiert, nicht mehr als Modell. Sondern das erscheint uns als die Realität selbst, weil es zu schnell entsteht, um begreifen zu können, dass es überhaupt etwas vom Gehirn Hergestelltes ist. Und dadurch entsteht die Situation, dass aus einem Selbstmodell ein Selbst wird, aus einem Abbildungsvorgang, der dazu benutzt wird, Informationen zum Beispiel für die Handlungskontrolle verfügbar zu machen, ein echtes

Selbsterleben, das unhintergehbar ist. Bei dem wir das Gefühl
haben: wir sind sozusagen uns selbst unendlich nahe und in
direktem Kontakt mit uns selbst.«

Fassen wir zusammen: Thomas Metzinger gehört wohl zu
denjenigen, die am konsequentesten darüber nachgedacht
haben, was es bedeutet, wenn man »das Ich« als ein Produkt
des Gehirns und des Körpers begreift. Für Metzinger gibt es
kein »Selbst« oder »Ich« als reale Instanz. Es gibt immer nur
das Selbstmodell, eine Repräsentation der körperlichen, emotionalen und kognitiven Zustände des Organismus. Dessen
Modellhaftigkeit wird dadurch deutlich, dass sich das phänomenale, das erlebte Selbstmodell verschieben kann. Etwa
dadurch, dass – wie im geschilderten Spiegelexperiment von
Ramachandran – suggeriert wird, ein verlorener Körperteil sei
vorhanden. Dadurch wird die Grenze dessen, was als Eigenes,
als »Zu-mir-Gehörendes« modelliert wird, künstlich erweitert.
Ein anderes Beispiel ist die Schizophrenie. Wenn schizophrene
Patienten fremde Stimmen hören, dann hat sich ihre Selbst-
modellgrenze verschoben. Etwas, das eigentlich in ihnen selbst
produziert wird, können sie nicht mehr ins *Modell* ihres Selbst
integrieren – im Unterschied zu Matthias, der seine Stimmen
als Ausdruck verdrängter Selbstanteile interpretieren kann.
Aber nur der Neurowissenschaftler, der Philosoph oder auf
ganz andere Weise der meditierende buddhistische Mönch
erkennt, dass das Ich keine feste Substanz und in diesem Sinne
eine Illusion ist. Metzinger spricht zugespitzt davon, dass wir
eigentlich »niemand« seien. Im Alltag jedoch wissen wir davon
nichts und nehmen die Inhalte des Selbstmodells für bare
Münze: Wir erleben uns unmittelbar als ein ganzheitliches
Selbst, auf das alles in der Welt bezogen ist, dessen Vorstellungen, Wahrnehmungen und Gedanken immer schon »unsere«
sind. Und wir glauben, dass die Inhalte dieses Selbstmodell
»wir selber«, »unsere Identität« sind.

Ähnlich wie bei Antonio R. Damasio bildet das Selbstmodell
Thomas Metzingers so etwas wie eine Brücke zwischen Körper und Geist. Aber auf dieser Brücke findet für Metzinger eine

Übersetzung statt, bei der etwas Entscheidendes verloren geht – eben das Wissen von der Kluft zwischen den Zuständen des Organismus und dem Bild oder Modell des Selbst. Insofern ergibt sich eine paradoxe Aussage: Es gibt ein einheitliches Selbst, *weil* es eine Illusion ist. Anders ausgedrückt: Das Ich existiert, *weil* es seinen eigenen, virtuellen Modellcharakter nicht durchschaut. Für Thomas Metzinger hat diese Illusion durchaus eine reale Funktion: Sie ermöglicht uns, rasch und zielgerichtet zu handeln, anstatt ständig darüber nachzudenken, woher unsere Wahrnehmungen, Gedanken und Ziele kommen und ob sie wirklich unserem wahren Selbst entsprechen. Insofern hindert uns das Gefühl, ein Ich zu sein, auch daran, jeden Augenblick darüber nachzudenken, ob wir wirklich frei handeln und entscheiden: Wir setzen dies meist einfach voraus. Das Ichgefühl hat die biologische Funktion, eine möglichst reibungslose Informationsverarbeitung des komplexen Systems »Gehirn« zu garantieren.

Ist das die Lösung des Ich-Rätsels?

Thomas Metzinger hat insgesamt eine beeindruckende Theorie vom Selbst entworfen, die die Ergebnisse der Hirnforschung berücksichtigt. Trotzdem kann auch er die Paradoxien des Ichs nicht völlig auflösen. So lässt sich etwa fragen: Wenn das Selbst oder Ich in Wirklichkeit nur eine Illusion ist – wer ist es dann eigentlich, der diese Illusion durchschaut: das Ich von Thomas Metzinger oder sein Gehirn? Wenn es »das Gehirn selbst« wäre, hätte das unter anderem die absurde Konsequenz, dass das Gehirn etwas als Illusion durchschaut, was normalerweise eigentlich gar nicht als Illusion durchschaubar ist, weil es vom Gehirn viel zu schnell produziert wird. Das Gehirn produziert ja das Ich, um besser handlungsfähig zu sein. Und woher hat »das Gehirn« überhaupt den Begriff einer »Illusion«? Also müsste es eigentlich »das Ich« selbst als etwas Geistiges sein, das seinen eigenen Illusionscharakter durchschaut. Denn nur eine geistig aktive Person kann Bedeutungen verstehen, die Wahrheit und Falschheit von Aussagen beurteilen sowie Illusion und Wirklichkeit voneinander unterscheiden. Aber dann stößt man wieder auf das (alte) Problem, dass dieses geistig aktive Ich ja nicht existieren könnte, wenn es nicht vom Gehirn produziert würde.

Wie kommt man aus diesen Teufelskreisen heraus? Und was ist es, das Thomas Metzinger in sie hineintreibt?[76]

Vielleicht ist es ja gar nicht so zwingend, das Ich deshalb als eine Illusion zu bezeichnen, weil »das Selbstmodell« seine eigenen Entstehungsgrundlagen nicht versteht? Weitere Fragen schließen sich an: Welcher Zusammenhang besteht genau zwischen dem eigenen Ich und dem Ich anderer Menschen? Und was passiert, wenn man das abstrakte theoretische Modell Thomas Metzingers konkretisieren will? Gibt es überhaupt neurowissenschaftliche Experimente, die tatsächlich eindeutig belegen, dass das Gehirn eine eigenständige Ich-Perspektive erzeugt?

Ich, der Andere und die Ruhe im Gehirn

Wann erkenne ich mich selbst? Dieser Frage hatten sich Versuchspersonen in einem Experiment an der Harvard Medical School in Boston zu stellen. Ein Team um den Kognitionspsychologen Julian Keenan zeigte ihnen wandelbare Gesichter und untersuchte dabei das Geschehen in ihrem Gehirn. Zunächst sahen die Probanden das Gesicht einer bekannten Persönlichkeit, etwa von Bill Clinton. Dann begann sich Clintons Gesicht allmählich in zwanzig Stufen zu verändern – und zwar in Richtung des eigenen Gesichts der Probanden. Die Versuchspersonen sollten jeweils den Augenblick angeben, an dem sie sich selbst erkannten. Die Auswertung ergab, dass dann vor allem im rechten unteren Stirnhirn die Aktivität anstieg. Hier, meint deshalb Julian Keenan nach einer ganzen Reihe ähnlicher Versuche, scheint ein Ort im Gehirn zu sein, der mit dem Selbsterkennen zu tun hat – zumindest, wenn es sich um Gesichter handelt.[77]

Zahlreiche Experimente haben inzwischen bestätigt, dass vor allem der frontale Cortex und umliegende Regionen mit

Fähigkeiten zu tun haben, die wir dem Ich zuschreiben. Zum Beispiel ist die Selbstüberwachung kognitiver Prozesse (Läuft alles richtig?) im frontalen Cortex angesiedelt. Realitätschecking (Was geht draußen vor sich?) findet im präfrontalen und im orbitofrontalen Cortex direkt über der Augenhöhle statt. Die Fähigkeit, sich selbst als der Urheber seiner Wahrnehmungen, Gedanken und Handlungen zu verstehen, ist mit dem vorderen Stirnhirn verbunden. Die Einsicht in die Folgen eigenen Handelns und die Kontrolle des eigenen Sozialverhaltens haben erneut viel mit dem orbitofrontalen Cortex zu tun. Dieser ist auch beteiligt, wenn Gefühle und Gedanken synthetisiert werden. Und wenn es darum geht, irrelevante Reize gezielt zu unterdrücken, spielt der so genannte dorsolatere Cortex eine wichtige Rolle,[78] der oberhalb des orbitofrontalen Cortex liegt.

Gibt es aber auch Areale im Gehirn, die ganz speziell für die Ich-Perspektive verantwortlich sind, die also unterscheiden, ob ich selbst etwas wahrnehme und auf mich beziehe oder ob das ein anderer tut? Kai Vogeley, Neuropsychiater an der Universität Köln, führt mit einem Team am Forschungszentrum Jülich schon seit mehreren Jahren Experimente durch, die sich dieser Frage widmen. Dabei arbeitet er eng mit dem Tübinger Philosophen Albert Newen zusammen.

»Wie viele Bälle sehen Sie?« und »Wie viele Bälle sieht er?«. Diese Fragen stellte das Team um Kai Vogeley elf Versuchspersonen, während diese beobachteten, wie eine künstliche Person in einem virtuellen Raum mit Bällen wirft. Gleichzeitig registrierte ein Magnetresonanztomograph, was dabei in ihrem Gehirn geschah. Zur Beantwortung der zweiten Frage (Wie viele Bälle sieht *er?*) mussten sich die Testpersonen in die Perspektive des virtuellen Ballwerfers hineinversetzen. Um dagegen festzustellen, wie viele Bälle sie selbst sehen, mussten sie ihre Ich-Perspektive aktivieren (von der aus sie eine andere Anzahl von Bällen sahen als die virtuelle Person). Im letzten Fall waren vor allem der mittlere, das heißt innen gelegene Teil des Schläfenlappens (»medialer parietaler

Cortex«), aber auch das mittlere Gebiet des vorderen Stirnhirns (»medialer präfrontaler Cortex«) aktiv.[79]

Mit diesem Experiment ließ sich untersuchen, welche Regionen im Gehirn aktiv sind, wenn ein Perspektivenwechsel in
der Wahrnehmung stattfindet. Ein anderer Versuch ging der
Frage nach, was passiert, wenn ein solcher Perspektivenwechsel auf sprachlichem Verstehen beruht.

Diesmal projizierte ein Team um Vogeley und Newen den
Versuchspersonen ganze Geschichten auf einen Bildschirm.
Fünfundzwanzig Sekunden lang hatten die Probanden Zeit,
verschiedene Beschreibungen eines Raubüberfalls zu lesen.
Einmal mussten sie sich dabei zum Beispiel nur in die Perspektive des Räubers hineinversetzen, ein andermal aber sollten sie
zusätzlich ihre eigene Perspektive einnehmen, weil sie selbst
in der Räubergeschichte eine Rolle spielten. Wieder registrierte ein Magnetresonanztomograph, was dabei in ihrem
Gehirn vor sich ging. Das Ergebnis: Versetzten sich die Testpersonen in den Räuber, erhöhte sich die Aktivität im mittleren vorderen Stirnhirn (»medialer präfrontaler Cortex«) und
in einem Teil des linken Schläfenlappens (»linker temporo-
polarer Cortex«). Versetzten sich die Versuchspersonen zusätzlich noch in ihre eigene Perspektive, kamen Erregungen in
zwei weiteren Hirnarealen hinzu: im mittleren Schläfenlappen
(»medialer parietaler Cortex«, wie im Experiment mit den virtuellen Bällen) und im rechten Übergangsbereich zwischen
Schläfen- und Scheitellappen (»rechter temporoparietaler
Cortex«). Ein Gebiet im mittleren vorderen Stirnhirn (»medialer präfrontaler Cortex«) war jedoch sowohl an der Fremd-
perspektive des Räubers als auch an der Ich-Perspektive beteiligt.[80]

Kai Vogeley und Albert Newen interpretieren das so: Zunächst
einmal sprechen die Experimente dafür, dass tatsächlich ein
spezielles System im Gehirn existiert, das für die Ich-Perspektive zuständig ist. Dieses System schließt verschiedene Areale

ein, die in unterschiedlicher Weise aktiviert werden, je nachdem, auf welche Weise die Ich-Perspektive realisiert wird, zum Beispiel sprachlich oder visuell. Offenbar sind aber innen gelegene Teiles des Cortex immer mit beteiligt. Eine wichtige Rolle spielt dabei offenbar der Bezug auf das Zentrum unseres Körpers. Denn der beim Wechsel zur Ich-Perspektive aktivierte rechte Übergangsbereich zwischen dem Schläfen- und dem Scheitellappen sorgt normalerweise dafür, dass wir eine vollständige Wahrnehmung unseres Körpers und der Umgebung um ihn herum besitzen. Hier liegt das Körperschema, das neuronale Modell des ganzen Körpers, das in der Theorie von Thomas Metzinger so wichtig ist. Dieser Bereich organisiert insgesamt unsere perspektivische Wahrnehmung der Welt. Die Region ist auch aktiv, wenn wir »Ich« zu uns sagen oder andere Formen des Personalpronomens in der ersten Person Singular benutzen. Vogeley und Newen folgern daraus, dass wir auch beim selbstbezogenen Sprechen auf unseren »Körper als Mitte« Bezug nehmen.

Was aber bedeutet es, dass das mittlere vordere Stirnhirn, der »mediale präfrontale Cortex«, beim Räuberexperiment sowohl an der Ich- als auch an der Er-Perspektive beteiligt war? Newen und Vogeley schließen daraus, dass wir unsere eigene Perspektive zumindest teilweise mit einbeziehen, wenn wir uns in die Perspektive anderer Personen hineinversetzen. Das heißt aber nicht, dass wir einfach nur unsere eigenen inneren Zustände *simulieren,* wenn wir uns in andere Menschen hineindenken, etwa nach dem Motto: Um dich zu verstehen, übertrage ich einfach das, was in einer vergleichbaren Situation in meinem Kopf ablaufen würde, auf dich. Dazu sind die Hirnaktivierungen zwischen der Ich-Perspektive und der Perspektive der anderen Person wiederum zu unterschiedlich. Das gilt zumindest für komplexere Perspektivenwechsel, bei denen man wirklich darüber *nachdenkt,* was gerade im Anderen vor sich geht, und das eventuell auch sprachlich artikuliert.

Es erscheint also fast so, als wären die Ich- und die Er-Perspektive im Gehirn zwei Pole eines sich teilweise über-

schneidenden Beziehungsgeflechts. Mal, so ließe sich speku-
lieren, sind wir im Denken und Vorstellen unserem eigenen
Ich näher, mal nähern wir uns der Perspektive einer anderen
Person. Gehen wir sprachlich auf die Perspektive eines anderen
Menschen ein, ist offenbar immer eine unbewusste »Ich-Ein-
stellung« dabei.

Der mittlere präfrontale Cortex, so zeigen andere Experimente, spielt aber noch eine weitere faszinierende Rolle.

Vierundzwanzig Versuchspersonen stellten ihre Gehirne für die
Suche nach dem Ich zur Verfügung. In dem Experiment[81] von
Marcus E. Raichle und Debra A. Gusnard von der Washington
University School of Medicine in St. Louis sollten sie einmal
beurteilen, ob ihnen bestimmte Bilder angenehm oder unan-
genehm sind. Bei diesem Urteil mussten sie sich direkt auf sich
selbst beziehen. Ein andermal sollten die Testpersonen angeben, ob es sich um Bilder von Gegenständen innerhalb oder
außerhalb eines Hauses handelte. Letztere Aufgabe hatte überhaupt keinen Bezug zu ihrem Ich. Mit der Magnetresonanztomographie ließ sich während des Versuchs feststellten, dass
verschiedene Teile des medialen präfrontalen Cortex aktiv
waren, wenn die Versuchspersonen ichbezogen urteilten.
Raichle und Gusnard leiten daraus zweierlei ab: Zum einen
belege ihr Versuch erneut, dass der mediale präfrontale Cortex mit selbstbezüglicher geistiger Tätigkeit zu tun hat. Zum
anderen wäre damit ein neuronaler Nachweis dafür erbracht,
dass wir im entspannten Zustand dazu neigen, über uns selbst
nachzudenken. Denn der mediale präfrontale Cortex gehört
zu denjenigen Arealen im Gehirn, die auch dann, wenn man
sich nicht auf eine spezielle Aufgabe konzentriert, eine starke
Grundaktivität aufweisen. Das wurde bei Testpersonen festgestellt, die sich in bildgebenden Apparaten zwischen den Test-
durchläufen bei geschlossenen Augen entspannten. Im Ruhezustand[82] sorgt der mediale präfrontale Cortex also offenbar
dafür, dass wir automatisch mit unseren Gedanken in selbstbe-
zogener Weise aktiv sind. Raichle und Gusnard nehmen sogar
an, dass ein bestimmter (der »dorsale«) Teil des medialen prä-

frontalen Cortex mit dem autobiographischen oder erzählenden Selbst zu tun hat.

Diese Interpretation des Ruhezustands im Gehirn ist zwar noch einigermaßen spekulativ, weil man bisher nicht systematisch untersucht hat, was die Personen tatsächlich erlebten, während ihr medialer präfrontaler Cortex im Ruhezustand relativ stark aktiv war. Aber immer mehr Forscher sind von dieser Interpretation fasziniert und sammeln weitere Indizien dafür. Und wir kennen das von uns selbst: Während wir vor uns hindösen, die Seele »baumeln lassen« und entspannt sind, stellen sich wie von selbst Gedanken an unsere Vergangenheit und unsere Zukunft ein: Was haben wir da erlebt oder gemacht? Haben wir es gut oder schlecht gemacht, wie wollen wir weiter vorgehen? Nun aber legen die Ergebnisse von Marcus E. Raichle und seinen Mitarbeitern zumindest nahe, dass das in gewisser Weise zwangsläufig geschieht. Bestimmte Areale im Gehirn sind offenbar darauf geeicht, im Entspannungszustand ein solches selbstbezogenes »Dahindenkeln« in Gang zu setzen. Das Gehirn scheint eine Art inneres Erzählen, ein automatisches Erinnern und Voraus-Denken zu »lieben« – eventuell ist das sogar das halbbewusste Fundament unserer gezielten Erinnerungen und Erzählungen, mit dem wir am Bild unserer persönlichen Identität stricken.[83] Auch Forschungen des israelischen Weizmann-Instituts belegen, dass Areale im vorderen Stirnhirn, die für unseren Ich-Bezug und unsere Fähigkeit zur Introspektion wichtig sind, gehemmt sind, wenn wir stark von bestimmten Aufgaben gefordert werden. Wenn wir jedoch weniger intensiv in spezielle Aufgaben versunken sind, kehrt das »verlorene Selbst« zurück.[84] Matthias beginnt womöglich nur deshalb gezielt über sein Leben und sein Ich nachzudenken, weil sein Gehirn beim entspannten U-Bahnfahren automatisch den Blick auf sein Inneres gerichtet und dabei Krisensymptome hervorgeholt hat. Es entsteht die paradoxe Situation, dass uns ein »neuronaler Zwang« die Chance gibt, freier, das heißt »selbstbewusster«, mit uns selbst umzugehen.

Es gibt also neurowissenschaftlich gesehen ein inneres

neuronales Zentrum des Selbst, ein Selbstmodell, eine eigene Ich-Perspektive und wahrscheinlich sogar einen neuronalen »Antrieb« zur Selbstreflexion und zur Deutung. Was heißt das letztendlich für die Streitfrage, ob das Ich etwas Reales oder eine Illusion ist? Das wollte ich wissen, als ich den neurobiologisch interessierten Philosophen Albert Newen vor einiger Zeit in Tübingen interviewte. Gibt es, so fragte ich ihn, eine reale Grundlage des menschlichen Selbstbewusstseins, etwas, das der Reflexion, dem Nachdenken über uns selbst unzweifelhaft vorausgeht? Newens Antwort:

>*Ein System, das in der Lage ist, in der Welt zu handeln, und das auch noch bewusste Wahrnehmung besitzt, ein solches System baut meiner Meinung nach automatisch und zwangsläufig ein präreflexives Selbstbewusstsein auf. Warum? Wenn das System handelt, muss es eine Unterscheidung zwischen Selbst und Umwelt aufbauen. Beim Menschen ist das eben durch die Hautgrenze repräsentiert, und dort sind dann entsprechend auch die Schmerzrezeptoren, die uns anzeigen, wann wir etwas tun müssen, um unsere Unversehrtheit zu gewähren.*<*

Mit der Geburt, fügte Albert Newen in sorgfältig gewählten Worten hinzu, verfüge der Organismus des Säuglings bereits über eine Art allgemeines »Zustandsbewusstsein« – er könne Zustände registrieren wie: »Es ist kalt, es ist laut, es tut etwas weh.« Aber sehr schnell beginne das Kleinkind dann ja auch aktiv zu werden und zum Beispiel nach einem Ball zu greifen. Damit lerne es, zwischen Zuständen in ihm selbst (»meine Hand«) und Zuständen in der Außenwelt (»der Ball«) zu unterscheiden. So entstehe ein körperliches Zustandsbewusstsein von der eigenen Person, die Grundlage jeden Selbstbewusstseins. Ich dachte an die »Selbst«-Theorien von Antonio R. Damasio oder Thomas Metzinger und überlegte, was eigentlich aus der Tatsache folgt, dass man sein Gefühl vom eigenen Körper über den praktischen Umgang mit Gegenständen entwickelt. Dazu ist Interaktion mit anderen Menschen nötig, die einem die Gegenstände zur Verfügung stellen und zeigen, was man mit den Dingen in der Welt so alles anfangen kann. »Heißt das«, fragte ich daher Albert Newen, »dass das Ich oder das menschliche Selbstbewusstsein immer auf den Körper und auf soziale Interaktion angewiesen ist und nur abhängig davon existieren kann?« Albert Newen lächelte kurz, bevor er antwortete:

> *»Ich denke, dass das nicht der Fall ist, obwohl wir als Menschen immer in Gruppen und sozialen Verbänden zusammenleben. Wie verträgt sich das? Wenn wir das Selbstbewusstsein als eine kognitive Fähigkeit betrachten, können wir davon ausgehen, dass es seinen wesentlichen Bedingungen nach ein Zustand eines Menschen ist. Wir müssen unterscheiden zwischen den Bedingungen des Erlernens einer Fähigkeit und der Tatsache, dass ein kognitiver Zustand, wenn er erst einmal erlernt ist, von einem Subjekt allein eingenommen werden kann und gar nicht so auf die Umwelt angewiesen ist.«*

Albert Newen sprach immer engagierter und erzählte mir die Geschichte von Ian Waterman, einem Mann, der durch eine Nervenkrankheit sein Körpergefühl verlor.[85] Waterman könne seinen Leib unterhalb des Halses nicht mehr spüren, sondern nur noch *sehen*, was sein Körper macht. Trotzdem habe Waterman es aufgrund einer unglaublichen Willensleistung geschafft, sich wieder einigermaßen gezielt bewegen zu können. Das schaffe er allein dadurch, dass er wie auf einer Filmleinwand beobachtet, was seine Körperglieder tun, nachdem er Bewegungsbefehle in Gang gesetzt hat. Wichtig sei jedoch vor allem, dass Waterman in der Lage ist, seine Wünsche und Überzeugungen auf sich selbst zu beziehen, er verfüge über ein funktionierendes Selbst- und Ichbewusstsein. Newen folgerte daraus, dass ein mangelndes Körpergefühl, das mit reduzierter Interaktionsfähigkeit einhergeht, nicht unbedingt das Ichgefühl zerstören muss, wenn dieses erst einmal aufgebaut worden ist. »Ist es dann nicht sinnlos«, fragte ich Albert Newen gespannt, »das Ich als eine Fiktion oder Illusion zu bezeichnen, nur weil es vom Gehirn in unserem Körper erzeugt worden ist?« Was halte er von den Behauptungen, der Mensch glaube nur an »*das* Ich«, weil er dessen Entstehung nicht versteht und den Ich-Glauben mit vielen anderen Menschen teile? Auf diese Frage reagierte Albert Newen sehr grundsätzlich:

> *Ich stimme mit beiden Betrachtungsweisen nicht überein! Der Mensch ist ein Lebewesen, das Selbstbewusstsein genießt. Dieses Selbstbewusstsein manifestiert sich so, dass wir ein Selbstbild aufbauen, das seinerseits dadurch realisiert ist, dass das Gehirn bestimmte Zustände einnimmt. Aber diese Selbstreflexion ist keine Fiktion, sondern unsere Selbstreflexionen sind kausal wirksam, indem sie – als durch neuronale Zustände realisiert – unsere Entscheidungen im Alltag mitgestalten. Dann ist es angemessen, von ›einem Selbst‹ zu sprechen.«*

Nach solch dezidierten Äußerungen ist eine erste Zwischenbilanz für und wider »das Ich« angebracht: Unumstritten unter Hirnforschern und Neurophilosophen ist offensichtlich, dass zunächst eine Art »Ur-Selbst« im Körper entsteht, indem wir mit Objekten und anderen Menschen praktisch umgehen. Dieses »verkörperte Selbst« bildet insofern die Grundlage des »höheren«, das heißt geistigen Ichs, als der Körper das Gehirn mit einem kontinuierlichen Strom von inneren Reizen versorgt, sodass sich dort ein festes inneres Modell des eigenen Organismus etabliert. Dadurch wird die Vorstellung eines stabilen und einheitlichen Ichs permanent durch den Körper erzeugt und im Gehirn verankert. Diese geistige Ich-Struktur besitzt verschiedene Aspekte (»Meinigkeit«: alles Erleben ist mein Erleben; Perspektivität; Urheberschaft; selbstbezogenes Nachdenken; Erinnern und Erzählen usw.), die in unterschiedlichen Hirnrealen verankert sind und deshalb separat voneinander ausfallen können. Sie haben aber etwas Verbindendes: den Selbstbezug, die Eigenschaft, etwas auf mich als perspektivisches Zentrum der Welt um mich herum zu beziehen, also Gedanken, Wahrnehmungen, Körpergefühle, Handlungen, Erinnerungen usw. Wenn diese geistige Struktur im Leben einmal aufgebaut wurde, besitzt sie als kognitive Eigenschaft eine gewisse Eigenständigkeit im Gehirn. Sie ist daher keine reine Fiktion, sondern real wirksam. Sie muss zwar produziert werden, aber elementare Ich-Bezüge sind auch dann noch möglich, wenn einzelne Aspekte des Ichs verloren gegangen sind. Jemand, der sein Körpergefühl verloren hat, kann dennoch ein geistiges Ich besitzen und seine Wünsche auf sich selbst beziehen. In diesem Sinne gibt es – neben dem konkreten Erleben, dass *ich* dieser Mensch bin oder dieses wahrnehme, denke, will oder tue – eine fundamentale Ich-Perspektive in uns.

Menschen, die hypnotisiert wurden und in Trance geraten, berichten beispielsweise, dass sie währenddessen trotzdem noch einen »heimlichen Beobachter« spüren, eine Art Wächter ihrer eigenen Identität.[86] Schizophrene leiden darunter, dass sie fremde Stimmen in sich hören, aber sie leiden eben deshalb, weil diese Stimmen *zu ihnen* sprechen oder weil sie das Gefühl haben, »sie selbst« würden in einer zentrumslosen Welt der Halluzinationen untergehen und zerstört. Und wenn ein Schizophrener Stimmen hört oder Handlungen ausführt, die nicht »von ihm« sind, dann muss es so etwas wie einen ichhaften »Rest«bezugspunkt in ihm geben, von dem aus dieses Urteil möglich ist. Schizophrene Menschen verlieren also zwar die Gewissheit, eine eigene einheitliche Identität zu haben, aber es bleibt ein elementarer Identitätssinn erhalten, denn sie fühlen sich zum Beispiel gerade deshalb fremd, weil »sie selbst« von fremden Mächten gesteuert werden. Ein anderes Beispiel: Patienten mit einer multiplen Persönlichkeitsstörung zerfallen zwar in verschiedene Charaktere, die nichts voneinander wissen. Aber die Therapie besteht darin, diese verschiedenen Persönlichkeiten dahin zu bringen, sich kennen zu lernen und zumindest gegenseitig zu akzeptieren – dann geht es den Patienten besser. Das Ich, das Vielheit beinhaltet, *strebt* also zumindest nach Einheit in der Vielheit. Matthias kommen die Stimmen, die ihm etwas über ihn selbst sagen wollen, zwar anfangs fremd vor – aber er erkennt schnell, dass sie in Wirklichkeit von einem unterdrückten Teil seiner Persönlichkeit stammen.

Für Albert Newen gibt es daher eine unverrückbare Tatsache: Das Ich ist keine geistige *Substanz*, aber es ist in zweierlei Hinsicht etwas Reales: es ist eine besondere Eigenschaft des biologischen Systems »Mensch«. Und mit seiner Hilfe *gestaltet* der Mensch *aktiv* sein individuelles Leben.[87] Mit dem »Ich« können wir einen erhellenden Selbstbezug herstellen, der ohne Körper zwar nicht entstehen kann, der sich aber nicht darin erschöpft, etwas Materielles oder Neuronales zu sein.

Eine Frage muss jedoch noch genauer betrachtet werden: Wie wird das »Ich«, diese selbstbezügliche geistige Struktur, die im Gehirn verankert ist, inhaltlich gefüllt? Wie entsteht aus dem permanent erzeugten »Selbstmodell« eine persönliche Identität, die über den Augenblick hinausweist? Welche Rolle spielen dabei Erzählungen und vor allem Erinnerungen? Und inwieweit ist das dadurch entstehende Bild der persönlichen Identität – wie manche Interpreten des »Interpreters« nahe legen – dann am Ende nicht doch eine Illusion?

Identität als Erinnerung

Ein Magnetresonanztomograph im Forschungszentrum Jülich. Die Testpersonen, die in ihm liegen, hören eine Stimme. Manchmal spricht diese von geschichtlichen Ereignissen zu ihnen: der Tag, an dem Adenauer gestorben ist, das Jahr, in dem der Vietnamkrieg begann. Dann wieder erzählt sie von persönlichen Erlebnissen aus verschiedenen Lebensphasen eines Menschen. Es sind Ereignisse aus dem eigenen Leben der Versuchspersonen, die sie der Versuchsleiterin einige Zeit vorher selbst berichtet haben. Der Magnetresonanztomograph registriert, welche Hirnreale aktiv sind, wenn die Probanden sich – angestoßen durch die Stimme – wieder an diese Ereignisse ihres Lebens erinnern.

Auf diese Weise wurde in einem Teil der Jülicher Untersuchung die autobiographische Erinnerung von Menschen untersucht, die zwischen 20 und 21 Jahre alt sind. In anderen Teilen der Studie ging es um das persönliche Gedächtnis von Menschen

140

zwischen 62 und 64 Jahren, zwischen 38 und 42 Jahren und von 16-Jährigen.

Diese Studie, die im Jahr 2006 endete, war ein groß angelegtes Projekt, mit dem der Bielefelder Neuropsychologe Hans J. Markowitsch und der Sozialpsychologe Harald Welzer vom Kulturwissenschaftlichen Institut in Essen zweierlei im Sinn hatten: Sie wollten besser begreifen, welche Rolle autobiographisches Erinnern bei der Ausbildung persönlicher Identität über die Zeit hinweg spielt. Und sie wollten wissen, wie stark sich unser autobiographisches Gedächtnis – und damit unsere Identität – im Lauf des Lebens verändert. Markowitsch und Welzer gingen dabei von der These aus, dass die autobiographische Arbeit an der eigenen Identität immer auch eine soziale Funktion hat. Sie soll garantieren, dass wir von anderen Menschen wiedererkannt und anerkannt werden können, weil wir in unserem persönlichen Verhalten einigermaßen »berechenbar« sind. Dem entspricht, dass autobiographisches Erinnern tatsächlich als eine soziale Technik erlernt werden muss. Es entsteht regelrecht aus einem sozialen Dialog heraus.

Das zeigen vor allem die Forschungen der New Yorker Entwicklungspsychologin Katherine Nelson. Sie konnte nachweisen, dass Kinder mit etwa zwei bis drei Jahren zunächst noch kaum in ichbezogener Weise erzählen. Wenn sie zum Beispiel nach einem Geburtstagsfest gefragt werden, auf dem sie waren, können sie höchstens generelle Ereignisabläufe aufzählen wie: »Es gab Geschenke, eine Geburtstagstorte war da, wir haben gespielt.« Erst über den von Katherine Nelson so genannten »memory talk« mit den Erwachsenen wird die Ich-Perspektive ins episodische Erinnern eingeführt. Die Mutter verleiht den Erinnerungen des Kindes ein Gerüst, indem sie wichtige Dinge wiederholt und die Erinnerungen zeitlich und logisch gliedert, etwa mit Sätzen wie: »Die Geschenke wurden doch bestimmt schon ausgepackt, bevor ihr gespielt habt, oder?« Die Mutter fragt aber auch nach bestimmten Details und bringt so einen emotionalen Inhalt in die Erzählung hinein: »Hast du mit Hannah gespielt? Das war doch schön, oder?« Damit verleiht sie der Geschichte eine persönliche Bedeutung für das Kind, sodass sie auch in der Zukunft noch interessant sein wird.

Wenn das Kind ein bisschen älter geworden ist und sich an den »memory talk« gewöhnt hat, beginnt es damit, mehr und mehr Erinnerungsdetails einzufügen, die für es selbst wichtig sind. Ab dem dritten oder vierten Lebensjahr sind Kinder dann allmählich eigenständiger zu diesen Konversationen fähig. Sie entwickeln darüber allmählich ein Gefühl der Einheit und der Kontinuität ihres Selbst und ein Gefühl für Vergangenheit, Gegenwart und Zukunft. Wobei Erzählen und Erinnern weiterhin eng aneinander gekoppelt bleiben. So konnten sich zum Beispiel in einer Studie von Katherine Nelson drei- bis dreieinhalbjährige Kinder eine Woche nach einem Museumsbesuch nur an solche Objekte erinnern, über die während der Besichtigung mit den Erwachsenen gesprochen wurde. Eine andere Studie zeigte: Kinder von Müttern, die selbst gern zusammenhängende Geschichten erzählen und ihre Kinder aktiv mit einbeziehen, erinnern sich detaillierter und können differenzierter von ihren Erlebnissen erzählen.[88]

Die Fähigkeit zum autobiographischen Erinnern bildet sich also umso besser aus, je intensiver die Bezugspersonen mit ihren Kindern das Frage-Antwort-Spiel und das Erzählen kontinuierlicher Geschichten praktiziert haben. Diese Praxis ist natürlich auch kulturell bedingt. Fragt man Menschen in asiatischen, also eher kollektiv geprägten Kulturen nach ihren frühesten Kindheitserfahrungen, dann schildern sie Erinnerungen aus etwa dem fünften Lebensjahr. Menschen aus der ichorientierten westlichen Kultur können dagegen schon Erlebnisse aus dem zweiten und dritten Lebensjahr berichten:[89] Ihr Ich wurde ihnen früher »einsozialisiert«.

Vollständig entwickelt ist die Kompetenz, autobiographisch zu erzählen, dann am Ende der Jugendzeit. Erst jetzt lässt sich tatsächlich von einem fertig ausgebildeten autobiographischen Gedächtnissystem sprechen. Es ist im Gehirn in mehreren Regionen verankert, die sich klar von den Arealen unterscheiden, mit deren Hilfe nur Sachwissen erinnert wird (das so genannte

»semantische Gedächtnissystem«). Das Team um Hans J. Markowitsch und Harald Welzer konnte den Bildungsprozess des autobiographischen Gedächtnisses in seiner Jülicher Studie genau nachvollziehen, als es die Gruppe der 16-jährigen Versuchspersonen mit derjenigen der 20–21-jährigen verglich. Dabei entdeckten die Forscher, welche entscheidende Rolle, auch beim autobiographischen Gedächtnis, der mediale präfrontale Cortex spielt, der ja generell für den Selbstbezug und die Ich-Perspektive wichtig ist, aber auch für das Sich-Hineinversetzen in andere Menschen (siehe oben die Experimente von Vogeley, Newen und Raichle).

Bei den 16-Jährigen nämlich, die erst noch dabei waren, eine eigene Identität zu entwickeln, war die Aktivität des medialen präfrontalen Cortex noch nicht so intensiv, wenn sie sich an ihr letztes Lebensjahr erinnerten. Vor allem aber war er auch tätig, wenn Sachwissen abgerufen wurde. Persönliches und sachliches Gedächtnis sind demnach bei 16-Jährigen neuronal gesehen noch nicht so klar voneinander geschieden. Offenbar gehören die Aneignung und Speicherung von Wissen über die Welt und die Entwicklung persönlicher Identität in dieser Lebensphase noch eng zusammen.

Bei den 20–21-Jährigen dagegen war der mediale präfrontale Cortex sehr stark aktiv, wenn sie persönliche Erinnerungen aus ihrem letzten Lebensjahr abriefen. Dabei hatte sich die Region offenbar auf autobiographisches Erinnern spezialisiert, denn beim Abruf von Sachwissen spielte sie keine Rolle mehr. Ichbezogenes und sachliches Gedächtnis sind also nach dem Ende der Jugendzeit klar voneinander getrennt, wenn wir als junge Erwachsene eine erste eigene Identität aufgebaut haben, die einigermaßen stabil ist. Offenbar, so folgert daraus das Team um Markowitsch und Welzer, ist der mediale präfrontale Cortex der dynamische Organisator autobiographischer Erinnerungen. Er gewinnt erst mit etwa zwanzig Jahren seine Reife und drückt dann aus, wie stark der emotionale Identitätsbezug von Erinnerungen ist.

Wenn nun aber individuelle Identität nichts »Fixes« ist, sondern das veränderliche Resultat einer mühsam zu erlernenden sozialen Kompetenz, die erst um das zwanzigste Lebensjahr zu einem ersten stabilen Ich-Gedächtnis führt – bedeutet das nicht doch, dass unsere persönliche Identität »nur« ein »Konstrukt« ist? Die Studie von Markowitsch und Welzer scheint auch insofern für diese Vermutung zu sprechen, als sie noch weitere Unterschiede zwischen den Lebensaltern fand. Bei Menschen über zweiundsechzig Jahren reagieren die Hirnareale für das autobiographische Gedächtnis zum Beispiel kaum noch auf Erinnerungen an die vorangegangenen Jahre, sie werden unwichtiger. Bei den Versuchspersonen zwischen 20 und 21 Jahren dagegen ist bei kürzlich zurückliegenden Erinnerungen die rechte Hirnhälfte stark aktiv. Das heißt, dass diese Erinnerungen bei ihnen stark emotional besetzt sind. Zugleich behandelt das Gehirn alter Personen frühere Erinnerungen zunehmend wie faktisches Wissen und nicht so sehr wie ein persönliches Ereignis. Subjektiv Erlebtes wird im hohen Alter gerade auch in seiner Bewertung objektiviert.[90] Persönlichkeitspsychologen haben festgestellt, dass sich der Charakter des Menschen erst ab dem 50. Lebensjahr wirklich stabilisiert. Vor dem Hintergrund der Jülicher Gedächtnistudie könnte man das auch so deuten, dass Menschen über fünfzig allmählich anfangen, in ihrer Selbstinterpretation zu erstarren.

Wie ist das insgesamt zu bewerten? Spricht es eher für einen illusionären oder einen realen Charakter der persönlichen Identität? Bevor diese Frage angegangen wird, sei hier noch einmal das bisher Gesagte zusammengefasst: Aus welchen Aspekten besteht die »Struktur des Ichs« und welche Rolle spielt in ihr die persönliche Identitätsbildung?

- Es gibt eine fundamentale, organismische Grenze zwischen (Körper-)Selbst und Außenwelt.
- Das Gehirn erzeugt auf der Grundlage dieses Unterschieds einen einheitlichen (sozusagen formalen) Ichsinn und ein geistiges Modell der Innenwelt des Organismus.
- Die geistige Struktur des Ichsinns ist in verschiedenen Hirnarealen realisiert, die unterschiedliche Aspekte eines Ichbezugs verkörpern (*meine* Erinnerung, *mein* Körper, *meine* Perspektive ...).

- Diese neuronale Ichstruktur wird – parallel zum Aufbau der formalen und neuronalen Ich-Struktur – »inhaltlich gefüllt«, indem jeder Mensch von früh an in Interaktionen mit anderen Menschen tritt, dadurch Erfahrungen macht und sich gegenüber »dem Anderen« als individuelle Persönlichkeit abgrenzt.
- Jedes Individuum versichert sich seiner eigenen Identität durch die erlernte Kompetenz zur autobiographischen Erinnerung und zum autobiographischen Erzählen. Diese Kompetenz verändert sich jedoch selber im Laufe des Lebens.

Man scheint also nicht um die Einsicht herumzukommen, dass »das Gehirn« das Bild unserer Persönlichkeit entscheidend mitkonstruiert. Aber auch hier ist eine differenzierte Betrachtungsweise angebracht: Einerseits gilt, dass die persönliche Identität tatsächlich nichts Fixes ist und keine feste Substanz darstellt. Persönliche Identität wird vielmehr ständig neu produziert, wobei auch persönliche Interessen und Illusionen eine Rolle spielen. Jedes Mal, wenn eine Erinnerung an vergangene Zeiten abgerufen und neu in den Gedächtnisarealen des Gehirns abgespeichert wird, geht in diese neue Einspeicherung die aktuelle Situation der Erinnerung ein: Aus welchen Motiven hat man sich erinnert, in welcher Stimmung war man gerade, wem hat man davon erzählt und was wollte man damit bezwecken? Konnte der Gesprächspartner überprüfen, inwieweit die erzählte Geschichte stimmt, oder konnte man ihm ungefährdet ein Märchen auftischen? All das färbt die Erinnerung, die danach wieder im Gedächtnis aufbewahrt wird. Insofern ist es selbstverständlich möglich, in illusionärer oder sogar manipulativer Weise mit der eigenen Identität umzugehen, und es gibt zahlreiche Untersuchungen darüber, wie sich in Erinnerungen Wahres und Falsches, eigenes Erleben und Angeeignetes vermischen. So hat Harald Welzer nachweisen können, dass scheinbar rein persönliche Erinnerungen von deutschen Teilnehmern des Zweiten Weltkriegs oft mit Szenen versetzt sind, die die Betreffenden in Kriegsfilmen gesehen hatten.[91]

Andererseits kann natürlich gerade dieser soziale »Erzählcharakter der Erinnerung« der Illusionsbildung entgegenwirken. Wenn derjenige, demgegenüber man sich erinnert, nachfragt, auf Ungereimtheiten oder anders lautende eigene Erinnerungen an die geschilderte Situation hinweist, werden der Illusionsbildung Grenzen gesetzt. Oft, so die Erfahrung von Erinnerungsforschern, bleibt doch ein bestimmter Kern in den Erinnerungen über die Zeit hinweg gleich, auch wenn viele Details ausgeschmückt, übertrieben oder dazuerfunden werden. Falsches Erinnern findet häufig dann statt, wenn jemand gestresst, unsicher oder in seiner Persönlichkeit nicht gefestigt ist.[92] Je gefestigter eine Identität ist, desto weniger ist sie offenbar aufs Konstruieren angewiesen. Und im Gehirn selbst existiert offenbar ein innerer Korrekturmechanismus, der allzu leichter Illusionsbildung entgegenwirkt.

Der mit den Initialen K. C. bezeichnete Patient machte nach einem Motorradunfall nicht nur eine Persönlichkeitsveränderung durch, sondern hatte auch völlig die Fähigkeit verloren, sich an Episoden seines persönlichen Lebens zu erinnern. Die Areale seines autobiographischen Gedächtnisses, die solche Episoden speichern, waren geschädigt. Als ihn Psychologen aber fragten, wie denn seine Persönlichkeit vor dem Unfall im Großen und Ganzen ausgesehen habe, ob er zum Beispiel eher freundlich oder unfreundlich, unternehmungslustig oder träge gewesen sei, lieferte er ihnen eine klare Merkmalszusammenfassung. Und seine Mutter bestätigte: Genauso sei er gewesen. Der Psychologe Stanley B. Klein von der Universität von Kalifornien in Santa Barbara schließt aus diesem und ähnlichen Fällen: Merkmalszusammenfassungen der eigenen Persönlichkeit werden nicht im autobiographischen Gedächtnissystem, sondern innerhalb eines Spezialsystems des so genannten »semantischen Gedächtnisses« gespeichert, das eigentlich für das allgemeine Wissen über die Welt zuständig ist. Klein konnte in aufwändigen psychologischen Tests auch belegen: Wenn Versuchspersonen eine Merkmalszusammenfassung von sich abrufen, dann werden gleichzeitig vom autobiographischen Gedächtnissystem Episoden aktiviert, die dieser Zusammenfassung widersprechen oder sie zumindest relativieren. Sagt also jemand zu sich: »Ich bin generell hilfsbereit«, dann kommen ihm auch Ereignisse in den Sinn, in denen er gar nicht so hilfsbereit war.

Stanley B. Klein schließt daraus: Das Gehirn erzeugt eine Art »Spielraum«, wenn es darum geht, über die eigene Persönlichkeit nachzudenken: Einerseits aktiviert es Zusammenfassungen über die eigene Person, sozusagen das feste Bild, das man von sich hat und das man schnell aufrufen und präsentieren kann. Andererseits aktiviert es einzelne Verhaltensepisoden, die dieses Selbstbild differenzieren: Unter welchen Umständen handelt man tatsächlich so, wie es der eigenen Identität entspricht?[93]

Natürlich ist damit noch keineswegs ausgemacht, dass jemand auch jederzeit in differenzierter Weise über sich selbst nachdenkt. Aber das Gehirn für sich gesehen ist offensichtlich nicht allein auf Illusionsbildung ausgerichtet. Es konstruiert die Suche nach der persönlichen Identität so, dass Widersprüche prinzipiell wahrnehmbar sind und daran gearbeitet werden kann. Die heute oft beschworene Fähigkeit zur flexiblen Erfindung der eigenen Identität stößt jedenfalls an Grenzen: Schon die in Kapitel 2 beschriebene Kraft des Unbewussten zeigt, dass wir alle unsere Geschichte mit uns herumschleppen und uns selbst daher nicht beliebig neu konstruieren können. Der Münchner Sozialpsychologe Heiner Keupp machte jedenfalls folgende Erfahrung: Als er Jugendliche mehrfach aufforderte, etwas über sich selbst aufzuschreiben, schilderten diese zwar häufig verschiedene Aspekte ihrer Persönlichkeit. Diejenigen jedoch, die insgesamt wenig Zusammenhang in ihre diversen Lebensbeschreibungen bringen konnten, waren häufiger krank. Die Arbeit an der eigenen Ich-Identität ist offenbar eine psychophysische Notwendigkeit.[94]

Der Weg zum Ich[95] – ein Kurzdurchgang

Zustandsbewusstsein und Kernselbst:

– *Ab der Geburt:* Der Organismus besitzt ein Empfinden gegenwärtiger Körperzustände (Kälte, Hunger). Rasch beginnt er dann über Aktionen mit Objekten eine Unterscheidung zwischen dem eigenen Organismus und der Außenwelt aufzubauen. Das Baby empfindet sich als ein Körper im Raum, der mit anderen Körpern umgeht. Es kann auch schon das Verhalten anderer Menschen imitieren, streckt zum Beispiel die Zunge heraus, wenn sie ihm gegenüber herausgestreckt wird. Das Baby kommuniziert zunehmend mimisch und gestisch mit seinen Bezugspersonen.

– *Ca. 3. bis 8. Monat:* Der Säugling kann – durch Bewegungen und Geräusche – die Bezugsperson dazu bringen, dem gleichen Gegenstand Aufmerksamkeit zu schenken. Das Kleinkind entwickelt allmählich ein Gefühl dafür, dass Objekte konstant sind und stabil in Raum und Zeit existieren. Es kann sich selbst als ein »Objekt« mit stabilen und wechselnden Eigenschaften einordnen, das gezielt mit anderen Objekten umgeht. Die Gebiete des Limbischen Systems reifen aus.

– *Ca. 9. bis 12. Monat:* Das Kleinkind hat ein Empfinden seiner eigenen Gefühle, zeigt auf Gegenstände und kann seine Aufmerksamkeit mit einer anderen Personen teilen. Bezugsperson und Kind fangen an, gemeinsam mit einem Objekt zu spielen. Das Kleinkind richtet sich auch schon danach, wie der Andere emotional auf ein Objekt reagiert, es »weiß« also, dass der Andere sich mit dem gleichen Objekt beschäftigt. In gewisser Weise kann es die Absichten der Anderen Person erkennen. Auch kann das Kleinkind nicht mehr nur einfache Bewegungen imitieren, sondern auch komplexere neue Handlungen bezüglich eines Objekts lernen. Der orbitofrontale und der präfrontale Cortex reifen allmählich heran.

- *Ca. 18. bis 24. Monat:* Das Kind beginnt allmählich, sich im Spiegel selbst zu erkennen, kann sich also als Objekt identifizieren, und entwickelt ein Wissen darüber, wie es für andere Personen »erscheint«. Es kann verschiedene Aspekte seiner selbst in seinem Bewusstsein »präsent« halten. Das Kind lernt, von sich zu erzählen (so genannter »memory talk«). Der mediale präfrontale Cortex und die Sprachregionen (Wernicke- und Broca-Areal) bilden sich aus.
- *Bis ca. zum 36. Monat:* Das Kleinkind kann sich als Träger verschiedener Rollen in unterschiedlichen Situationen begreifen. Es entwickelt soziale Gefühle wie Stolz oder Scham, kann »vernünftig« sein und bestimmte Handlungen hemmen oder unterlassen. Das autobiographische Gedächtnis entwickelt sich ab dem Ende des dritten Lebensjahrs. Nun verliert auch die bisher prägende rechte Hirnhälfte ihre Dominanz, die linke »analytisch-sprachliche« Hirnhälfte gewinnt zunehmend an Einfluss.

Beginn des komplexen Bewusstseins und erweiterten Selbst (der Übergang zwischen »Kernselbst« und »erweitertem Selbst« ist natürlich fließend):
- *4. bis 5. Lebensjahr:* Das Kind beginnt, sich in die Lage anderer hineinzuversetzen, deren Perspektive einzunehmen (so genannte »Theory-of-mind-Fähigkeit«) und zu verstehen, dass andere Menschen andere Vorstellungen im Kopf haben als es selbst. Die Hirnregionen für den bewussten Abruf von Erinnerungen und das autobiographische Gedächtnis bilden sich aus. Die Kinder arbeiten selbstständig daran, durch Erzählen und Erinnern eine eigene Identität aufzubauen: Die Geschichte ihres Ichs erhält erste Konturen.
- *7. bis 9. Lebensjahr:* Das Kind entwickelt die Fähigkeit, sich eine Vorstellung davon zu machen, welche Vorstellungen ein Anderer von den Überzeugungen eines Drit-

ten hat. Es entwickelt also ein Bewusstsein von den Personenmodellen anderer Personen.

– *12. bis 20. Lebensjahr:* Der Jugendliche lernt, logisch zu abstrahieren und reflektierend zu urteilen. Die Kompetenz, autobiographisch zu erzählen, wird vollständig ausgebildet. Der Jugendliche kann »Zeitreisen ins eigene Ich« machen und die Geschichte seines Lebens erzählen.

Bilanz: Das Ich – die Realität einer Konstruktion

Was also am Ich ist wirklich eine Illusion? Es ist eine Illusion zu glauben, das Ich sei eine feste Substanz, aus der heraus wir unser Leben schöpfen. Es gibt keine fertige Instanz, die unser Ich ausmacht und mit der wir sozusagen durchs Leben gleiten. Das Ich ist aber auch mehr als ein bloßer Gedanke und mehr als eine reine Fiktion.

Das scheint – selbst am Ende dieses Kapitels – schon wieder auf eine Ungereimtheit oder Paradoxie hinauszulaufen. Aber, und das *ist* die Bilanz dieses Kapitels: Wenn man auf den Punkt bringen will, was das Ich oder das Selbst denn eigentlich ist, kommt man ohne Paradoxie nicht ganz aus. Paradoxien gehören sozusagen zur »Realität des Ichs« – und die Hirnforschung hilft dabei, diese besser zu begreifen und zu sortieren. Denn zum einen wird das Ich körperlich und im Gehirn permanent erzeugt. Und zwar als etwas, das sich sowohl in verschiedene Aspekte (Meinigkeit, Selbstperspektive, Urheberschaft usw.) aufspalten lässt, dabei aber auch jeweils einen »inneren Einheitssinn« erzeugt: Das ist mein Körper, auf den ich mich als Zentrum all meines Denkens und Handeln beziehe. Insofern ist das Ich mehr als ein bloßer Gedanke und auch mehr als eine Fiktion: Es ist eine unausweichlich in Gehirn und Körper verankerte Zentralperspektive.

Zum anderen ist das Ich als derart *Erzeugtes* doch wieder eine geistige Struktur, die eben die Vorstellung enthält, dass »ich« eine Einheit bin, auf die sich all mein Wahrnehmen,

Handeln und Denken bezieht. Diese Struktur stellt einen permanenten Fixpunkt des Selbstbezugs zu Verfügung, der es erlaubt, Fremdes von »Meinem« zu unterscheiden, auch wenn die Erfahrung gemacht wird, dass das »Ich« in viele verschiedene Aspekte oder einander fremde Stimmen zerfällt. Es ist damit das subjektive *Erlebnis,* eine bestimmte Einheit zu sein, die sich zwar verändert, dabei aber immer bestimmte Inhalte einschließt und viele andere ausschließt. Bei Schizophrenen wurde dieses Erleben des eigenen Selbst in wahrsten Sinne des Wortes »ver-rückt«: Sie nehmen eigenproduzierte Halluzinationen als fremde Stimme wahr.

Versteht man dieses Ich als voraussetzungslose Substanz, dann wird es tatsächlich zu einer Illusion, weil es in seinen Entstehungsbedingungen nicht verstanden wird. Akzeptiert man aber seine Entstehung aus dem Köper und durch das Gehirn, verliert es seinen illusionären Charakter. Da das Ich als kognitive Fähigkeit relativ selbstständig existiert, wenn seine Grundlagen im Gehirn einmal etabliert worden sind, kann man es »gebrauchen«, ohne Angst haben zu müssen, mit einer rein fiktiven Größe durch die Welt zu gehen. Eine fiktive Fata Morgana wird zwar ebenso vom Gehirn produziert wie das Ichgefühl, sie ist aber deshalb eine Illusion, weil ihr kein Gegenstand in der Welt draußen entspricht. Das Ich jedoch soll gar kein Gegenstand draußen in der Welt sein, sondern es wirkt bereits, wenn es im Geist existiert, der vom Gehirn hervorgebracht wird.

Diese Argumentation gilt für die allgemeinen Mechanismen des Ichs, also dafür, wie überhaupt der Einheitssinn eines Ichs im Menschen entsteht. Aber auch auf die Frage, wie persönliche Identität über die Veränderungen der Lebenszeit hinweg aufrechterhalten werden kann, ist eine ähnliche Antwort möglich. Die persönliche Ich-Identität ist nur dann eine Illusion, wenn sie als etwas Fixes und Voraussetzungsloses angesehen wird. Sie ist aber dann etwas Reales, wenn sie als ein Prozessgeschehen aufgefasst wird. Dessen Aufgabe ist es, die Spannungen, Widersprüche und Veränderungen der eigenen Persönlichkeit in ein Bild ihrer selbst zu integrieren, das so viel Kontinuität und Zusammenhang wie möglich enthält.

Matthias jedenfalls hat gute Chancen, mehr über sich zu erfahren, indem er Tagebuch schreibt und so verschiedene Bilder seiner Identität heraufbeschwört. Er denkt über die Vielheit in sich nach, über das Bild seines Selbst, das offenbar nicht alles integriert hat, was sich in ihm abspielte, und stößt so vielleicht auf mögliche Alternativen seiner Identität. Identitätsarbeit besteht daher nicht darin, die innere Vielheit unserer Regungen zu eliminieren, sondern darin, sie kennen zu lernen, sie zu akzeptieren und mit ihr umzugehen, ohne dass wir innerlich zerrissen werden. Das Gehirn verhindert das nicht, wie wir gesehen haben, sondern stellt dafür ausreichend Möglichkeiten zur Verfügung.

Das Ich ist demnach nur dann eine Illusion, wenn man es ausschließlich mit der handfesten Realität der Neuronen vergleicht. Zieht man aber den Zusammenhang zwischen Gehirn, Körper und sozialer Interaktion in Betracht, dann »will« das Gehirn das Ich offenbar als etwas Reales, das in vielerlei Zusammenhängen wirksam ist.

Kapitel 5: Das Individuum und der Andere

Wie sozial ist das Gehirn?

Das Gehirn, so legt ein neuer Trend in den Neurowissenschaften nahe, sei die Urzelle des sozialen Menschen. Bevor sich überprüfen lässt, wie weit diese Aussage reicht, sollte man zunächst einmal klären, was überhaupt dafür spricht, dass der Mensch sozial ist.

Der zwiespältige Mensch

Die Frau – nennen wir sie Helga – sitzt im Sessel und schüttelt ungläubig den Kopf. Helga erinnert sich an den Tag vor drei Monaten, als sie *ihm* zum ersten Mal begegnet ist. Seine Gesten, sein Mienenspiel, sein Lächeln, alle seine Bewegungen kamen ihr vor, als wären sie ein Teil ihrer selbst. Ein warmes Gefühl hatte sie durchzogen, so schnell hatte sie noch nie die Schmetterlinge im Bauch gespürt. Die Tage darauf war sie in euphorischer Stimmung. Ständig hatte sie positive Erinnerungen aus ihrem Leben im Kopf: Szenen, in denen sie Bestätigung von Eltern und Freunden erfuhr und Selbstvertrauen tankte. Situationen aus ihrer politischen Tätigkeit, die ihr das Gefühl verschafften, sich sinnvoll gesellschaftlich zu betätigen. Als er ihr dann eine Woche später seine Liebe gestand, glaubte sie, am Ende eines langen Weges angekommen zu sein. Schluss mit allen Zweifeln. Jetzt würde sie glücklich werden.

Der Mensch ist ein soziales Wesen. Er verfügt über empathische Fähigkeiten und hat das Bedürfnis, sozial aktiv zu sein, anerkannt und geliebt zu werden. Das ist das Menschenbild der so genannten »Intersubjektivitäts- und Anerkennungstheorien«.

Helga entwickelt ihre Individualität in sinnvoller Weise, indem sie mit anderen Menschen intersubjektiv in Kontakt tritt. Nur über soziale Interaktionen bildet sich ihr eigenes Ich aus, erst durch soziale Kommunikation macht sie Erfahrungen, entwickelt Überzeugungen und Normen, bekommt zurückgespiegelt, wer sie eigentlich ist. Mit der Liebe fängt es an: Das Individuum und der Andere sind zwei Pole, die innig miteinander verschränkt sind.

Helga stützt jetzt den Kopf auf den Sessel und atmet tief durch. »Immer das gleiche Spiel«, denkt sie. Nach einigen Wochen begann das Glück schon wieder zu bröckeln. Zuerst waren es nur kleine Missverständnisse. Dann sagte er Verabredungen ab, lehnte Vorschläge für gemeinsame Unternehmungen ab. Er habe auch eigene Interessen, sagte er. Dann kam die erste harte Auseinandersetzung. Sein langes Schweigen, als sie ihm sagte, wie sehr sie das alles treffen würde. Dann sein Satz, dass er eben einen eigenen Willen habe. Sie fuhr aufgebracht weg. Jetzt sitzt sie da, frustriert, die Arme fest an den Körper gepresst, und hört, wie die Uhr tickt. Andere, negative Erinnerungen aus ihrem Leben drängen plötzlich nach oben: Streit mit den Eltern, Enttäuschungen durch die Freunde, Rivalität in der politischen Gruppe. Dann schießt ihr wieder der alte Satz in den Kopf, der sie seit ihrer Jugendzeit verfolgt: »Wir können uns niemals verstehen.«

Der Mensch ist im Grunde ein egomanisches Wesen. Eingesponnen in seine Interessen und sein individuelles Weltbild, sucht er den Kontakt zum Anderen nur, um sich selbst bessere Lebenschancen zu verschaffen. So argumentieren die pessimistischen Kritiker der Intersubjektvitäts- und Anerkennungstheorien. Wenn Helga sich eine innige Verschmelzung mit dem anderen Menschen erhofft, dann sitze sie – wie die Intersubjektivitätstheoretiker – idealistischen Träumereien auf. Wenn Helga dagegen Zweifel am wirklichen Verstehen zwischen den Menschen äußert, sei sie auf dem richtigen, einem realistischen Weg. Intersubjektivität sei eben immer nur als eine Beziehung *zwischen* Subjekten möglich, die voneinander geschieden seien und daher im Kern einander fremd bleiben müssten. Das Individuum und der andere seien zwei scharf voneinander geschiedene Pole, zwischen denen ständig Missverständnisse und Konflikte entstünden. Zwar gebe es so etwas wie Empathie und Mitgefühl, aber ihre Reichweite sei begrenzt. Je größer und komplizierter das soziale Netzwerk sei, in dem das einzelne Individuum steht, desto mehr Kampf und Abgrenzung gebe es. Auch das höchstentwickelte Verständigungsmittel des Menschen, die Sprache, stelle nur eine unvollkommene Brücke zwischen den Subjekten dar. Die Bedeutungen der Worte seien derart allgemein und dehnbar, dass sie jeder irgendwie anders verstehe. Bestes Beispiel dafür sei das Wort »Liebe«.

Der Streit darüber, wie sozial der Mensch ist, schwelt seit Jahrhunderten. Kann die Hirnforschung da weiterhelfen? In den bisherigen Debatten schwanken die Urteile zwischen den beiden gerade eben skizzierten zwei Extremen: Auf der einen Seite wird das Bedürfnis nach sozialer Teilhabe und Anerkennung betont und darauf hingewiesen, dass jedes Individuum zu Mitgefühl, sozialer Resonanz und Empathie fähig ist. Kein Individuum kann ohne andere Individuen leben. Auf der anderen Seite steht die Einsicht, dass es immer wieder Kampf und Konflikt zwischen den Menschen gibt, dass Egoismus und Machtdenken herrschen. Das Individuum benutzt das andere Individuum, um sich abzugrenzen und seine eigenen Interessen und Bedürfnisse durchzusetzen. Unter dem Titel »Social Cognitive Neuroscience« greift die Hirnforschung inzwischen direkt in diese Auseinandersetzung ein. Der neue Forschungszweig beschäftigt sich nicht mehr nur mit voneinander isolierten Einzelgehirnen, sondern damit, wie menschliches Miteinander funktioniert. Das Gehirn, so sagen wichtige Vertreter diese Richtung, besitze eine Anlage zur Empathie und zur sozialen Resonanz. Die gesellschaftliche Natur des Menschen sei daher ein direktes Produkt seiner neurobiologischen Natur.[96]

Ist das die Lösung der alten Streitfrage nach der sozialen Natur des Menschen? Oder wird hier nicht ein Stück sozialer Freiheit des Menschen gekappt, indem das Soziale automatenhaft im Gehirn verankert wird, anstatt es als eine eigene Sphäre zu verstehen, in der sich Individuen begegnen und einander kulturell bereichern können? Muss man das Gehirn nicht auch selbst als ein soziales und kulturelles Produkt interpretieren?

Im Kabinett der Spiegelzellen

1992: In einem Labor der italienischen Universität zu Parma finden an Makakenaffen Untersuchungen statt, die Wellen schlagen werden. Mitarbeiter des Neurobiologen Giacomo Rizzolatti untersuchen hochspezialisierte Nervenzellen, die dann aktiv werden, wenn die Tiere zielgerichtet nach einer Erdnuss oder einem Holzklötzchen greifen. Da bemerkt ein Mitarbeiter zufällig, dass die Nervenzellen eines Makaken auch dann feuern, wenn der Versuchsleiter seine Hand nach der Erdnuss oder dem Holzklötzchen ausstreckt. Zunächst glauben die Forscher an einen technischen Fehler. Nach mehrfacher Wiederholung des gleichen Ergebnisses aber dämmert ihnen: Im so genannten »F5«-Areal des Affenhirns existieren tatsächlich Neuronen, die sowohl aktiv sind, wenn das Tier selbst Bewegungen ausführt, als auch, wenn das Tier gleichartige Bewegungen bei anderen Lebewesen beobachtet. Die Forschergruppe in Parma tauft die erstaunlichen Nervenzellen »Spiegelneuronen«.

Die zuerst im F5-Areal entdeckten Spiegelneuronen[97] betrafen vor allem Aktionen mit Hand und Mund. Das F5-Areal liegt im so genannten prämotorischen Cortex des Affengehirns, einer

Region, die für die Planung und Vorbereitung von Bewegungen zuständig ist. Die hier versammelten Spiegelneuronen feuern nur dann, wenn es um zielgerichtete Bewegungen geht, wenn also zum Beispiel Nüsse, Papier, Klötzchen oder andere Objekte ergriffen, zerrissen oder in anderer Weise manipuliert werden. Betrachtet das Tier ein Objekt nur, ohne eine Aktion mit ihm auszuführen, dann bleiben die Spiegelneuronen stumm.

Wie andere Neuronen im F5-Areal oder auch im Sehsystem des Gehirns speichern die Spiegelneuronen also *Interaktionserfahrungen*, die Lebewesen mit Objekten gemacht haben: Wie ergreife ich ein Frucht, wie öffne ich eine Flasche, wie trinke ich aus einem Becher? Ihre Besonderheit besteht eben darin, dass sie auch aktiv sind, wenn der Vollzug solcher Objektinteraktionen bei anderen Lebewesen beobachtet wird. Spiegelneuronen feuern sogar dann, wenn nur ein Teil des ablaufenden Handlungsprogramms sichtbar ist, wenn also beispielsweise die Nuss, nach der ein anderes Lebewesen greift, hinter einem anderen Gegenstand verborgen ist. Besonders Spiegelneuronen im inneren Teil des Scheitellappens werden sehr schnell aktiv, noch bevor erkennbar ist, wie etwa eine Greifbewegung konkret ausgeführt wird.[98]

Wie kann das funktionieren? Offenbar werfen die Spiegelareale des Gehirns das motorische Programm für eine bestimmte zielgerichtete Handlung bereits an, wenn erste wichtige Einzelschritte des gespeicherten Handlungsprogramms wahrgenommen worden sind. Lebewesen, die Spiegelneuronen besitzen, können daher Intentionen, also Absichten, »lesen« und das Ende beobachteter Aktionen rasch zu Ende denken: Jemand greift zum Beispiel zum Glas und führt es Richtung Mund – dann ist bereits klar, dass er daraus trinken wird. Es funktioniert also nach folgendem Schema: Beobachtung führt automatisch zu innerer Spiegelung und Nachahmung und diese zum schnellen Verstehen der Handlungsintentionen des Anderen. Die motorischen Programme der Spiegelneuronen werden dabei normalerweise von höheren Hirnregionen des Vorderhirns gehemmt, sodass die innerlich nachgeahmten Aktionen nicht wirklich ausgeführt werden.

Zwar sind die hier beschriebenen Nachahmungsaktionen recht einfach. Aber die Entdeckung der Spiegelneuronen war so sensationell, dass die Forschung im Spiegelkabinett der Nervenzellen immer intensiver betrieben wurde und neue Überraschungen brachte. So ist zum Beispiel inzwischen klar, dass manche Spiegelneuronen flexibel sind und eine Generalisierung ermöglichen. Sie sind also nicht nur für eine ganz bestimmte Bewegung – etwa einen speziellen Fußschritt – verantwortlich, sondern auch für ähnliche Bewegungsabläufe. Wir können daher relativ schnell neue Tanzschritte erlernen, indem wir die Bewegungsabläufe des Tanzlehrers beobachten. Damit wird schon deutlich: Auch beim Menschen gibt es ein ähnliches Spiegelsystem wie beim Affen. Dem äffischen F5-Areal entspricht beim Menschen ein Hirngebiet um das so genannte Broca-Areal herum. Dieses ist an der Produktion und an grammatischen Funktionen von Sprache beteiligt. Im Unterschied zum Affengehirn wird dieses menschliche Spiegelareal auch dann aktiv, wenn es nur um dargestellte, also um »pantomimische« oder symbolisierte Handlungen geht, zum Beispiel wenn wir jemandem gestenreich vorspielen, wie wir ein Banane schälen. Nachweislich helfen die Spiegelneuronen einem Menschen dabei, die zweckgerichteten Intentionen anderer Menschen zu verstehen: So war zum Beispiel eine bestimmte Spiegelregion (der rechte inferiore frontale Cortex) in spezifischer Weise aktiv, wenn Versuchspersonen unterscheiden sollten, ob jemand eine Tasse mit der Absicht ergreift, daraus zu trinken oder um sie zu reinigen.[99]

Von besonderer Bedeutung war schließlich die Entdeckung, dass Spiegelneuronen keineswegs auf Handlungen und Bewegungen beschränkt sind, sondern auch auf Empfindungen und Gefühle reagieren. Vor allem Christian Keysers von der Universität Groningen, ein früherer Mitarbeiter von Giacomo Rizzolatti, führte solche Studien durch. Er berührte Versuchspersonen am Bein und zeigte ihnen anschließend ein Video, auf dem eine andere Person am Bein berührt wurde. In beiden Fällen war im Gehirn der Versuchsperson das gleiche

Hirnareal aktiv (der somatosensorische Cortex). Für Christian Keysers heißt das: Es gibt kein spezielles Hirnareal für Empathie, für das Mitfühlen mit anderen. Vielmehr nutzen wir jeweils unsere vorhandenen Hirnareale für bestimmte Aufgaben – hier das Areal für Beinberührungen –, um dadurch die Empfindungen anderer Lebewesen zu spiegeln und uns in sie einzufühlen.[100] Gemeinsam mit dem französischen Neurowissenschaftler Bruno Wicker wies Christian Keysers auch nach, dass Neuronen in der so genannten »Insula« sowohl auf eigene Ekelgefühle als auch auf das angewiderte Mienenspiel anderer Menschen reagieren.[101]

»Beobachte und imitiere!« Das waren die beiden Aufgaben, die Versuchspersonen bei der Studie[102] eines Teams um Marco Iacaboni von der David Geffen School of Medicine in Los Angeles gestellt wurden. Die Probanden lagen in der Röhre eines Magnetresonanztomographen und bekamen Gesichter von Personen zugespielt, die unterschiedliche Gefühle ausdrückten, zum Beispiel Freude, Überraschung oder Angst. In einem ersten Versuchsdurchgang sollten sie diese Gesichter einfach nur beobachten, in einem zweiten sollten sie sie auch imitieren und innerlich nachvollziehen. Das Ergebnis: Bei beiden Aufgaben war das aktivierte Netzwerk von Nervenzellen weitgehend identisch. Betroffen waren prämotorische Areale und angrenzende Gebiete des Vorderhirns, Teile des Schläfenlappens sowie die Insula und die Amygdala. Der einzige Unterschied zwischen Beobachtung und innerem Nachvollzug lag darin, dass die Aktivität bei der Nachahmung in diesen Regionen etwas höher war.

Marco Iacaboni hat die Ergebnisse seiner Studie so interpretiert: Wir verstehen die Gefühle anderer Menschen, indem wir mit verstärkter Intensität nachvollziehen, was wir an Gefühlsausdruck bei anderen Menschen wahrnehmen. Mitgefühl beruht offenbar darauf, dass äußere Beobachtungen im Nervensystem innerlich verstärkt und gespiegelt werden. Ein anderes Experiment, das nicht mit Spiegelneuronen zusammenhängt, hat sozusagen in umgekehrter Weise verdeutlicht, wie stark soziales Verhalten im Gehirn verankert ist.

> Wie verkraftet jemand Ausgrenzung beim Spiel? Das war die Frage, die sich ein Team um die Psychologin Naomi I. Eisenberger an der Universität von Kalifornien in Los Angeles stellte.[103] Die Versuchspersonen absolvierten am Computer jeweils ein Ballspiel mit zwei anderen Mitspielern. Eigentlich ging es nur darum, dass man sich gegenseitig einen virtuellen Ball zuwirft. Das Infame an der Sache war jedoch, dass die beiden anderen »Mitspieler« gar nicht wirklich existierten, sondern vom Computer gesteuert waren. Und diese begannen während bestimmter Passagen des Spiels die Versuchspersonen auszugrenzen. Diese bekamen einfach keinen Ball mehr. Geschah das über eine längere Zeit hinweg, zeigte der Magnetresonanztomograph bei den Versuchspersonen eine erhöhte Aktivität im vorderen Teil einer sichelähnlichen Hirnregion, des so genannten »anterioren cingulären Cortex«. Die Aktivität war um so größer, je stärker das subjektive Gefühl der Zurückweisung war, das die Versuchspersonen anschließend beschrieben. Aus früheren Untersuchungen ist bekannt, dass der anteriore cinguläre Cortex auch durch körperlichen Schmerz aktiviert wird und anzeigt, dass etwas nicht in Ordnung ist. Naomi I. Eisenberger schloss daher: Soziale Zurückweisung wird – selbst in einer solch banalen Spielsituation – wie Schmerz empfunden.

Offenbar gibt es also ein tief im Gehirn verwurzeltes menschliches Bedürfnis nach sozialer Anerkennung und Kooperation: Wird jemand ausgegrenzt, dann empfindet er buchstäblich seelischen Schmerz. Weitere Studien bestätigen das auf andere Weise: Sie zeigen, dass kooperatives Verhalten unter anderem das Belohnungszentrum im Gehirn derjenigen aktiviert, die von der Kooperation profitieren.[104] Kooperative Erfahrungen verschaffen gute Gefühle. Außerdem existieren ja mit den Spiegelneuronen im Gehirn breite Anlagen für soziale Interaktion: Bewegungen und Handlungen können genauso gespiegelt werden wie Empfindungen, Absichten und Gefühle. Der Mensch scheint demnach ein neuronal bestens ausgerüstetes Wesen für Empathie, intersubjektive Verständigung und Anerkennung zu sein. Aber wie passt das damit zusammen, dass Helga schlechte Erfahrungen gemacht hat und daran zweifelt, ob Verstehen wirklich möglich ist?

Intersubjektives Verstehen – eine Simulation?

Die Ergebnisse der Hirnforschung über Spiegelneuronen und soziale Zurückweisung legen die Schlussfolgerung nahe, dass der Mensch von seiner neuronalen Ausstattung her sozial ausgerichtet ist. Aber das ist mit Vorsicht zu genießen! Denn man weiß natürlich, dass sich der Mensch im wirklichen Leben keineswegs immer mitfühlend und sozial verhält. Wie tief ist also die neuronale Spiegel-Natur des Menschen tatsächlich in seiner Lebenspraxis verankert?

Das interessierte mich, als ich vor einiger Zeit Vittorio Gallese interviewte, einen der Mitentdecker der Spiegelneuronen an der Universität Parma. Ich fragte Gallese zunächst, wie seiner Auffassung nach Lebenspraxis und intersubjektives Verstehen zusammenhängen. Seine Antwort:

> »Die Art und Weise, wie wir mit Objekten praktisch umgehen, bestimmt, wie wir diese Objekte erfahren. Und das könnte die eigentliche Grundlage dafür sein, wie wir diese Objekte später begreifen, wenn wir sie sprachlich bezeichnen. Bei den Spiegelneuronen gibt es da folgenden Zusammenhang: Wenn wir beobachten, wie jemand anderes nach einem Gegenstand greift, dann leuchtet in unserm Gehirn ein Gebiet auf, das mit dem Broca-Areal verbunden ist. Und das hat mit Sprache zu tun. Meine Idee ist daher, dass Verstehen mehr ist als nur sprachliches Verstehen.«

Sprache, erklärte mir Vittorio Gallese anschließend mit eindringlichen Worten, sei eben nur ein spezielles Kommunikationssystem, das immer schon auf elementaren, körperhaften Formen des Verstehens aufbaue. Säuglinge und Kleinkinder würden ja den praktische Umgang mit Dingen und Gegenständen von früh an lernen, indem sie intersubjektiv kommunizieren. Dadurch werde bereits vor aller Sprache Bedeutung in die Dinge hineingetragen. »Und welche Rolle«, fragte ich nach, »spielen dabei die Spiegelneuronen?« Gallese antwortete gestenreich:

»Die Entwicklungspsychologie zeigt uns ja, dass zwischen Mutter und Kleinkind jede Menge spielerischer Imitation abläuft. Zum Beispiel schon, wenn beide gemeinsam mit einem Ball spielen. Wir machen also zunächst durch spielerische Imitation Erfahrungen mit den Objekten und verstehen so die Dinge der Welt: Was kann ich alles mit einem Ball machen? Für dieses intersubjektive Lernen durch die Imitation des Verhaltens anderer Menschen ist ein internes Abstimmungssystem mit der Welt sehr hilfreich. Und ich bin überzeugt davon, dass die Spiegelneuronen die natürliche Grundlage für dieses intersubjektive Abstimmungssystem beim Menschen sind.«

Ich versuchte, innerlich »nachzuspiegeln«, was Gallese mir gerade erklärt hatte. Am Anfang unseres Lebens, stellte ich mir vor, steht der praktische Umgang mit den Dingen in der Welt, mit dem Ball, der Flasche oder dem Bilderbuch. Die Bedeutung und die Funktionen dieser Objekte lernen wir, indem wir imitieren, wie andere Menschen mit ihnen umgehen. Wir imitieren aber auch das Ausdrucksverhalten dieser Menschen: ihr Lächeln, ihre Gesten, ihre emotionalen Äußerungen. Und dieses imitierende Verhalten hat seine Wurzeln in der Spiegelungsfähigkeit des Gehirns. Aber, fragte ich Gallese dann doch noch einmal skeptisch, glaube er denn wirklich, dass intersubjektives Verstehen nur auf solch einfachen Spiegelungsvorgängen beruhe? Vittorio Gallese lächelte und führte dann aus:

»Natürlich ist das eine recht simple Weise, diese Dinge zu erklären, und wir beanspruchen natürlich nicht, eine vollstän-

dige Theorie menschlichen Verstehens zu besitzen. Aber das Spiegelsystem ist doch eine äußerst wichtige Komponente. Wenn es aktiv ist, führt es etwa dazu, dass die Schwelle herabgesetzt wird, um eine Aktion auszuführen, die man bei einer anderen Person beobachtet. Wenn die Frau Ihrer Träume zum Beispiel gerade beginnt, Ihnen zuzuflüstern: ›Ja, ich liebe dich und will dich heiraten‹, dann werden sich Ihre Lippen leise mitbewegen. Ein solches Mitspiegeln passiert häufig, wenn Sie jemandem intensiv zuhören oder sich auf andere Weise in ihn hineinversetzen. Ihr Bewegungs- und Aktionssystem folgt einfach dem, was Sie durch visuelle Information bei anderen wahrnehmen und erfahren. Um zu erklären, wie wir andere Menschen verstehen, brauchen wir daher nicht unbedingt komplizierte Theorien über Zwischenschritte oder über die Anwendung von regelhaftem Wissen auf das Verhalten anderer Menschen. Es genügt das Spiegelsystem im Gehirn, das uns durch interne Simulation erlaubt, das Verhalten und die Absichten anderer Menschen zu verstehen.«

Fassen wir zusammen: Wir verstehen andere Menschen, indem wir innerlich nachspiegeln, was wir an ihrem Verhalten beobachten. Dieses simulierende Hineinversetzen in den Anderen ist die Basis jeden sozialen Austauschs. Es ermöglicht ein implizites und automatisches Verstehen *vor* allem bewussten Nachdenken und *vor* aller sprachlichen Kommunikation. Die Sprache ist demnach nur ein hochspezialisiertes Produkt dieses allgemeinen Resonanzsystems mit der Welt, das wir in Gestalt der Spiegelneuronen in uns tragen. Mit solchen Thesen, die er zum Teil gemeinsam mit dem amerikanischen Philosophen Alvin Goldman oder mit Thomas Metzinger ausformuliert hat,[105] gehört Vittorio Gallese zu den provozierendsten Theoretikern der Spiegelneuronen. Seine Gedanken münden in die so genannte »shared manifold hypothesis«, die Hypothese von den Kopien, die wir mit anderen Menschen teilen: Wir verstehen Andere, weil unsere neuronalen Schaltkreise gleiche Handlungs-, Gefühls- und Empfindungsprogramme wie die Gehirne der Anderen beherbergen.

An diesen Ideen fasziniert vor allem die Behauptung, dass es im menschlichen Hirn eine Überschneidung zwischen dem Selbst und dem Anderen gibt. Schon das Baby ist kurz nach der Geburt in der Lage, das Verhalten anderer Menschen zu simulieren – zum Beispiel, indem es die Zunge herausstreckt, wenn sie ihm gegenüber herausgestreckt wird. Danach lernt es, immer gezielter und schließlich bewusst zu imitieren.[106] Die intersubjektive Spiegelung ist demnach eine neuronale Fähigkeit, die jeglicher bewussten Erfahrung von einem Unterschied zwischen dem Selbst und dem Anderen vorausgeht. Und sie existiert parallel zu allen Erfahrungen einer solchen Unterschiedlichkeit.

Helga hätte daher eigentlich immer die Chance, ihre Skepsis über das zwischenmenschliche Verstehen zu überwinden und positive Beziehungen zu entwickeln. Das System der Spiegelneuronen ist offenbar sogar in der Lage, einen Menschen, den wir lange Zeit um uns herum haben, seine Bewegungsmuster, Äußerungsformen und seine emotionalen Qualitäten im Nervennetzwerk unserer eigenen Persönlichkeit zu repräsentieren. Der Freiburger Psychiater und Psychotherapeut Joachim Bauer hat diesen verblüffenden Befund so auf den Punkt gebracht: »Nervenzellnetze, mit denen wir uns selbst als Person wahrnehmen, dienen – in ihrer Eigenschaft als Spiegelsysteme – zugleich dazu, in uns Vorstellungen von anderen Personen zu erzeugen.«[107] Unsere Wahrnehmungen des Lächelns und unsere Erfahrungen der Launen und des Einfühlungsvermögens des geliebten Lebenspartners speichern wir in Neuronengruppen, die für die gleichen Eigenschaften von uns selbst zuständig sind. Das Ich und der Andere sind sich im Gehirn also einander ganz nah. Allerdings eben auch nur in dem Maße, wie sich beide im praktischen Leben nahe gekommen sind. Das erklärt, warum Helga aufgrund anderer, ungünstiger Lebenserfahrung die Möglichkeiten innigen Verstehens skeptisch beurteilt.

Die Grenzen der Spiegelung

Zwar gibt es eine neuronale Ausstattung für die intersubjektive Spiegelung anderer Menschen, aber diese muss natürlich auch mit wirklich sozialem Verhalten »gefüllt« werden. So lautet der Einwand derjenigen, die davor warnen, mit Hilfe der Spiegelneuronen bereits das gesamte soziale Verhalten erklären zu wollen. Die soziale Natur des Menschen könne nicht einfach nur aus der sozialen Ausstattung des Gehirns abgeleitet werden, sondern die Aktivität des Gehirns sei selbst von sozialen Bedingungen abhängig.

Einige experimentelle Befunde bekräftigen das. Bei Affen, die über sehr lange Zeit beobachteten, wie Personen in ihrer Umgebung Werkzeuge zum Aufspießen von Nüssen oder zur Manipulation anderer Objekte benutzten, bildete sich zum Beispiel eine neue Klasse von Spiegelneuronen aus: Nervenzellen, die eben dann feuern, wenn der Gebrauch eines Werkzeugs wahrgenommen wird.[108] Spiegelneuronen sind also offenbar plastisch, sie können sich auf neue Verhaltensweisen einstellen, wenn diese dauerhaft in der Umgebung des Gehirns praktiziert werden. Das ist eigentlich nicht verwunderlich, denn die Spiegelneuronen müssen ja evolutionär und damit aufgrund von Umwelterfahrungen entstanden sein. Interessant sind in diesem Zusammenhang vor allem Studien am Menschen, welche die Abhängigkeit der Spiegelneuronen von der sozialen Situation belegen.

16 Paare mussten in einer Studie eines Teams um Tania Singer vom Wellcome Institute am University College London schmerzvolle Versuchsdurchgänge ertragen.[109] Die Frauen dieser Paare saßen jedes Mal in der Röhre eines Magnetresonanztomographen. Auf einem Monitor bekamen sie angezeigt, ob sie selbst oder ihr Partner anschließend einen leicht schmerzhaften Elektroschock erhalten. Bekam die Frau selbst den Elektroschock, waren bei ihr zwei Hirngebiete aktiv: eines für den körperlichen Aspekt des Schmerzes (da tut etwas weh) und eines für das emotionale Schmerzerleben (das ist sehr belas-

tend). Erhielt dagegen ihr Partner den Elektroschock, blieb das Areal für das körperliche Schmerzempfinden stumm, das emotionale Gebiet jedoch war aktiv.

Das war ein weiterer, differenzierter Beleg für empathische Spiegelung, diesmal in Bezug auf Schmerz: Man empfindet zumindest auf emotionaler Ebene mit, wenn anderen Menschen Schmerz zugefügt wird. Tania Singer führte jedoch noch eine interessante Variante dieser Schmerzstudie durch.

Erneut registrierten Versuchspersonen, wie anderen Menschen Elektroschocks in die Hand verabreicht wurden. Jedoch hatten sich manche dieser gequälten Menschen in einem vorherigen Spiel den Versuchspersonen gegenüber äußerst kooperativ verhalten, andere hingegen völlig unfair. Die Folgen: Die gemessene Empathie im Gehirn der beobachtenden Versuchspersonen war gegenüber den kooperativen Menschen beim Elektroschock deutlich höher als gegenüber den unfairen Personen. Frauen hatten zumindest noch ein bisschen Mitleid mit den Qualen der unfairen Personen. Bei Männern hingegen war vor allem der Nucleus accumbens aktiv, ein Belohnungszentrum. Offenbar verspürten die Männer anlässlich der »gerechten Bestrafung« Schadenfreude.[110]

Der Kontext, die Situation und das Verhalten der beteiligten Personen bestimmen offensichtlich maßgeblich mit, welche Spiegelaktionen das Gehirn in welchem Ausmaß durchführt. Wir sind nicht einfach nur »Spiegelungsmaschinen«. Das Spiegelsystem des Gehirns enthält nur intuitive Automatismen, die an sich weder gut noch schlecht sind. Kognition, Bewertung und kritisches Denken bestimmen darüber mit, *wie* wir in bestimmten Situationen auf ganz bestimmte Menschen reagieren. Sie sorgen auch dafür, dass wir unser Spiegelungsverhalten selbst wieder bewerten und hinterfragen. Das ist vor allem dann unabdingbar, wenn man neue Erfahrungen macht oder in fremde Situationen gerät. Es wäre ja fatal, wenn dann einfach nur die alten Spiegelungsmechanismen des Gehirns abgespult und standardisierte Verhaltensmuster reproduziert würden. Der komplexe Sinn sozialer Verhaltensweisen ist oft nur verständlich, wenn er gedanklich interpretiert bzw. wenn »darüber gesprochen« wird. Helga könnte ein Lied davon singen, wie leicht man einander missverstehen kann.

Eine erste Bilanz zu den Spiegelneuronen muss also so ausfallen: Die Spiegeleigenschaften des Gehirns bilden ein wichtiges Fundament für soziales Verhalten und Verstehen. Man muss sich aber davor hüten, sie zu mystifizieren. Denn erstens würde ein reines Spiegeln nur dazu führen, dass sich die Menschen an die Umwelt, in der sie leben, anpassen. Zweitens lässt sich komplexeres soziales Verhalten nicht allein mit den Spiegelneuronen erklären. Daran sind immer auch kognitive Areale des Gehirns beteiligt, die interpretieren, welchen Sinn und Zweck ein bestimmtes Verhalten auf dem Hintergrund seiner Vorgeschichte und seiner Begleitumstände besitzt. Ganz und gar ist man schließlich auf Denken und Kognition angewiesen, wenn menschliches Verhalten innerhalb von Institutionen und größeren sozialen System verstanden werden soll, die durch Normen, Regeln und Machttechniken gesteuert werden. Es gibt daher zwar eine Naturanlage für soziales Verhalten im Gehirn, aber keinen neuronalen Zwang zum Sozialen.

Perspektivenwechsel

Neben der Diskussion über die Spiegelneuronen gibt es noch einen weiteren Begriff, auf den Hirnforscher sich beziehen, um intersubjektives Verhalten zu erklären: den Begriff der »Theory of Mind«. Damit ist die um das fünfte Lebensjahr einsetzende Fähigkeit des Menschen gemeint, zu verstehen, dass andere Menschen (oder Lebewesen) einen Geist wie er selbst haben: einen individuellen Geist, aus dessen ureigener Perspektive man die Welt sieht und interpretiert. Die Hirnforscher versuchen herauszufinden, welche Hirnareale an der damit verknüpften Fähigkeit beteiligt sind, anderen Menschen eigene

Gedanken, Überzeugungen, Absichten und Wünsche zuzuschreiben und sich in sie hineinzuversetzen. Man weiß inzwischen aus verschiedenen Studien, dass daran unter anderem der vordere mediale präfrontale Cortex mitwirkt, der innen gelegene Teil des Vorderhirns. Wichtig sind aber auch eine Region namens »sulcus temporalis superior« und weitere Gebiete des Schläfenlappens.

Vor allem der mediale präfrontale Cortex gibt wichtige Hinweise darauf, wie unsere Fähigkeit, sich in die Perspektive eines Anderen hineinzuversetzen und in seinem Geist zu »lesen«, funktioniert. Im vorangegangenen Kapitel über das Ich waren bereits die Forschungen von Kai Vogeley und Albert Newen beschrieben worden: Was passiert, wenn wir uns in die eigene oder in die Perspektive einer anderen Person versetzen? Offenbar gibt es dabei im medialen präfrontalen Cortex eine Überlappung zwischen diesen beiden Perspektiven. Und das legt nahe, dass wir zum Teil unsere eigene Perspektive simulierend nutzen, um uns in diejenige von anderen Menschen hineinzubegeben. Wir nutzen unsere eigene Perspektive als Modell, um die Perspektive des Anderen zu verstehen: Wir sehen die Situation so und so, das könnte auch bei ihm der Fall sein. Aber beim Wechsel zwischen den beiden Perspektiven werden eben zusätzlich auch andere Hirnareale aktiv, was bedeutet, dass die Simulation der eigenen Perspektive nicht das alleinige Maß aller intersubjektiven Beziehungen ist.[111] Offensichtlich muss zusätzliches kognitives Wissen im Cortex abgerufen werden, um den Geist anderer Menschen zu lesen. Wir simulieren die Perspektive des Anderen *und* wir »theoretisieren« über sie: Welche seiner Eigenschaften könnten seine Sicht einer bestimmten Situation beeinflussen? [112]

Simulation scheint ein notwendiges Fundament für das Hineindenken in andere Menschen zu sein: Wenn wir über jemand anderen nachdenken, müssen wir unsere Perspektive in gewisser Weise automatisch mit der des Anderen identifizieren. Aber Simulation ist nicht alles.[113] Es scheint ähnlich zu sein wie bei den Spiegelneuronen: Wir spiegeln das Verhalten anderer Menschen zum Teil automatisch und intuitiv. Aber

168

nicht nur, denn wir sind auch auf unseren Verstand angewiesen, um das soziale Verhalten anderer zu verstehen.

Der mediale präfrontale Cortex birgt aber noch mehr Überraschungen.

Innerhalb dieses Gebiets gibt es eine Region, die den hübschen Zungenbrechernamen »vorderer paracingulärer Cortex« (offizielle Abkürzung: PCC) trägt. Ihr widmete sich eine Forschergruppe um Henrik Walter von der Universität Frankfurt und Bruno G. Bara von der Universität Turin.[114] Mittels Magnetresonanztomographie untersuchten die Wissenschaftler die Reaktionen des vorderen PCC, während 13 Versuchspersonen unterschiedliche Bildergeschichten sahen. Mal durften sie Comics betrachten, die einen rein physikalischen Vorgang zeigen: Ein Ball rollt einen Abhang herunter und wirft eine Flasche um. Dann ging es um Comics, die eine private Absicht einer einzelnen Person darstellen: Jemand macht das Licht an, um zu lesen. Und schließlich wurden den Versuchspersonen Comics präsentiert, die eine kommunikative Absicht zwischen zwei Personen in Szenen setzen: Jemand deutet auf eine Flasche, damit jemand anders ihm Wein nachschenkt. Das Ergebnis: Die vordere PCC-Region war ausschließlich bei kommunikativen Absichten zwischen zwei Personen signifikant aktiv. Das war aber noch nicht alles. In einem weiteren Versuchsdurchlauf zeigten die Forscher den Versuchspersonen eine Bildergeschichte, die auf eine kommunikative Situation hinausläuft: Jemand packt zum Beispiel ein Geschenk ein und geht hinaus, um es jemandem zu bringen. Bei dieser Geschichte war der vordere PCC nicht ganz so heftig, aber doch mittelstark aktiv.

Der vordere PCC scheint eine Region zu sein, die auf soziale Kommunikation bzw. auf kommunikative Absichten spezialisiert ist. Er ist umso stärker aktiv, je größer der Grad an sozialer Kommunikation ist, den jemand beobachtet. Zugespitzt lässt sich formulieren, dass mit ihm so etwas wie ein Sensor für soziale Kommunikation im Gehirn existiert. Diese Ergebnisse der Arbeitsgruppe um Walter und Bara zeigen, wie stark die Arbeitsteilung im Gehirn ausgeprägt ist, wenn es um das Verstehen von Absichten und kommunikativem Verhalten anderer Menschen geht.

Der vorderer PCC gehört zum medialen präfrontalen Cortex, der sowohl Theory-of-Mind- und kommunikative Funktionen als auch Ich-Funktionen erfüllt. Daraus ergibt sich ein weiterer faszinierender Ausblick: Der mediale präfrontale Cortex ist im »Ruhezustand« des Gehirns relativ stark aktiv, was im vorherigen Kapitel so interpretiert wurde, dass wir im entspannten Zustand *über uns selbst* nachdenken. Da der mediale präfrontale Cortex aber eben auch sozial und kommunikativ ausgerichtet ist, vertritt Henrik Walter folgende Hypothese: Diese Region treibt uns im entspannten Zustand spontan dazu, über uns selbst *in Bezug auf unser soziale Umwelt* nachzudenken: Wie habe ich da gewirkt? Wie hätte ich das besser machen können? Wohin wird das noch führen und wie kann ich da eingreifen?

Bilanz: Ich und der Andere – Einheit und Differenz

Das Individuum und der Andere können weder völlig einander entgegengesetzt noch völlig miteinander verschmolzen werden. Diese alte Einsicht wird auch durch die Ergebnisse der Hirnforschung bestätigt. Es gibt im Gehirn diverse Anlagen für soziales Verhalten und kommunikatives Verstehen. Es handelt sich aber eben um *Anlagen*. Das bedeutet, dass das soziale Verhalten nicht vollständig in die Neuronen eingeschrieben ist, sondern es kommt immer auf die besondere Wahrnehmung des Körperverhaltens anderer Menschen und auf die reale Interaktion mit diesen an. Wir spiegeln innerlich, was an körperlichem Verhalten bei anderen beobachtet wird. Je komplexer aber die sozialen Beziehungen sind, desto mehr kognitiver Aufwand ist vonnöten, um den Anderen zu verstehen.

Auch hier zeichnet sich also wieder ein differenziertes Beziehungsgeflecht zwischen Geist, Gehirn, Körper und sozialem Verhalten ab. Zwar können neurobiologische Erkenntnisse dazu beitragen, die Fundamente des menschlichen Sozialverhaltens zu erklären; der Anspruch, die sozialen Beziehungen des Menschen einfach nur aus dem »Geflüster« der Nervenzellen abzuleiten, wäre jedoch mehr als naiv. Die Gesellschaft besitzt eigene abstrakte Regeln und Mechanismen, welche weit über die automatisierten und intuitiven Handlungsmuster hinausgehen, die in den Neuronen gespeichert sind.

Das Menschenbild, das die Hirnforschung in Bezug auf soziales Verhalten nahe legt, ist daher zwar nicht gerade besonders revolutionär, aber sehr reflektiert: Das Individuum und der Andere müssen so weit wie möglich aufeinander zugehen, dabei aber akzeptieren, dass es immer einen Unterschied zwischen ihnen gibt. Intersubjektivität ist ein enges Zusammenspiel verschiedener Pole, zwischen denen es klare Grenzen und immer die Möglichkeit des Widerspruchs und der Spannung gibt. Deshalb denken wir im »entspannten Zustand« auch so häufig unwillkürlich darüber nach, wie wir uns in sozialen Zusammenhängen bewegt haben und bewegen könnten. Soziale Beziehungen sind daher immer dann lebendig, wenn wir nicht völlig miteinander verschmelzen wollen und nicht von einer spannungsfreien Gemeinschaft träumen, sondern wenn wir die Unterschiede und Widersprüche zwischen uns aushalten.

Thomas Metzinger, der Mainzer Philosoph, hat die Beziehung zwischen dem Ich und dem Anderen auf folgende Weise auf den Punkt gebracht: Unser Gehirn hat uns mit einem intentionalen, immer auf Gegenstände ausgerichteten Geist ausgestattet. Auch unser Ich realisiert sich geistig und real daher immer in Beziehungen. Die eine Beziehung ist die Beziehung auf uns selbst: Wir versuchen, uns introspektiv zu erkunden und über uns zu reflektieren. Die andere Beziehung ist auf die Außenwelt gerichtet. Wir erkunden diese geistig und praktisch und sind dabei in der Lage, anzuerkennen, dass es andere Wesen gibt, die mit dem gleichen Hirn ausgestattet sind. Es sind Subjekte, die sich durch geistige und praktische Beziehungen verwirklichen und uns so betrachten wie wir sie. Diese Subjekte nennen wir Personen.

Darin besteht auch die Chance für Helga: zu erkennen, dass sich Menschen in zwischenmenschlichen Beziehungen *gegenseitig* in ihren Interessen und Bedürfnissen anerkennen und verändern müssen – und das auch in ihrem Handeln umsetzen können.

Kapitel 6: Freiheit und Gewissen

Wer übernimmt die Verantwortung?

Die Hirnforscher kritisieren, dass die Idee der menschlichen Freiheit auf einer Illusion beruht. Die Frage ist nur: welche Idee?

Was heißt es eigentlich, einen freien Willen zu haben?

Der Mann, nennen wir ihn Robert, ist fassungslos. Ständig läuft er in seinem Büro hin und her und versucht dabei, seine Gedanken zu ordnen. Eigentlich könnte er mit sich und der Welt ganz zufrieden sein. Er hat einen gut bezahlten und sicheren Job. Seine Freundin Susanne spricht in letzter Zeit öfter mal über Kinder. Aber es gab da auch immer wieder diese Tagträume: Karriere machen, durch die Metropolen der Welt reisen, große Geschäfte abschließen – der Beruf als Abenteuer. Seifenblasen, so schien es bislang. Aber heute morgen hat er tatsächlich angerufen, der ehemalige Studienkollege und Manager aus der fernen Großstadt. »Komm zu uns«, hat er gesagt und ihm alles geboten, wovon Robert immer geträumt hat. Seither wägt er Für und Wider ab, immer aufs Neue.

Robert darf sich glücklich schätzen. Nicht nur wegen des konkreten Angebots, sondern ganz prinzipiell: er hat die freie

Wahl. Das ist die Auffassung derer, die den Menschen für ein freies Wesen halten. Robert kann sich seine Alternativen geistig vor Augen halten und eine bewusste Entscheidung nach wohlüberlegten Gründen treffen. Darin besteht die menschliche Willensfreiheit und darin bewährt sich der Mensch.

Aber das Hin und Her unter Roberts Schädeldecke währt nun schon stundenlang. Statt von euphorischen Gefühlen wird Robert von qualvollen Fragen heimgesucht: Soll ich das wirklich machen, den Stress auf mich nehmen, die Verantwortung und das Risiko? Kann ich das alles Susanne zumuten? Und meine Eltern sind auch nicht mehr die Jüngsten, brauchen bald Pflege. Was ist mir die Karriere wert? Kaum glaubt Robert, die Entscheidung sei gefallen, schießt schon wieder ein Gegenargument in den Kopf. Hoffnung und Verzweiflung wechseln sich immer schneller ab. Und allmählich bekommt er regelrecht Bauchschmerzen.

Die Qual der Wahl zeigt: der Mensch ist kein wirklich freies Wesen. Das ist die Position derer, die den Menschen für ein getriebenes Wesen halten. Robert trifft eben keine souveräne Wahl aus rationalen Gründen. Vielmehr machen äußere Zwänge und soziale Verpflichtungen, tief sitzende Ängste, Wünsche und andere psychische Faktoren die Sache sozusagen unter sich aus. Der menschliche Geist entscheidet nicht, sondern er ist nur der qualvolle Austragungsort für den heftigen Kampf zwischen diesen objektiven Faktoren. Sie betten den Menschen in ein Zwangskorsett von Bedingungen ein, welche sein Handeln in Wahrheit festlegen. Nicht subjektive Gründe, sondern objektive Ursachen bestimmen also unsere Entscheidungen.

Er hat es nicht mehr ausgehalten. Robert hat seine Sachen gepackt, ist aus dem Büro in den nahen Park geflüchtet und einfach drauflosgelaufen. Jetzt sitzt er auf seiner Lieblingsbank, gleich neben dem kleinen Weiher, und schaut den langsam dahingleitenden Schwänen zu. Sonst hat ihm das immer

Ruhe verschafft. Jetzt klappt es nur halb. Die alten Pros und Contras jagen ihm weiter durch den Kopf. Er holt einen Block aus der Tasche, zieht eine Linie. Er will jetzt systematisch sortieren. Vornübergebeugt sitzt er da und schreibt. Im Park wird es dunkler.

Es mag ein grausames Spiel sein, aber Robert kann sich dennoch glücklich schätzen, dass er es spielen kann. So versuchen die Verteidiger der Willensfreiheit die Qualen der Entscheidung trostreich zu interpretieren: Robert müsse sich zu wichtigen Entscheidungen durchkämpfen, weil er eben kein Automat sei, bei dem alles wie von selbst geschieht. Die Qual der Entscheidung sei gerade der Preis für die Autonomie des Menschen und zugleich der Beweis dafür, dass es Willensfreiheit gibt. Der Mensch ist demnach frei, weil er sich über die Zwänge seiner Natur erheben oder zumindest in Distanz zu ihnen setzen kann. Und das ist bisweilen aufwändig und anstrengend. Wir handeln nicht zwangsläufig gemäß unseren spontanen Trieben, Wünschen und Bedürfnissen, sondern unser Geist spielt mühsam die Alternativen durch. Wir bedenken die Folgen möglicher Handlungen über die aktuelle Situation hinaus, planen unser Tun und können unser Verhalten kontrollieren. Der Mensch ist also frei, weil er Urheber seiner Entscheidungen ist, weil er intensiv nachdenken kann, bevor er handelt.

So gegensätzlich können die Qualen der Entscheidung interpretiert werden. Die Verteidiger der menschlichen Willensfreiheit betten diese Qualen aber noch in einen größeren Denkzusammenhang ein, der Robert eigentlich noch fröhlicher stimmen müsste. Denn nach dem herkömmlichen Menschenbild zeigen diese Qualen auch noch, dass ihm die Würde einer Person zukommt: Als freie Person, die aufreibende Abwägungsprozesse durchläuft, ist er ein sich selbst bestimmendes Wesen, das für sein Handeln verantwortlich und in seiner Autonomie von anderen Menschen anzuerkennen ist. Damit ist er allerdings auch schuldfähig, es macht Sinn, ihn zu bestrafen und zu erziehen. Denn Robert ist lernfähig. Er könnte eine falsche Entscheidung einsehen oder seine Schuld erkennen. »Der innere Grund des Schuldvorwurfes liegt darin, dass der Mensch auf freie, verantwortliche, sittliche Selbstbestimmung angelegt ist«, verkündete bereits 1952 der Bundesgerichtshof in einem Grundsatzurteil. Das bedeutet zusätzlich, dass Robert ein moralisches Wesen ist und über ein Gewissen verfügt. Wer nämlich bei seinen Entscheidungen nicht einfach nur seinen eigenen Wünschen und Bedürfnissen gehorcht, sondern »sittlich« die Folgen seines Handelns für andere berücksichtigt, handelt nicht egoistisch, sondern dem Prinzip nach moralisch und gewissenhaft.

Ein großartiges und traditionsreiches System aus Würde, moralischem Gewissen, Rechtsprechung, Verantwortung, Schuld und Strafe umrahmt also den Menschen – und alles hängt an dem seidenen Faden, dass der Mensch einen freien Willen besitzt. Was aber passiert mit diesem System, wenn Hirnforscher die neuronalen Mechanismen untersuchen, die der Willensbildung und der Entscheidungsfindung zu Grunde liegen? Wird der Zellenhimmel unter unserer Schädeldecke zur Erkenntnis-Hölle, in der sich menschliche Freiheit und Moralität als bloße Illusionen entpuppen und in Rauch auflösen?

Tatsächlich haben dies einige Hirnforscher nahe gelegt und damit vor allem in Deutschland eine kontroverse und zum Teil polemische Debatte provoziert, die schier endlos auf Tagungen, Podiumsdiskussionen und in den Feuilletons weiterschwelt.[115] Die Hirnforscher haben sich dadurch in die jahrhundertealte Tradition des Zweifels an der menschlichen Freiheit eingereiht, die besagt, dass menschliches Handeln in Wirklichkeit naturgesetzlich determiniert sei: Alles, was der Mensch tut, sei durch Ereignisse und Faktoren verursacht, die dem Handlungsvollzug vorausgehen. Die grundsätzliche Behauptung, dass alles determiniert sei, ist aber so allgemein, dass sie eigentlich weder bewiesen noch widerlegt werden kann. Der Mensch müsste eine Art Vogelperspektive einnehmen, gottähnlich einen Überblick über die Welt haben, um feststellen zu können, ob im Laufe der Zeit tatsächlich jedes Ereignis lückenlos durch das vorherige verursacht worden ist.

Da der Mensch nun aber kein Gott ist, müssen die Argumente für den Determinismus aus irdischeren Zusammenhängen heraus entwickelt werden.[116] Heute bieten sich dafür eben vor allem die Kognitions- und Neurowissenschaftler an. Sie reichern die alte Debatte mit empirischen Argumenten dafür an, dass alle geistigen Entscheidungen auf natürliche, das heißt neuronale Prozesse zurückzuführen sind. Alle Gründe, die wir für unsere Entscheidungen anführen, seien nur Resultate neuronaler Vorgänge. Der geistige Raum, in dem sich Willensfreiheit entfalten kann, scheint sich dadurch tatsächlich in Luft aufzulösen. Und mit ihm eben das traditionelle Menschenbild, das wie ein feines Spinnennetz um das Zentrum der Freiheit herum gesponnen ist.

Der Streit um die Willensfreiheit wird wohl auch deshalb so heftig ausgefochten, weil die meisten Geisteswissenschaftler zwar den freien Willen verteidigen, sich aber selbst keineswegs darüber einig sind, worin er denn genau besteht und wie er zu begründen ist. Zudem gibt es in Sachen Willensfreiheit nicht nur einen, sondern (mindestens) zwei zentrale Diskussionsstränge, die sich durch die Jahrhunderte hindurchziehen: Bei dem einen geht es ganz prinzipiell um die Frage: Gibt es Freiheit oder ist der Mensch völlig determiniert? Der zweite widmet sich dem Thema: Wenn es denn so etwas wie Entscheidungsfreiheit gibt und der Mensch sich von seinen natürlichen Bedingungen lösen kann – gelingt ihm das absolut oder nur in bedingter Weise?

So radikal sich allerdings manche Antworten der Hirnforscher auf diese Fragen auch anhören, so wenig wollen die meisten von ihnen die Idee der Willensfreiheit gänzlich abschaffen. Um diese nicht ganz einfach nachvollziehbare Haltung besser verstehen zu können, fragte ich Wolfgang Prinz vom Leipziger Max-Planck-Institut für Kognitions- und Neurowissenschaften in einem Interview, wogegen sich die Hirnforscher denn eigentlich im Kern wenden. Prinz, der sich intensiv an der Debatte über Hirn und Freiheit beteiligt hat, antwortete:

*»Unsere Intuitionen gehen ja dahin, das man glaubt: Psychi-
sche Zustände verursachen physische Handlungen. Diese
Intuition ist durch neurophysiologische Experimente in Frage
gestellt worden.«*

»Und was«, fragte ich daraufhin, »kann einen dazu bringen, an
der Idee eines freien Willens festzuhalten, obwohl man dem
Geist gar nicht zutraut, Handlungen in Gang setzen zu können?« Prinz nickte und antwortete mit einer These, die er selbst
im Rahmen eines großen Forschungsprojekts untersucht:

*»Das ist die Vorstellung, dass die Konstrukte, mit denen wir
uns über unser eigenes Handeln verständigen, nicht Ausdruck
unserer natürlichen Verfassung sind, die sozusagen in unseren
Genen angelegt ist. Sondern diese Konstrukte sind das Produkt
von sozialen Diskursen und sind eigentlich so zu betrachten
wie soziale Institutionen.«*

Die »Illusion der Freiheit« wäre demnach für die Neurowissenschaftler – ähnlich wie das Ich – eine notwendige Illusion, die
existiert, weil sie in den gesellschaftlichen Institutionen, in
Familie, Schule und Rechtsprechung, ständig beschworen
wird. Das bedeutet aber auch: In Gesellschaften, wo Kinder
so erzogen werden, *also ob* es einen freien Willen gäbe, wirkt
diese Erziehungspraxis auch auf das Verhalten der Menschen
zurück. Wolfgang Prinz hat in seinen Diskussionen mit Hirnforschern immer wieder betont, dass derart sozialisierte
Menschen sich dann eben für ihre Handlungen verantwortlich fühlen und daher über sich nachdenken. Sie *erleben* sich
als frei und handeln dementsprechend. Ganz »unwirklich«
kann die »Illusion« der Willensfreiheit also, solange man an
sie *glaubt,* gar nicht sein.

Damit ergibt sich das folgende knifflige Problem: Wie lassen sich die *neurowissenschaftlichen* Attacken auf die Willensfreiheit mit dem persönlichen Freiheits*erleben* des Einzelnen
und mit der Freiheit als einer notwendigen *sozialen Praxis*
zusammenbringen? Was bedeutet das für Moral, Schuld und

Gewissen? Und revolutioniert das tatsächlich unser Menschenbild?

Prüfen wir auf dem Hintergrund dieser Fragen die aktuellen Argumente für und wider die Willensfreiheit und gehen wir dabei schrittweise vor.

Der Zwang der Neuronen

Wolf Singer, heute bekanntlich Direktor am Max-Planck-Institut für Hirnforschung in Frankfurt am Main, ist als Student wohl ein nicht unbegabter Hypnotiseur gewesen. Auf einer Party in England soll er einen britischen Armeepiloten derart in Trance versetzt haben, dass dieser, als er das Wort »Germany« hörte, willenlos eine Glühlampe ausschraubte und in einem Blumentopf drapierte.

Vielleicht haben solche Erlebnisse mit dazu beigetragen, dass Wolf Singer heute dem bewussten Willen einer Person wenig Einfluss beimisst. »Keiner kann anders, als er ist«, heißt die Überschrift eines viel diskutierten Aufsatzes von ihm. Dort schreibt er, dass wir solche Entscheidungen als frei einstufen, über die wir bewusst und rationale intensiv nachgedacht haben. »Die bewussten Motive«, meint Singer, »müssen jedoch keineswegs die entscheidenden gewesen sein«.[117] Im Klartext will Singer damit sagen: Entscheidungen kommen eigentlich hauptsächlich aufgrund von unbewussten Faktoren zustande, die in den Zellaktivitäten des Gehirns wirksam sind. Keiner kann demnach anders denken und handeln, als es der Zustand der neuronalen Netze in seinem Gehirn erlaubt – und zwar nicht nur, wenn hypnotische Kräfte auf ihn einwirken. Grundsätzlich gilt für Singer: Welches Handlungsmotiv siegt, welche Gedanken und Befürchtungen jemandem überhaupt beim Überlegen ins Gehirn schießen, wird nicht vom Bewusstsein kontrolliert, sondern von den Neuronen. Dementsprechend heißt der provozierende Untertitel von Wolf Singers Artikel: »Verschaltungen legen uns fest. Wir sollten aufhören, von Freiheit zu reden.«

Wenn Robert also um die richtige Antwort auf die Frage »Soll ich mein Leben ändern?« ringt, dann sehen Wolf Singer und andere Hirnforscher nicht ein freies Ich am Werk, sondern sie sehen einen Kampf zwischen verschiedenen Erregungswellen im Gehirn. Eine solche neuronale Erregungswelle steht zum Beispiel für das Motiv »Ich will Karriere machen«, ein anderes für das Motiv »Ich will meine Freundin nicht verlieren«. Beide Wellen »kämpfen« miteinander, bis sich die stärkere durchsetzt – ein Vorgang, den das Gehirn selbst organisiert. Die Qual der Entscheidung entsteht, wenn beide Erregungszustände in etwa gleich stark sind und komplizierte Abgleichungsprozesse nötig sind, bevor sich einer der beiden durchsetzt.

»Es ist eben ein einfaches oder ein komplexes Abwägen von Motiven, und das hat mit Freiheit nichts zu tun«, sagte mir etwa der Bremer Hirnforscher Gerhard Roth, als ich ihm die Entscheidungsqualen einer menschlichen Kreatur à la Robert ausmalte. Entweder ist das Gehirn so organisiert, dass von vornherein klar ist: »Ich will den neuen Job«, oder es dauert länger, bis ein Motiv den Sieg davongetragen hat. Entscheidungen entstehen nicht durch die bewusste Kontrolle über unsere Neuronen-Natur, sondern sie entströmen ihr wie Lava aus einem innerlich brodelnden Nerven-Vulkan.

Wie stichhaltig aber sind die Experimente tatsächlich, die beweisen sollen, dass der freie Wille nur ein Produkt des selbstorganisierten Kampfes von Hirnwellen ist?

Experimente mit Hand und Finger

»Bewege deinen Finger!« Diese Aufforderung bekamen Versuchspersonen bereits im Jahr 1991 von einem Team um den britischen Hirnforscher Christopher Frith zu hören. Sie lagen dabei in einem PET-Gerät, das ihre Hirnaktivitäten aufzeichnete. In einem von mehreren Versuchsdurchgängen sollten sie genau den Finger bewegen, den der Versuchsleiter unmittelbar vorher berührt hatte – eine eher reflexartige Bewegung. In einem anderen Durchgang konnten sie dann frei wählen, welchen Finger sie bewegten. Bei diesem willensabhängigen Durchgang waren gegenüber dem vorherigen zwei Hirnpartien zusätzlich aktiv: der so genannte »dorsolaterale präfrontale Cortex«, ein Gebiet im seitlichen oberen Stirnbereich des Kopfes, und der »vordere Gyrus cinguli«, eine sichelartige gebogene, längere Region im Inneren des Gehirns.

Das Team um Frith führte noch einige ähnliche Experimente durch und schloss dann, dass diese beiden neuronalen Gebiete zumindest mitverantwortlich für Willensentscheidungen sind. Dafür spricht auch, dass Menschen, deren vorderer Gyrus cinguli beschädigt ist, merkwürdige Veränderungen zeigen: ihr Geist wird leer, ihre Willenskraft geht verloren.

Im Stirnhirn fanden die Hirnforscher weitere Hinweise auf die neuronale Verankerung des Willens. Studien von Yves von Cramon vom Leipziger Max-Planck-Institut für Kognitions- und Neurowissenschaften zeigen, dass es offenbar eine Hirnregion gibt, die direkt mit der Willensstärke zu tun hat. Der so genannte »frontomediane Cortex«, der zentral im Stirnhirn liegt, beeinflusst fast alle Prozesse, die zu Handlungen führen, und sorgt dafür, dass die Dinge auch zielstrebig angegangen werden. Allerdings sind die Areale für Willensentscheidungen zahlreich und weit unter der Schädeldecke verteilt. So liefern nach bisherigem Wissen zumindest noch der hintere Scheitellappen, das Limbische System und der Hippocampus wichtige Beiträge. Die entscheidende Frage dabei lautet aber immer: Wer oder was trifft die Entscheidung?

»Heb eine Hand hoch!« Dieser Aufforderung im Dienste der Wissenschaft mussten Versuchspersonen an der Harvard Medical School in Boston folgen. Tückischerweise setzte ein Team um den Neurologen Alvaro Pascual-Leone sie dabei zusätzlichen Einflüssen aus, von denen sie nichts wussten. Mit Hilfe der transkraniellen Magnetstimulation wurde eine ihrer Hirnhälften mit magnetischen Feldern stimuliert. Das Ergebnis: Ohne Magnetfelder heben Rechtshänder bei solchen Versuchen üblicherweise zu 60 Prozent ihre rechte Hand nach oben. Wurde im Experiment bei Rechtshändern jedoch die für den rechten Arm zuständige linke Hirnhälfte magnetisch gereizt, erhöhte sich die Quote auf 80 Prozent. Offenbar beeinflussten die Magnetstrahlen ihren Willen. Das Verblüffende dabei: Die Versuchspersonen waren sich trotzdem völlig sicher, frei entschieden zu haben.

Die Vorstellung, selbstbestimmt zu handeln, so der Schluss der Hirnforscher, lässt sich gezielt hervorrufen, sie ist neuronal manipulierbar. Der amerikanische Psychologe Daniel M. Wegner macht seit einigen Jahren Furore, indem er aus solchen Experimenten schließt, es sei überhaupt illusionär, seinem bewussten Willen zu vertrauen.[118] Für Wegner ist die Illusion des freien Willens ein Produkt bestimmter Umstände: Sie kommt dann zustande, wenn wir von einer bestimmten Handlung einen bestimmten Effekt erwarten und dieser tatsächlich eintritt. Wir glauben bei erfolgreichen Handlungen einfach, der autonome Urheber dieses erwünschten Effekts zu sein, weil alles anscheinend »nach unserem Willen« funktioniert hat. Das, so Wegner, sei aber nur ein glücklicher Umstand und habe nichts mit wirklicher Willensfreiheit zu tun. Tatsächlich belegen neben dem Experiment von Pascual-Leone, in dem massiv auf das Gehirn eingewirkt wird, auch subtiler angelegte Versuche, dass wir uns täuschen, wenn wir glauben, der Urheber unserer Handlungen zu sein.

»Drück mit deinem Finger auf eine Taste!« Diese Aufforderung bekamen Versuchspersonen von einem Team um den Dresdner Psychologieprofessor Thomas Goschke zu hören. Das Experiment hatte zum Ziel, die Versuchspersonen mit Hilfe inhaltsbezogener Reize zu beeinflussen. Goschke setzte seine Versuchspersonen an einen Tisch, auf dem eine Art Keyboard mit zwei Tasten stand. Den Probanden war es freigestellt, die linke oder die rechte Taste zu drücken. Drückten sie die rechte Taste, erschien auf einem Monitor zum Beispiel ein Quadrat. Drückten sie die linke, erschien zum Beispiel eine

Raute. Nachdem sich die Versuchspersonen diesem Treiben eine ganze Weile lang geduldig hingegeben hatten, wurden ihnen zusätzlich Bilder von Rauten und Quadraten so blitzschnell gezeigt, dass sie diese gar nicht bewusst wahrnehmen konnten. Resultat: Wenn die Testpersonen beispielsweise unterschwellig eine Raute gesehen hatten, drückten sie überdurchschnittlich häufig auf die Taste, von der sie wussten, dass sie das Rautenbild auf dem Monitor erzeugt. Offenbar hatte das Gehirn der Testpersonen das unterschwellige Signal aufgenommen und steuerte nun unbewusst ihre Entscheidung mit. Sie selbst aber gaben nach dem Versuch an, sich völlig frei entschieden zu haben.

Unmerkliche Beeinflussungen des bewussten Verhaltens konnten auch bei komplexeren Aufgaben nachgewiesen werden, etwa bei einem Experiment von John A. Bargh an der Yale Universität von New Haven:[119] Versuchspersonen, die Sätze aus Wörtern bildeten, welche mit der Wortfamilie »Kooperation« zusammenhingen, verhielten sich in einem anschließenden Spiel deutlich kooperativer als Mitspieler, die nicht auf diese Weise »programmiert« worden waren.

Es ist also in der Tat gut nachgewiesen, dass unbemerkte Einflussfaktoren in unserem Gehirn für große Wirkungen sorgen. Allerdings gehen die meisten Hirnforscher, die solche Täuschungsexperimente durchführen, nicht so weit wie Daniel M. Wegner. Die Experimente können nicht beweisen, dass der Mensch sich immer und grundsätzlich täuscht, wenn er meint, er habe seine Entscheidungen aus freien Stücken gefällt. Sie zeigen nur, dass das Gehirn bei Willensakten sehr anfällig für unbewusste Einflüsse ist. Aber allein das gibt ja schon zu denken.

»Bewege deinen Finger und merke dir die Zeit!« Mit dieser Aufforderung verbinden sich die berühmtesten neurowissenschaftlichen Experimente zur Willensfreiheit: die so genannten »Libet«-Experimente, benannt nach dem amerikanischen Neurophysiologen Benjamin Libet. Obwohl die Versuche bereits mehr als zwanzig Jahre alt sind, werden sie von Kritikern der Willensfreiheit besonders gerne zitiert. Denn Benjamin Libet hatte sie eigentlich begonnen, um die menschliche Freiheit wissenschaftlich zu beweisen. Das Ergebnis scheint aber das Gegenteil zu belegen.

Libets Versuchspersonen saßen an einem Tisch und schauten konzentriert auf eine spezielle, gut ablesbare Uhr. Auf dem Kopf hatten sie Sensoren, die ihre Hirnströme in Form so genannter EEG-Wellen registrierten. Plötzlich, auf eigenen Entschluss hin – so gab es der Versuchsleiter vor –, bewegten die Probanden ihren Finger oder ihre Hand. Gleichzeitig lasen sie an der Uhr ab, wann sie den Entschluss dazu gefasst hatten. Der Versuchsleiter verglich diese Zeitangabe dann mit den Messungen der Hirnströme. Das Ergebnis: Im Gehirn tauchte schon circa 350 Millisekunden, bevor die Testpersonen sich bewusst zur Bewegung entschlossen hatten, ein Signal auf: das so genannte Bereitschaftspotenzial. Mit ihm zeigt das Gehirn an, dass es die Finger- oder Handbewegung bereits eingeleitet hat, bevor die Testpersonen den Willensentschluss fassten. Das bedeutet zum einen: Auch hier beruht der Glaube der Teilnehmer, sie selbst hätten die Bewegung bewusst verursacht, auf Selbsttäuschung. Zum anderen scheint es aber auch zu belegen, dass der bewusste Wille *immer* zu spät kommt. Er ist sozusagen nur ein Bildschirm, auf dem das Gehirn meldet: gleich wird das ausgeführt, was meine Neuronen bereits eingeleitet haben.

Dieses Experiment schien nun wirklich zu belegen, dass nicht der freie Wille, sondern das Gehirn das eigentliche Subjekt unserer Entscheidungen ist. Allerdings sind die Libet-Experimente auch heftig kritisiert worden: Sie seien viel zu einfach gestrickt, um wirklich etwas über freie Willensentscheidung aussagen zu können. Die Testpersonen hätten gar nicht die Wahl zwischen verschiedenen Alternativen gehabt. Sie durften nur darüber bestimmen, *wann* sie den Finger oder die Hand beugen.

»Bewege den linken oder den rechten Finger nach eigener Wahl und merk dir die Zeit!« Mit dieser Aufforderung versuchten die englischen Neurowissenschaftler Martin Eimer und Patrick Haggard vor wenigen Jahren, die Einwände gegen das Libet-Experiment zu entkräften. Sie wiederholten es unter veränderten Bedingungen.[120] Diesmal durften die Testpersonen darüber entscheiden, ob sie eine Taste mit dem Finger der linken oder der rechten Hand drücken. Haggard und Eimer konzentrierten ihre Messungen dabei vor allem auf das so genannte »seitliche Bereitschaftspotenzial«. Es taucht nur auf der Gehirnseite auf, die für die jeweilige Hand zuständig ist, deren Finger tatsächlich bewegt wird. Das Ergebnis: Das früher von Libet gemessene generelle Bereitschaftspotenzial hatte nichts mit der Wahlentscheidung zu tun, wohl aber das seitliche Bereitschaftspotenzial. Aber auch dieses geht dem bewussten Willensentschluss voraus.

Mehr Belege scheinen nicht mehr nötig zu sein: Der bewusste Wille des Menschen ist ein williges Werkzeug des Gehirns. Nicht nur, weil unbewusste Einflussfaktoren dem bewussten Willen jederzeit einen Streich spielen können, sondern vor allem, weil das Gehirn grundsätzlich längst entschieden hat, bevor das Bewusstsein sein Spiel beginnt.

Wie rettet man die menschliche Autonomie? Erster Versuch

Aber die Kritiker der neurowissenschaftlichen Experimente zur Willensfreiheit haben bis heute nicht locker gelassen. »Die Aufgabe, die rechte oder linke Hand zu bewegen, hat wenig mit Freiheit zu tun – und die Zeitmessung subjektiver Willensentschlüsse ist eine äußerst problematische Angelegenheit«, so lassen sich ihre Hauptargumente zusammenfassen.

Argument 1: Die Versuchspersonen mussten bei Haggard und Eimer nur entscheiden, ob sie die linke oder rechte Taste drücken sollten. Diese Entscheidung war jedoch für sie völlig

185

folgenlos, sie brachte ihnen weder Vorteile noch Nachteile, also hatten sie auch gar kein persönliches Interesse daran. Da die Fingerbewegung für ihr Ich uninteressant war, wurde sie einfach spontanen Hirnprozessen überlassen. Das seitliche Bereitschaftspotenzial, das Haggard und Eimer registrierten, zeige demnach nur Zufallsaktionen des Gehirns an und keine persönlich relevanten Entscheidungsprozesse. In Diskussionen hat Patrick Haggard selbst zugestanden, dass eine solche Interpretation seines Experiments durchaus statthaft ist.

Argument 2: Die Messungen des neuronalen Bereitschaftspotenzials beruhen bei Libet wie bei Haggard und Eimer auf Durchschnittswerten, die aufgrund von mehrfachen Versuchsdurchläufen »gemittelt«, also statistisch zusammengefasst wurden. Bei Libet mussten die Versuchspersonen ihr Handgelenk zum Beispiel mehr als vierzigmal bewegen und dabei die Uhr ablesen. Der Magdeburger Philosoph Michael Pauen hat in seinem Buch *Illusion Freiheit?* nachdrücklich darauf hingewiesen, wie fehleranfällig die statistischen Auswertungen von EEG-Wellen sein können, die bei den Experimenten von Libet sowie Haggard und Eimer registriert wurden: Studien belegen, dass dabei Hirnereignisse in systematischer Weise zeitlich zu früh angesetzt werden.[121]

Damit hätte der bewusste freie Wille zeitlich gesehen plötzlich wieder eine Chance – zumindest was das Bereitschaftspotenzial betrifft. Diese grundsätzliche Auffassung vertritt übrigens bis heute auch Benjamin Libet.[122] Er gesteht zwar zu, dass der bewusste Wille Handlungen nicht einleiten kann, sondern dass dies Sache der Nervenzellen ist. Er ist aber davon überzeugt, dass der bewusste Wille einmal eingeleitete Handlungen immer noch kontrollieren und stoppen kann. In einem der Versuchsdurchläufe seines berühmten Experiments hatte Libet dementsprechend seine Versuchspersonen aufgefordert, die bereits eingeleitete Fingerbewegung zu unterbrechen, sozusagen ein »Veto« einzulegen. Tatsächlich war ihnen das bis zu 100 Millisekunden vor der beabsichtigten Realisierung der Bewegung möglich gewesen. Der freie Wille lässt sich daher für Benjamin Libet in Gestalt eines »Veto-Willens« retten. Das

Bewusstsein *reagiert* eben per definitionem auf das, was ihm bewusst geworden ist. Insofern kann sich der Mensch immer noch in Distanz zu seinen neuronalen Aktivitäten setzen und sie kontrollieren.

Kritiker haben Libet wiederum entgegengehalten, dass das Veto ja nicht auf eine persönliche Willensentscheidung der Versuchspersonen zurückzuführen sei, sondern vom Versuchsleiter vorgegeben wurde. Dieses Argument trifft aber in gewisser Weise auf alle neuronalen Laboruntersuchungen des menschlichen Willens zu. Immer haben sich die Testpersonen von vornherein schon entschieden, den Vorgaben des Versuchsleiters zu folgen. In gewisser Weise messen die Zeitexperimente zur Willensfreiheit also immer nur einen durch die Versuchsanweisungen bedingten Willen.[123]

Was aber bleibt, ist die Tatsache, dass das Gehirn für unbewusste Einflüsse empfänglich ist und allen Willensentscheidungen zugrunde liegt. Michael Pauen hat sich daher in dem Buch *Illusion Freiheit?* gefragt: Wie muss ein derart bedingter Wille aussehen, damit man ihn trotzdem als frei bezeichnen kann? Pauen zählt sich zu den so genannten »Kompatibilisten«, die daran glauben, dass Freiheit und Determinismus miteinander vereinbar (»kompatibel«) sind. Pauens Ziel ist ein Verständnis menschlicher Autonomie, das nicht in Widerspruch zu der Einsicht steht, dass alles Entscheiden und Abwägen auf Hirnprozessen beruht. »Freiheit« heißt dann so viel wie »Selbstbestimmung«. Um es anhand von Roberts Entscheidungsdilemma zu verdeutlichen: Wenn Robert sich überlegt, ob er den neuen Job annehmen oder alles beim Alten lassen soll, handelt er unter zwei Voraussetzungen selbstbestimmt: Erstens, wenn er keinem äußeren Zwang unterliegt. Zweitens, wenn er nicht rein zufällig und beliebig entscheidet, sondern auf Grund von Überzeugungen, Wünschen und Neigungen, die seiner eigenen Person zuzurechnen sind. Damit ist der Bezug zum Gehirn hergestellt: Da selbstbestimmte Handlungen keine beliebigen und zufälligen Handlungen sind, müssen sie bedingt sein, und diese Bedingungen sind in der individuellen Struktur von Roberts Gehirn verkörpert.

Entscheidend für Michael Pauen ist also, dass die Bedingungen von Roberts Entscheidung kein *fremder Zwang* sind, sondern so etwas wie ein *innerer Zwang*. Sie bilden das psychische Fundament seiner individuellen Persönlichkeit, sein »Selbst«. Wenn Robert nach seinen »persönlichen Präferenzen« handelt, dann bleiben das *seine* Präferenzen, auch wenn sie den Netzwerken seines Gehirns entspringen. Die Hirnforscher, die die neuronalen Grundlagen bewusster Entscheidungen erklären, widerlegen damit für Michael Pauen nicht die Willensfreiheit, sondern erklären eigentlich nur, wie Selbstbestimmung möglich ist.

Wann jedoch sind die persönlichen Überzeugungen und Wünsche von Robert selbstbestimmt? Michael Pauens Antwort: Wenn Robert grundsätzlich in der Lage ist, sich diese Überzeugungen und Wünsche bewusst zu machen und zu beurteilen, und sie dabei nicht verwirft. Das hört sich – wie der Philosoph Martin Seel[124] bemerkte – ein bisschen so an wie der Satz: »Der Wille ist frei, wenn er frei ist.« Oder, auf Robert bezogen: Er wird sich dann für den neuen Job entscheiden, wenn er sich bewusst wird, dass diese Wahl mit seinen grundsätzlichen Überzeugungen eines sinnvollen Lebens übereinstimmt, die er bisher nicht verworfen hat. Aber das ist ja Roberts aktuelles Problem: herauszufinden, worin für ihn ein sinnvolles Leben besteht. Und da Robert sich wie jeder andere Mensch im Laufe seiner Entwicklung verändert, kann man auch nicht immer davon ausgehen, dass er über feste Präferenzen, Wünsche und Überzeugungen verfügt, auf die er seine aktuellen Entscheidungen gründen kann.

Ist es also wirklich überzeugend, wenn man versucht, menschliche Freiheit als neuronal bedingte und »im Nachhinein« bestätigte Selbstbestimmung zu begründen?

Wie rettet man die menschliche Autonomie?
Zweiter Versuch

Rationales Abwägen der persönlichen Gründe für eine Entscheidung rettet die Willensfreiheit nicht. So reagieren Wolf Singer, Gerhard Roth und einige andere Hirnforscher auf Versuche wie die von Michael Pauen. Sie inszenieren ein gnadenloses Hase-und-Igel-Spiel: Der Hase sind die Gründe und Argumente, mit denen Robert irgendwann meint, eine Entscheidung aufgrund seiner persönlichen Präferenzen getroffen zu haben. Der Igel sind die Neuronen, die immer wieder rufen: Wir sind schon da! Will heißen: Auch die persönlichen Präferenzen entstehen durch neuronale Aktivität, und jeder Versuch, sie zu überdenken, geschieht in den Nervenzellen … und so weiter, und so fort. Am Anfang steht also immer das Gehirn! Selbst das rationalste Nachdenken ist durch das Flackern der Neuronen bedingt.

Gerhard Roth schlägt daher folgendes Verständnis menschlicher Selbstbestimmung vor: Der Wille ist niemals frei von den Bedingungen der neuronalen Mensch-Natur, weil alle gegenwärtigen Zustände eines Menschen von seinen vergangenen Zuständen bestimmt sind und diese sich in seiner neuronalen Struktur niedergeschlagen haben. Zuerst kommen die Gene, dann die frühkindlichen Erfahrungen, dann die späteren Erfahrungen des Erwachsenen. Sie alle prägen die Rahmenstruktur des Gehirns und die persönlichen Präferenzen eines Menschen, wobei die emotionalen Konsequenzen bisheriger Entscheidungen, mithin das dafür zuständige Limbische System, eine wesentliche Rolle spielen. In seinem Buch *Fühlen, Denken, Handeln* fasst Roth das so zusammen: »Der Prozess sorgfältigen bewussten Abwägens, der manchen Willenshandlungen vorangeht, findet […] im Rahmen der Vorgaben des emotionalen Erfahrungsgedächtnisses statt.«[125] Glaubt man Roth, dann besitzt der Mensch zwar Autonomie, aber nur in Gestalt einer streng »erfahrungsgeleiteten Selbststeuerung« und Bewertung.[126] Das soll heißen: Der Mensch kann sich immer nur auf der Basis seiner neuronal kondensierten Vergangenheit entscheiden.

Das ist die erste Provokation, mit der die Hirnforschung die Verteidiger der Willensfreiheit herausfordert. »Erfahrungsgeleitet« bedeutet dabei für Gerhard Roth, Wolf Singer und andere Hirnforscher immer so viel wie »geprägt sein« durch die (Emotionen der) Vergangenheit. Die Vergangenheit eines Menschen legt daher fest, wie flexibel er auf künftige Situationen reagieren kann. Hat er komplexe Erfahrungen in der Vergangenheit gemacht, so verfügt er auch über eine relativ komplexe Hirnverschaltung, die es ihm erlaubt, flexibel und überlegt zu reagieren. Sind seine Nervenverschaltungen aufgrund seiner Vergangenheit jedoch recht einfach organisiert, dann wird er eher in stereotyper Weise reagieren. Der Mensch unterscheidet sich demnach insofern von den Tieren und von Robotern, als sein Gehirn im Prinzip zu einer bestimmten Flexibilität und zu vorausschauendem Denken in der Lage ist. In welchem Umfang ein einzelnes Individuum dies aber kann, ist durch die Vergangenheit seiner neuronalen Entwicklung festgelegt.

Dieser Rettungsversuch der Freiheit läuft also auf folgende Formel hinaus: Mensch, verzichte auf die Idee der absoluten persönlichen »Wahlfreiheit«, definiere dich stattdessen über deine Fähigkeit zum intelligenten Lernen und zum flexiblen Umgang mit den Erfordernissen deiner Umwelt. »Du selbst« bist eben nichts anderes als dein Gehirn, dessen emotionale und kognitive Fähigkeiten geprägt sind durch deine individuellen Erfahrungen und durch die Bedingungen, die in deinen Genen stecken.

Warum aber wird der Mensch überhaupt von der fixen Idee eines freien persönlichen Willens heimgesucht? Gerhard Roths Antwort auf diese Frage ist eine besondere Version der These, dass die Idee von der absoluten Willensfreiheit eben eine notwendige Illusion sei: Das Gehirn brauche diese Illusion, damit Handlungen besser geplant werden können. Robert entwirft seine Zukunft, indem er verschiedene Motive und Gesichtspunkte gegeneinander abwägt. Gerade weil dabei verschiedene Alternativen und Gefühle miteinander im Wettstreit liegen, müssen Zeit und innere Energie aufgewendet werden, um die inneren Motive abzugleichen und zu verrechnen. Robert kann die dabei auftretenden Gefühlsqualen und die Unsicherheit einfach deshalb besser aushalten, weil er das Gefühl hat, als autonomes Ich zu handeln. Der freie Wille: ein Trick des Gehirns, weil ihm eben auch nicht alles so leicht von der Hand geht.

Das ist die zweite ernst zu nehmende Provokation der Hirnforschung wider den freien Willen: Sie beansprucht, erklären zu können, wie und warum das *Erlebnis* des freien Willens aus dem Zellenhimmel entspringt. Der Aufwand, den das komplizierte Nachdenken benötigt, spricht nicht für die Freiheit der Entscheidung, sondern für die Intelligenz des Gehirns.

Als dritte Herausforderung kommt die zu Beginn dieses Kapitels von Wolfgang Prinz formulierte Behauptung hinzu, der freie Wille sei eine »soziale Institution« und der Glaube an ihn eine kulturelle Erfindung.[127] Tatsächlich hat es in früheren Zeiten diesen Glauben in seiner gegenwärtigen Form auch in Europa nicht immer gegeben, und bestimmten außereuropäischen Kulturen ist er bis heute fremd. Dort ist es wichtig, dass der Einzelne nicht frei und autonom, sondern in Übereinstimmung mit dem Kollektiv handelt. Dort, wo die soziale Erfindung des »freien Willens« gemacht wurde, sorgt sie jedoch dafür, die Menschen zu verantwortlichem Handeln anzuregen: Handle erst, nachdem du die Folgen der Tat über den Augenblick hinaus bedacht hast.

Zusammengefasst heißt das: Das Gefühl der freien Selbstbestimmung oder Autonomie ist eine vom Gehirn hervorgebrachte Illusion, die notwendig ist, um aufgrund der in ihm verkörperten Erfahrungen flexible Handlungsoptionen zu erzeugen. Diese Illusion wird zugleich in der westlichen Kultur benutzt, um den Menschen Eigenverantwortung zuzuschreiben, damit sie sich der Pflichten des sozialen Lebens bewusst sind und sie einhalten. Es klingt so neuronal wie genial: Das listige Gehirn und die listige Gesellschaft erzeugen gemeinsam die Illusion der Freiheit, weil sie etwas davon haben.

Aber auch diese Lösung hat ihren Haken – genauer gesagt gleich vier.

Der erste Haken: Einerseits betonen Gerhard Roth und Wolf Singer, dass der Mensch nicht mehr moralisch für seine Handlungen verantwortlich zu machen sei, weil er eben durch seine neuronale Vergangenheit bestimmt sei. Andererseits schreibt Wolf Singer:

> *»Die Gesellschaft darf nicht davon ablassen, Verhalten zu bewerten, sie muss natürlich weiterhin versuchen, durch Erziehung, Belohnung und Sanktionen Entscheidungsprozesse so zu beeinflussen, dass unerwünschte Entscheidungen unwahrscheinlicher werden [...].«*[128]

Aber wer oder was ist denn »die Gesellschaft«, die bestraft und erzieht? Hirnforscher denken sie sich offenbar als einen abstrakten, dem Menschen vorgegebenen Rahmen und nicht als etwas, das auf das aktive Zusammenleben der Menschen selbst gegründet ist. Eine fatale Konsequenz, die Erziehungsziele und Normen der anonymen Macht der jeweiligen gesellschaftlichen Verhältnisse überlässt. Roth spricht von einer Gesellschaft, die »sehr wohl in der Lage sein muss, durch geeignete Erziehungsmaßnahmen ihren Mitgliedern das *Gefühl der Verantwortung* für das eigene Tun einzupflanzen«[129]. Verantwortung – ein Zwang zur Illusion, um Strafe zu legitimieren?

Zweiter Haken: Auf der einen Seite behaupten Hirnforscher, die Illusion des freien Willens sei »nur« ein Produkt des Gehirns, auf der anderen Seite gilt sie »nur« als ein Produkt der Gesellschaft. Unklar bleibt, wie beides in Einklang miteinander gebracht werden kann.

Dritter Haken: Die neurowissenschaftlichen Kritiker fassen individuelle Erfahrung immer nur als passive Erfahrung auf, als in Nervennetzen kondensierte Wahrnehmungen von Erlebnissen. »Erfahrung machen« heißt aber genauso gut, aktiv mit sich, seinen Wahrnehmungen und seinen Lebensbedingungen umzugehen bzw. seine alten Muster in Frage zu stellen. Robert ist ja gerade dabei, eine solche aktive Erfahrung mit sich zu machen. Und er kann sich dabei neue Impulse verschaffen, etwa indem er mit seiner Freundin Susanne und anderen Freunden über die Situation spricht, sich konkrete Informationen über seinen neuen Job verschafft und Ähnliches mehr.

Vierter Haken: Auch wenn es so scheint, als wolle Gerhard Roth alles psychische Geschehen einfach auf Neuronen reduzieren, ist das so rigide gar nicht der Fall. Als ich ihn einmal in einem Interview fragte, ob er denn tatsächlich glaube, dass nicht der Mensch, sondern allein das Gehirn Entscheidungen treffe, machte er einen feinen Unterschied:

> *»Unser lebendes Gehirn hat eine Außenperspektive, nämlich diese Nervenzellen, die feuern oder anderweitig erregt sind, und die Innenperspektive, das psychische Geschehen. Es sind das Feuern der Neuronen und das psychische Geschehen, die eine Einheit bilden.«*

Wie kann aber das Gefühl der Freiheit und Verantwortung, das der inneren Perspektive des Bewusstseins entspringt, eine pure Illusion sein, wenn es eine solche Einheit zwischen dem Psychischen und dem Feuern der Neuronen gibt? Denn die bewusst erlebten Gründe, die jemand für eine Entscheidung anführt, sind ja genauso neuronal verankert wie alle anderen Faktoren, die unbewusst zu dieser Entscheidung geführt haben.

Es scheint fast so, als stürze man in noch schlimmere Qualen, wenn man versucht, Roberts Qualen zu verstehen. Als käme man aus den Widersprüchen und Ungereimtheiten nicht mehr heraus, wenn man sich einmal darauf eingelassen hat, die Willensfreiheit vom Gehirn her zu betrachten.

Aber – um das Ende vorwegzunehmen: Robert und alle Leserinnen und Leser dieses Kapitels werden ihre Gedankenqualen nicht umsonst durchleiden. Das Gehirn selbst liefert dafür die nötigen Hinweise.

Die Wirklichkeit der Illusion
Noch ein Rettungsversuch

Konzentriert blicken die Versuchspersonen auf den Monitor. In seiner Mitte wird ab und zu ein Pfeil eingeblendet, der zufällig mal nach links oder nach rechts zeigt. Innerhalb einer halben Sekunde sollen die Probanden per Knopfdruck seine Richtung angeben. Kinderleicht, sollte man meinen. Aber kurz bevor der zentrale Pfeil erscheint, blinken andere Pfeile auf dem Bildschirm verwirrend herum. Das zeigt Wirkung: Wenn die Verwirrpfeile in die entgegensetzte Richtung als der nachfolgende Zentralpfeil zeigen, drücken die Versuchspersonen häufiger auf den Knopf für die falsche Richtung. Aha, denkt man. Das Experiment des Teams um Yves von Cramon am Leipziger Max-Planck-Institut für Kognitions- und Neurowissenschaften beweist wieder einmal, wie leicht sich bewusste Aktionen beeinflussen lassen.

Aber das Forscherteam interessiert etwas anderes. Es untersucht, was im Gehirn geschieht, *nachdem* die Versuchspersonen eine falsche Richtungsabgabe für den Pfeil abgegeben haben. Das Ergebnis: Nach etwa 100 Millisekunden ist unter der Schädeldecke eine bestimmte EEG-Welle nachzuweisen, die – wie man aus früheren Studien weiß – einen Fehler anzeigt. Das Gehirn ist irritiert, weil es einen Konflikt zwischen Sollen (»Drück den Knopf für die richtige Richtung«) und Sein (»Das war der falsche Knopf«) entdeckt hat. Daraufhin werden bestimmte Hirnareale im Bewegungssystem aktiv und die Versuchsperson drückt eiligst ein zweites Mal auf den Knopf.

Im Gehirn ist offensichtlich ein interner Registrierungs- und Korrekturmechanismus für Fehler installiert. Die Nervennetze »rechnen« sozusagen damit, dass ihre Entscheidungen falsch sein können und überwachen sich daher selbst. Natürlich untersucht das beschriebene Experiment nur eine äußerst simple Bewegung – aber das hat es mit den meisten Experimenten, die den bewussten Willen widerlegen sollen, gemeinsam. Insofern lässt sich sagen: Das Gehirn produziert offenbar nicht nur automatisch und von innen heraus Reaktionen, sondern es ist bereits auf einer elementaren Ebene in der Lage, sich zu überwachen und gegebenenfalls Korrekturen einzuleiten. Das muss nicht immer funktionieren (und tut es auch nicht), aber auch andere Forschungsergebnisse zeigen, dass das Gehirn im vorderen mittleren Stirnhirn ein Überwachungssystem besitzt.[130] Es kann Unstimmigkeiten zwischen Wahrnehmung und Aktion oder zwischen der erwarteten Belohnung und den realen Folgen einer Handlung registrieren und ermöglicht es, getroffene Entscheidungen zu modifizieren.

»Das Gehirn« scheint demnach aktiv mit Erfahrungen umzugehen. Es »entscheidet« nicht nur aufgrund unmittelbarer Reizerfahrungen, sondern es entscheidet auch, indem es sozusagen Erfahrungen mit diesen Erfahrungen macht. Das hängt damit zusammen, dass der Mensch – mithin sein Gehirn – immer mit bestimmten Erwartungen, Vorgaben und Absichten an die Welt herangeht. Diese ermöglichen es ihm, nicht nur passiv, sondern auch aktiv auf die Reize der Umgebung zu reagieren. Werden diese Vorgaben enttäuscht, führt das zur Verunsicherung, sodass ein tastendes Suchen nach neuen Lösungen einsetzt: Erfahrung als innere Korrektur und Veränderung.

Lässt sich das wirklich so generell sagen? Das wollte ich in einem Interview mit Thomas Goschke wissen, dem Dresdner Psychologen, der – wie oben beschrieben – selbst Experimente zur unbewussten Beeinflussung von Entscheidungen durchgeführt hat. Zunächst fragte ich ihn, was er persönlich von der Behauptung mancher Wissenschaftler halte, dass es keine selbstbestimmten freien Handlungen gebe, weil immer unbewusste Faktoren im Spiel seien. Seine Antwort:

»Dass bestimmte dieser Einflüsse unbewusst ablaufen, bedeutet meines Erachtens nicht unbedingt, dass man gleich auch den Schluss ziehen muss, es gibt überhaupt keinen sinnvollen Begriff davon, dass wir selbstbestimmt handeln.«

»Aber«, fragte ich weiter, »wie kommt man dann um die Schlussfolgerung herum, dass bewusste Absichten und Intentionen nichts anderes sind als unmittelbare Produkte neuronaler und äußerer Determinanten?« Man müsse sich, sagte Thomas Goschke, Absichten und Intentionen eben in einer ganz bestimmten Weise vorstellen.

> »Nicht in dem Sinne wie in einem Billardspiel, dass eine bewusste Absicht, die ich habe, direkt eine Bewegung anstößt. Die Wirkung bewusster Intentionen ist möglicherweise vermittelter, indirekter. Wenn wir eine Absicht bilden, werden das kognitive System und das verhaltenssteuernde System in neuer Weise programmiert. Da muss nicht sofort etwas passieren, sondern das Programm tut erst etwas, wenn ein Reiz da ist. Eine Absicht zu fassen, versetzt mich in einen bestimmten Zustand, in bestimmter Weise zu reagieren, wenn ein Reiz kommt. Und insofern würde ich sagen, bewusste Absichten sind keine Illusion, sie haben schon eine kausale Wirkung.«

Ganz unabhängig davon also, ob Absichten, Ziele, Vorgaben oder Erwartungen selbst neuronal verankert sind: Sie ermöglichen es uns, in gewissem Maße selbstbestimmt auf die Reize, die in einer bestimmten Situation auf uns eindringen, zu reagieren. Damit sind wir nicht nur in der Lage, *flexibel* auf wechselnde Reizkonstellationen zu antworten. Wir können auch *entsprechend unseren Absichten* in verschiedenen Situationen auf gleiche Reize unterschiedlich reagieren. Unser Geist kann also gezielt verhaltenswirksam sein. Und dies geschieht offenbar dadurch, dass im frontalen Cortex bestimmte Absichten und Ziele aktiv aufrechterhalten und gegenüber andersartigen, störenden Reizen abgeschirmt werden. Was jemand will, wird hier sozusagen als Grundintention gegenüber konkurrierenden Einflüssen »durchgesetzt«.[131]

Das ändert zwar nichts an der Tatsache, dass Absichten und Ziele neuronal verankert sind, erlaubt es aber, in einer positiven Weise damit umzugehen: Wir können auf ein Gehirn bauen, dass bewusste Ziele bestärken und selbstreflexiv mit sich umgehen kann, indem es sich auf die eigenen inneren Prozesse bezieht. In den vorangegangenen Kapiteln über Gefühl, Rationalität und Bewusstsein ist ja bereits deutlich geworden, dass sich bewusste und rationale Prozesse zumindest in gewissem Ausmaß hemmend, selektierend und modulierend gegenüber emotionalen und unbewussten Prozessen im Gehirn behaupten können.

Erfahrung ist also auch neuronal gesehen mehr als nur bloße »Prägung«. Erfahrung besteht auch darin, dass man sich mit Hilfe seines Gehirns auf Vergangenes bezieht und aktiv mit den emotionalen Grundlagen des eigenen Verhaltens umgehen kann.

Dieser letzte Rettungsversuch der Willensfreiheit arbeitet also mit folgendem Argument: Natürlich sind wir nie völlig frei von unseren Emotionen, von den Einflüssen unserer Vergangenheit und auch nicht von den Reizen unserer Umwelt. Aber wir sind auch nicht völlig abhängig von ihnen, sondern können uns ihnen gegenüber bewusst in Distanz setzen.

Freiheit als *Prozess* der Selbsterfahrung und Selbstdistanzierung auf neuronaler Grundlage – dieses Programm lässt sich auch an den wichtigsten Entscheidungen verdeutlichen, die der Mensch zu treffen hat: an den moralischen Entscheidungen.

Die Freiheit des Gewissens

Auf einem Bahngleis rast ein Waggon auf fünf Gleisarbeiter zu. Aber *Sie* können noch eingreifen. Sie können eine Weiche umstellen, sodass der Waggon auf ein anderes Gleis fährt, auf dem sich nur ein Arbeiter befindet. Damit retten Sie fünf Menschen das Leben – indem sie den Tod eines einzelnen Menschen herbeiführen. Was werden Sie tun?
Mit solch schwierigen moralischen Situationen konfrontiert der Psychologe Joshua Greene an den Universitäten von Princeton und Harvard seit einigen Jahren Versuchspersonen, während sie in einem Magnetresonanztomographen liegen.

Angesichts dieser Situation entschieden sich die meisten Probanden relativ rasch dafür, die Weiche umzustellen. In einer anderen Versuchsreihe jedoch variierte Greene das Problem. Diesmal mussten die Versuchspersonen entscheiden, ob sie einen schweren Mann vor die Gleise stoßen würden, um den Waggon zu stoppen und die fünf Gleisarbeiter zu retten. Diesmal sagten die meisten Versuchspersonen dazu nach längerem Überlegen Nein. Dabei waren emotionale Zentren in ihrem Gehirn stark aktiv.[132]

Joshua Greene interpretiert diese Experimente so: In unseren emotionalen Hirnrealen sind uralte moralische Instinkte und Affekte verankert, die uns davon abhalten, jemanden – auch in guter Absicht – persönlich anzugreifen, zu verletzen oder gar zu töten. Diese moralischen Affekte reagieren schnell und spontan. Wenn wir dennoch aus rationalen Gründen genötigt werden, einen Menschen zu verletzen, dann müssen wir mit den kognitiven Arealen unseres Gehirns schwer gegen diese emotionalen Dispositionen ankämpfen. Das hat zur Folge, dass wir, derartig kämpfend, länger für eine Entscheidung brauchen als in Situationen, in denen wir in Übereinstimmung mit unseren inneren Affekten handeln.

Ein weiteres Experiment[133] von Joshua Greene konfrontierte die Versuchspersonen mit folgendem Szenario: Sie befinden sich im Krieg und haben sich mit Ihrem Baby und anderen Personen in einem Keller versteckt. Draußen streichen marodierende feindliche Soldaten herum. Da beginnt das Baby zu schreien. Es gibt nur zwei Möglichkeiten: Entweder Sie bringen Ihr Baby sofort zum Schweigen, auch auf die Gefahr hin, dass Sie es töten – oder die Soldaten werden auf Sie aufmerksam und töten Sie, Ihr Baby und alle anderen Personen im Keller.
Bei dieser Situation wurden die Versuchspersonen moralisch gezwungen, ihre emotionale Bindung an ihr Baby zu überwinden. Während sie über den Konflikt nachdachten, waren besonders solche Hirnreale aktiv, die mit rationalen und

kognitiven Aufgaben betraut sind. Zum Beispiel der dorso-laterale präfrontale Cortex, der innere Scheitellappen oder der vordere cinguläre Cortex.

Der vordere cinguläre Cortex ist immer dann aktiv, wenn es Konflikte zwischen verschiedenen möglichen Antworten auf eine Situation gibt. Joshua Greene geht daher davon aus, dass bei schwierigen moralischen Fragen der vordere cinguläre Cortex den Konflikt zwischen rationalen und emotionalen Lösungen feststellt und dann den dorsolateralen präfrontalen Cortex in Gang setzt. Dieser führt Kontrollmechanismen aus, die dazu führen, dass das rationale Nachdenken gegenüber in-stinktiven emotionalen Einflüssen eine Chance besitzt. Wobei allerdings auch dann wieder emotionale Hirnareale beteiligt sind, wenn eine Versuchsperson rational überlegt, ob es besser sei, einen Menschen für fünf andere zu opfern.

Für Joshua Greene bedeutet das: Moralische Urteile be-ruhen auf einer komplexen Mischung aus emotionalen Dis-positionen und rationalen Konstruktionen. Zunächst spielen emotionale Instinkte eine wichtige Rolle und werden schnell aktiviert. Wenn es aber um komplexe Situationen geht, in denen es nicht nur um das persönliche Schicksal eines Ein-zelnen geht, sondern um die beste Lösung für eine größere Anzahl von Menschen, dann spielt rationales Nachdenken eine gewichtige Rolle. Es geht dann um einen Kampf zwischen emotionalen und rationalen Arealen im Gehirn – ganz so, wie auch im zweiten Kapitel dieses Buches beschrieben. Die ratio-nalen Anteile können sich offenbar in diesem Kampf auch des-halb durchsetzen, weil sie selbst mit emotionalen Motiven gespeist sind. Rationalität und Emotionalität sind eben nicht unbedingt Gegensätze.

Das aber bedeutet: Zumindest bei schwierigen moralischen Entscheidungen wird der Konflikt zwischen inneren Disposi-tionen und bewussten Gründen argumentativ ausgetragen. Und auch wenn man nicht davon ausgehen kann, dass dabei alle unbewussten Faktoren und Dispositionen der Entschei-dung ins Bewusstsein geraten, lässt sich doch sagen: In solchen moralischen Konflikten können unbewusste Dispositionen des eigene Handelns *erfahren* werden. Das Gehirn ermöglicht es in diesen Fällen, dass der Mensch aktiv Erfahrungen mit sich selbst macht. Er erfährt, was an inneren Handlungsinstinkten in ihm steckt und welche Argumente ihm dazu in den Sinn kommen. Hinzu kommt: Einige der an moralischen Urteilen beteiligten Hirnregionen gehören just zu den neuronalen Arealen, die im Ruhezustand des Gehirns erstaunlich aktiv sind. Wie in Kapitel 4 und 5 deutlich wurde, führen diese Areale bereits dazu, dass wir im entspannten Zustand die Neigung besitzen, über uns selbst in Bezug auf unsere soziale Umgebung nachzudenken.

Offenbar spielt dabei aber auch die moralische Seite unseres Handelns eine Rolle. Wir fragen uns zum Beispiel: »Hab ich da recht gehandelt?«, oder: »Würde ich das eigentlich noch mal so machen?« Joshua Greene vermutet, dass unser Nachdenken über den Konflikt zwischen emotionalen Dispositionen und rationalen Gründen bei moralischen Urteilen nur eine gesteigerte Version dessen ist, was im entspannten Zustand in uns abläuft.[134] Wenn Robert sich also fragt: »Handle ich gegenüber meiner Lebensgefährtin und meinen Eltern recht, wenn ich das Karriereangebot annehme?«, dann kann er dabei vielleicht auf ähnliche Abwägungen zurückgreifen, die er früher ab und zu in entspanntem Zustand durchgespielt hat.

Es zeigt sich also erneut, dass das Gehirn darauf angelegt ist, Selbsterfahrung zumindest zu ermöglichen. Bewusstes Nachdenken kann sich gegen unbewusste oder vorbewusste Dispositionen durchsetzen und diese dabei erfahrbar machen. Die bewussten Gründe, die Robert für seine Entscheidung heranzieht, sind also nicht nur ein Resultat unbewusster neuronaler Vorgänge, sondern sie bedingen die Entscheidung auch mit. Insofern ist es nur konsequent, wenn Gerhard Roth zugesteht, dass die neuronalen Prozesse wie die Bewusstseinsprozesse eine Einheit bilden. Keine der beiden Seiten kann vernachlässigt werden.

Zugleich zeigen die Forschungsergebnisse von Greene und anderen, dass es kein spezielles System für moralische Entscheidungen im Gehirn gibt. Vielmehr werden Hirnareale benutzt, die insgesamt für »soziale Kognition« zuständig sind. Sie sorgen dafür, dass wir uns in andere Menschen hineinversetzen und psychische Zustände wie Absichten und Wünsche aus deren Gestik und Mimik ablesen.[135] Das bedeutet aber: Spätestens dann, wenn es um moralische Entscheidungen geht, ist »das Soziale« kein anonymer Background von Regeln oder Prinzipien, dem man passiv gegenübersteht, sondern der Bezug auf den Anderen ist ein integraler Bestandteil solcher Urteilsprozesse.

Auch das, was man »das Gewissen« oder – modern ausgedrückt – das »moralische Urteilsvermögen« nennt, bildet sich dementsprechend im Rahmen einer sozialen Praxis aus. Kinder eignen sich soziale Regeln und moralische Prinzipien in der Auseinandersetzung mit anderen Menschen individuell an. Insofern sind Vorstellungen wie die vom Menschen, der frei und verantwortlich moralische Urteile zu fällen hat, keine irgendwie abstrakt von außen in die Menschen hineinverpflanzte Idee, sondern etwas, was aus konkreter intersubjektiver Praxis erwächst.

Die Entwicklung des Gewissens – im Idealfall[136]

1. Mit zwei, drei Jahren entwickeln Kinder allmählich ein Gefühl dafür, was man darf und was man nicht darf. Sie beginnen, normorientiert zu handeln, und zeigen eine Art Stolz, wenn sie entsprechend einer Norm gehandelt haben. Die Inhalte der moralischen Normen sind daher abhängig von dem, was in einer bestimmten Kultur an sie herangetragen wird.

2. Im Alter von vier bis fünf Jahren begreifen Kinder, was moralische *Regeln* sind. Sie können dezidiert sagen: »Stehlen darf man nicht«. Wenn es aber darum geht, Situationen selbstständig zu beurteilen, orientieren sie sich weniger an diesen Regeln als an unmittelbaren Motiven, Wünschen und Bedürfnissen. Moralisches

Wissen und Fühlen klaffen noch auseinander. Scham und Schuld empfinden sie erst dann, wenn die Reaktionen anderer Menschen sie dazu veranlassen.

3. Später lernen die Kinder über die Auseinandersetzung mit anderen Menschen, moralische Regeln auch für sich selbst zu akzeptieren und als sinnvoll anzuerkennen. Im Alter von etwa zehn Jahren haben sie dann eine moralische Motivation aufgebaut, das heißt, sie können begründen, warum sie in einem Fall motiviert sind, eine moralische Regel zu befolgen, in einem anderen Fall aber nicht. Insofern ist die Entwicklung des Gewissens – als Wissen um moralische Prinzipien und als Fähigkeit zur individuellen Begründung moralischer Urteile – etwa um das 10. Lebensjahr herum abgeschlossen.

4. Ab dem 11. Lebensjahr verlieren Kinder dann teilweise wieder ihr soziales Gespür, sie werden unsicher und stellen vieles in Frage. Das hängt mit dem Einstieg in die Pubertät zusammen, in der Umstrukturierungen des Gehirns stattfinden. Dabei werden vorübergehend auch Hirnregionen geschwächt, mit denen die Jugendlichen die Gefühle anderer Menschen und soziale Situationen einschätzen. Nach Jahren der Gereiztheit und der intensiven Suche nach neuer Orientierung haben sich diese Fähigkeiten spätestens bis zum 18. Lebensjahr neuronal wieder neu organisiert. Die Fähigkeit zum moralischen Urteilen ist jetzt mit einem individuellen Netzwerk der sozialen Wahrnehmung und intersubjektiven Sensibilität im Gehirn verbunden.

Das Gewissen ist nicht – wie man in früheren Zeiten glaubte – die Stimme Gottes oder einer objektiven Vernunft. Die Bildung des Gewissens beruht vielmehr auf einer sozialen Praxis, in der sich der Einzelne die Normen und Prinzipien einer Gesellschaft individuell aneignet. Das führt dazu, dass bestimmte Normen und Prinzipien in den Verschaltungsmustern des Gehirns fest verankert werden. Das Gewissen ist aber auch das Produkt einer emotionalen wie rationalen Auseinandersetzung mit den eigenen Impulsen, sozialen Regeln und mit dem Verhalten anderer Menschen. Insofern ist das Gewissen eine Art Modellfall für verantwortungsvolles und autonomes Entscheiden überhaupt. Es zeigt, dass im eigenen Selbst begründetes und motiviertes Handeln eng mit sozialer Interaktion zusammenhängt.

Bilanz: Realistische Autonomie – Willensfreiheit als Praxis

Für eine Interpretation des menschlichen Gehirns, die der Freiheit eine Chance lässt, sprechen also zusammengefasst folgende Argumente: Entscheidungen sind nicht nur das Produkt unbewusster neuronaler Verrechnungen, sondern bewusstes, rationales Nachdenken spielt zumindest eine mitgestaltende Rolle. Wenn wir bewusst reflektieren, so hat das zur Folge, dass wir aktive Erfahrungen mit dem machen, was ansonsten »nicht bewusst« in den Hirnverschaltungen sitzt. Das gilt vor allem für komplizierte Entscheidungen, in denen zeitraubende Abwägungsprozesse stattfinden. Ein solches Abwägen zwischen den eigenen Emotionen, Handlungen und Werten findet aber ganz undramatisch und »im Kleinen« wohl auch im »entspannten Gehirn« statt. Wir arbeiten also im Großen und Kleinen immer wieder an unseren Präferenzen sowie an unseren Maßstäben für gutes und richtiges Handeln und verändern uns dabei. Das geschieht auch dadurch, dass wir mit anderen Menschen über unsere Ziele, Absichten und Handlungen kommunizieren.

Wenn man zu diesen Einsichten noch Gerhard Roths Eingeständnis hinzufügt, dass subjektives Erleben zwar an neuronale Aktivität gebunden, aber nicht völlig auf diese reduzierbar ist, dann lässt sich menschliche Willensfreiheit in differenzierter Weise verstehen. Nämlich so, dass sie sowohl mit der Hirnforschung als auch mit der persönlichen Erfahrung verträglich ist und zudem jede mechanistische Auffassung der Beziehung zwischen Individuum und Gesellschaften unterläuft.

Peter Bieri, Philosoph an der Freien Universität Berlin, hat vor wenigen Jahren ein solches Konzept der menschlichen Willensfreiheit vorgelegt.[137] Für Bieri ist Willensfreiheit eine Art geistige Praxis, ein Handwerk, das man lernt, indem man sich immer weiterentwickelt. Willensfreiheit ist für ihn eng verschwistert mit Selbsterkenntnis. Man könnte so weit gehen zu sagen: Willensfreiheit ist der *Prozess* der ständigen Selbsterfahrung. Die Autonomie eines Menschen wird umso größer, je besser er sich kennen lernt, und umso kleiner, je weniger er von sich weiß. Er wird umso mehr zu einem individuellen Ich, je besser es ihm gelingt, eine solche Autonomie zu erringen.

Wer frei und selbstbestimmt entscheiden will, muss sich auch über seine unbewussten Strebungen und Fantasien Rechenschaft ablegen. Robert ist genau in dieser Situation: Er erkundet seine inneren Wünsche und Präferenzen, weil er an einer wichtigen Weggabelung seines Lebens steht. Dabei steht er unter Stress: Die Herausforderung, die ihm unter die Haut geht, führt dazu, dass sein Gehirn erregt wird und Botenstoffe wie Cortisol ausgesendet werden, die alte Nervenverschaltungen lockern und den Aufbau neuer Verschaltungen erleichtern. Robert kann nun eine Lösung für das Problem suchen und sie in seinem Gehirn verankern.[138] Er macht eine neue, tiefe Erfahrung. Dass er das neue Wissen um sich selbst nur auf Grund seiner neuronal verankerten Vergangenheit erlangen kann, tut nicht allzu viel zur Sache. Denn Freiheit besteht ja darin, sich gerade mit dieser Vergangenheit auseinander zu setzen.

Da sich Roberts Selbstbild im Laufe seiner Lebensgeschichte ändert und es zahlreiche, nur schwer einsehbare Facetten besitzt, ist auch die Selbstbestimmung – mithin der freie Wille – nie abgeschlossen. Willensfreiheit kann man nicht »haben«, sondern immer nur »praktizieren«. Sie ist keine einfache Beziehung zwischen einem vorgegebenen »Selbst«, zwischen fixen personalen Präferenzen und aktuellen Entscheidungen, sondern sie ist in einer sich ständig fortentwickelnden psychischen Struktur begründet, aus der heraus sich immer neue Entscheidungen bilden, die wiederum das Selbst konstituieren. Es gibt daher weder ein fixes, absolutes Ich noch absolute Freiheit. Persönliche Willensfreiheit ist eher ein Ideal. Insofern ist sie zwar fragil und flüchtig, aber keine pure Illusion. Roberts »Selbst« existiert nicht unabhängig von den Vorgaben und Aktivitäten seiner aktuellen Hirnzustände. Da diese Hirnzustände aber selbst die Spannungen und Widersprüche seines bisherigen Lebens in sich tragen, kann er – wiederum bedingt durch Hirnprozesse – über die Diskrepanzen dieser Zustände nachdenken und wird durch sie dazu getrieben, sich weiterzuentwickeln. In diesem Vorgang steckt die Chance der Freiheit: Robert bleibt kein bloßer Sklave seiner bisherigen Vergangenheit, sondern kann mit Hilfe seines Bewusstseins an seiner Zukunft mitgestalten.

Welchen Stellenwert besitzen dann aber die sozialen Bedingungen der Willensfreiheit? Das Gehirn ist nicht nur, wie die Hirnforscher zugestehen, in sich sehr flexibel und komplex. Es kann nicht nur zwischen den Arealen für Erinnerung, aktuelle Wahrnehmung, Fühlen, Fantasieren oder Sprache »hin- und herschalten« und daraus Vermutungen oder Denkmöglichkeiten entwickeln, sondern es ist auch normativ so geprägt, dies unter der internen Vorgabe zu machen, einen persönlichen autonomen Willen zu entwickeln – jedenfalls in den meisten Kulturen.

Insofern ist es richtig, wenn Gerhard Roth oder Wolfgang Prinz sagen, dass der freie Wille ein Produkt des Gehirns *und* ein Konstrukt sozialer Praxis sei. Aber diese soziale Praxis hat sich derart intensiv in die Hirnstrukturen eingegraben, dass sie keineswegs ein zweitrangiger Faktor ist. Willensfreiheit ist mehr als »*nur*« eine soziale Fiktion oder Institution. Sie *ist* eine psycho-soziale Praxis, die sich neuronal etabliert hat.

Je mehr daher die Fähigkeit zur Selbstbestimmung in einer Kultur gefördert wird, desto stärker bilden sich die entsprechenden Verschaltungsmuster in den Gehirnen aus. Je stärker ein Kind gefördert wird, über sich selbst nachzudenken, Alternativen durchzuspielen und gemäß seinen eigenen Ansichten zu handeln, desto stärker werden seine Hirnzentren trainiert, die mit Willensfindung und Willensstärke zu tun haben.

Die Entwicklung eines eigenen, autonomen Willens ist immer schon auf die soziale Anerkennung durch andere angewiesen. Gründe für das eigene Handeln wird Robert dann besser für sich selbst akzeptieren, wenn auch Susanne und seine Eltern sie gut finden. Bezeichnenderweise geraten die Hirnforscher, die das leugnen und den freien Willen insgesamt begraben möchten, in einen Widerspruch mit sich selbst.[139] Denn sie versuchen ja, andere Menschen von dem uralten Glauben abzubringen, sie wären frei – sie müssen aber ihrer eigenen Auffassung nach voraussetzen, dass diese Menschen nur an den freien Willen glauben, weil ihnen ihr Gehirn das vorgibt. Der Appell der Hirnforscher an die *persönliche* Einsichtsfähigkeit der Kontrahenten steht damit in Widerspruch zu ihrer Annahme von der prägenden Kraft des *Gehirns*. Es ist wieder ein Hase-und-Igel-Spiel, doch diesmal umgekehrt: Der Hase, das sind die Neuronen, und die Gründe und Argumente rufen: Wir sind schon da und tauschen uns aus!

Die individuelle und die soziale Praxis der Willensbildung fügen sich dementsprechend zu einer Einheit zusammen, deren Folgen sich in Gehirnstrukturen niederschlagen.

Revolutioniert ein solches Autonomieverständnis unser Menschenbild? Ja und Nein.

Ja, insofern wir uns noch Illusionen über die Willensfreiheit machen. Denn die Vorstellung, dass wir uns völlig unabhängig von unserer eigenen Natur und unseren sozialen Bedingungen entscheiden, uns sozusagen über sie erheben können, ist im Licht der Hirnforschung endgültig nicht mehr zu halten. Wir entscheiden immer auf dem Fundament unserer Vergangenheit und unserer Umwelt und damit auch aufgrund von Faktoren, die wir selbst nie vollständig beeinflussen und erfassen können. Diese Entscheidungsgrundlagen gibt uns unser Gehirn als Produkt unserer jeweiligen Vergangenheit vor.

Nein, wenn man daraus folgert, dass Freiheit nur eine Fiktion ist. Sie ist mehr als das, und trotzdem müssen wir uns ganz illusionslos mit einem sehr engen Verständnis von Willensfreiheit anfreunden. Michael Pauen spricht etwa von einem »Minimalkonzept« von Freiheit, Peter Bieri und andere von »bedingter Freiheit«. Willensfreiheit besteht in der permanent von Widerständen, Irrtümern und Qualen bedrohten Anstrengung, die eigene Vergangenheit zu erkunden und dadurch die eigene Neuro-Natur zu bearbeiten. Da diese Neuro-Natur aber sehr komplex ist, taucht das Gefühl »Das will ich wirklich, ich bin mir da völlig sicher« gerade bei schwierigen Fragen nur selten auf. Und wenn Robert sich schließlich entscheidet, weiß er vielleicht erst Wochen später, ob dieses Gefühl nicht doch getrogen hat. Freiheitserleben, meint daher Peter Bieri, hat viel mit Glück zu tun. Zum einen, weil es selten ist, zum anderen, weil es dann, wenn es doch eintritt, zu dem positiven Selbstgefühl beiträgt, ein sinnvolles Leben zu führen. Die Struktur des Gehirns jedenfalls macht diese Erfahrung zwar nicht leicht, aber sie macht sie eben auch nicht unmöglich. Roberts Qualen sind also nicht umsonst.

Mit dieser Idee der Willensfreiheit muss man keinesfalls auf Schuld und Verantwortung verzichten. Schuld und Verantwortung beziehen sich darauf, dass der Einzelne den Anderen anerkennt und von ihm anerkannt werden soll. Schuld bezieht sich auf die Einsicht, dass jeder, der gegen den Anderen handelt, auch gegen die Bedingungen seiner eigenen Freiheit verstößt. Jede Gerichtsverhandlung dient letztlich dazu, festzustellen, wie autonom ein Mensch in einer bestimmten Situation tatsächlich war, wieweit er also tatsächlich verantwortlich, schuldig und sühnefähig und resozialisierbar ist.

Diese Praxis ist natürlich ständig verbesserungswürdig. Die Hirnforschung kann dabei helfen herauszufinden, wann Menschen nicht mehr schuldfähig sind, indem sie ihre Erkenntnisse über neurochemische Beeinträchtigungen von Willensentscheidungen vorantreibt.[140] Aber es hieße, die Möglichkeiten der Autonomie in unverantwortlicher Weise einzuschränken, wenn man auf Begriffe wie Willensfreiheit, Schuld, Verantwortung und Sühne verzichten würde. Denn Willensfreiheit entfaltet sich nur in dem Maße, wie sie in einer Gesellschaft eingefordert und praktiziert wird. Es geht darum, ständig die Voraussetzungen dafür zu verbessern, dass jeder Einzelne selbstverantwortliches Selbsterkennen und Handeln im Umgang mit anderen *praktizieren* kann. Etwa durch eine Bildung und Erziehung, in der Kinder und Jugendliche auch schon früh lernen, sich selbst zu erkennen – und durch eine lebendige Demokratie, die eine reale Mit-Bestimmung über die sozialen Lebensbedingungen ermöglicht.

Im Prinzip jedenfalls trägt der Mensch und nicht »sein Gehirn« die Verantwortung für sein Handeln. Und »die Gesellschaft« ist dafür verantwortlich, dass er diese ausüben kann.

Fazit: Gehirn oder Seele?

Lange Zeit hatten die Menschen in den Zellenhimmel geschaut und ihre Methoden dabei immer weiter verfeinert. Ein unübersehbares Meer von Daten hatte sich angehäuft, Theorie hatte sich an Theorie gereiht. Dann kam die Zeit, als die Menschen mit Erstaunen feststellten, dass sich die Daten nicht zu einem Ganzen fügen ließen und dass ihre Theorien vom Zellenhimmel sich zum Teil widersprachen. Den Menschen ging so allmählich auf, dass die Muster des Zellenhimmels nichts anderes waren als der komplexe Spiegel ihrer selbst. So fanden sie im Himmel der Neuronen zu sich selbst zurück – und entdeckten ihren Zauber.

✦

Was für ein Fazit ist nach dieser Reise durch den Zellenhimmel zu ziehen? Die obigen Zeilen deuten schon an, dass der Autor nicht an eine endgültige Entzauberung des Menschen glaubt. Woran glaubt er dann? Wie im ersten Kapitel schon angekündigt wurde, soll hier weder etwas proklamiert noch eindeutig prognostiziert werden. Es geht darum, Menschenbild-Alternativen, die in der Hirnforschung angelegt sind, gegeneinander abzuwägen und vor Fehlschlüssen und -entwicklungen zu warnen.

Rekapitulieren wir also noch einmal die Ergebnisse der vorherigen Kapitel: Welches Bild der psychischen Vorgänge im Menschen zeichnet sich in der Hirnforschung ab und für welches Menschenbild sprechen sie?

- *Verstand und Gefühl:* Neuronal gesehen beruht die Rationalität des Menschen auf starken emotionalen Grundlagen, ist aber nicht deren bloßes Instrument. Gefühle werden schnell und massiv vom Gehirn produziert. Sie beeinflussen körperliche Vorgänge und auch unser Denken und bilden damit das erste Fundament für Entscheidungen und Handlungen. Da Gefühle selbst aber auch kognitive Anteile besitzen, also Bewertungen und Aussagen über »die Dinge« enthalten, auf die sie sich beziehen, können die rationalen Systeme des Gehirns durchaus auf sie zurückwirken. Es existiert ein Kampf um Einfluss, um Stoffwechselanteile im Gehirn. Rationalität hat insofern eine Chance, beim Denken, Entscheiden und Handeln wirksam einzugreifen.
- *Bewusstes und Unbewusstes:* Neuronal gesehen muss man sich von der Vorstellung verabschieden, dass es »das Bewusstsein« und »das Unbewusste« als dinghafte Substanzen gibt, die sich wie zwei klar voneinander getrennte Schichten gegenüberstehen. Beide sind vielmehr als zwei parallel arbeitende *Zustände* oder *Vorgänge* des psychischen Erlebens aufzufassen. Unbewusste Vorgänge bilden dabei das Fundament unserer Psyche: Vieles von dem, was wir aktuell tun und was unserer Persönlichkeitsstruktur zu Grunde liegt, ist unserem Bewusstsein nicht (direkt) zugänglich, es steckt sozusagen nur in unserem Körper bzw. in den Verschaltungsmustern unseres Gehirns. Bewusste Vorgänge sind dennoch nicht ohnmächtig: Sie können an der Gesamtverfassung des Netzwerks der Neuronen mitkomponieren, die unserem psychischen Erleben zu Grunde liegen. Und zwar indem der Mensch mit Hilfe seines Bewusstseins Fantasien, Wünsche und Gedanken, die aus diesem Netzwerk aufsteigen, immer aufs Neue »bedenkt«. Und indem er über Handlungsresultate und über die Kommunikation mit anderen Menschen ein Feedback über das erhält, was ihn bisher unbewusst »getrieben« hat.
- *Das Ich:* Neuronal gesehen gibt es keine einheitliche geistige Substanz, die »das Ich« verkörpert. Vielmehr existieren vielfältige Einheitsleistungen eines mehrfach im Gehirn

verkörperten »Ich-Sinns«. Diese Einheitsleistungen beziehen den Körper, die Handlungen, die Erinnerungen oder Gedanken eines Menschen immer auf eine einheitliche Perspektive. Sie haben daher, obwohl sie jeweils für sich neuronal gestört sein können, etwas Gemeinsames: Sie beziehen verschiedene Aspekte körperlicher und geistiger Vollzüge auf ein inneres, stabiles Zentrum, das seinen Kern im »Körper-Selbst« hat: auf »mich selbst«. Diese »Ich-Perspektive« ist auch auf spezifische Art und Weise im Gehirn verankert. Diese verschiedenen Einheitsleistungen werden von den Neuronen mitsamt der zentralen Ich-Perspektive permanent erzeugt und mit Hilfe des autobiographischen Gedächtnisses und Erzählens inhaltlich mit einer persönlichen Identität »gefüllt«. Insofern ist das Ich oder Selbst zunächst zwar »nur« ein geistiges *Modell* dessen, was im Gehirn und im Körper abläuft. Weder die grundsätzliche Einheitsleistung des Ich-Empfindens noch das Erleben persönlicher Identität sind aber reine Illusionen – eben weil sie auf ein *reales* körperliches Einheitsgefühl zurückgehen, weil sie normalerweise *permanent* neuronal produziert und weil sie darüber hinaus im *intersubjektiven* Zusammenspiel mit anderen Menschen aufgebaut und aufrechterhalten werden. Das Ich ist zwar wandelbar, aber real, da seine formalen Bedingungen körperlich-neuronal produziert werden und seine inhaltliche Ausprägung sozial gefordert wird.

• *Der soziale Mensch:* Neuronal gesehen ist die soziale Orientierung des Menschen insofern in seiner Natur verankert, als es Spiegelneuronen, Simulationsneuronen und »kommunikative Neuronen« gibt, die den Menschen spontan und intuitiv auf den anderen Menschen verweisen und mit ihm verbinden. Allerdings beruht Intersubjektivität immer auch auf der Interpretation körperlicher und sprachlicher Signale unserer Mitmenschen. Sie ist also in komplexen sozialen Situationen auf rationale Deutungsarbeit angewiesen, die das Zusammenspiel der geistigen Absichten und Interessen der beteiligten Subjekte innerhalb der jeweiligen Situationen und Institutionen durchleuchtet. Insofern bedeutet die »soziale Orientierung« des Gehirns nicht, dass sich der Mensch auch sozial verhält. Sie besagt nur, dass ein Mensch in der Lage ist, andere Menschen als Wesen zu erfassen, die sich mit der gleichen neuronalen und geistigen Ausstattung auf ihn beziehen wie er sich auf sie. Wie »sozial« diese Beziehung tatsächlich ausfällt, wird erst auf der Ebene realer Erfahrungen, Denkprozesse und Interaktionen entschieden.

- *Freiheit und Moral:* Neuronal gesehen gibt es keine absolute Freiheit in dem Sinne, dass sich ein Mensch völlig von seiner Vergangenheit und seinen natürlichen wie sozialen Voraussetzungen lösen kann. Moralische Entscheidungen werden zudem oft durch fest im Gehirn verankerte emotionale Dispositionen beeinflusst. Dennoch kann der Mensch durch »Bewusstseinsarbeit«, Selbsterkundung und Argumentation in relative Distanz zu seinen eigenen Voraussetzungen treten und sie »selbstbestimmend« mitgestalten. Der Mensch wird zwar grundlegend, aber doch nicht vollständig durch seine Neuronen geprägt: Er prägt deren Verschaltungsmuster auch mit.

Zusammengefasst heißt dies: Das Gehirn legt zwar fest, dass der Mensch wesentlich durch emotionale und unbewusste Vorgänge sowie durch die in seinen neuronalen Verschaltungen kondensierte Vergangenheit beeinflusst wird – aber durch rationales Nachdenken, bewusstes Reflektieren und Kommunikation mit anderen Menschen kann er in den Kreislauf seiner »Selbst-Bildung« eingreifen. Im Vergleich zu traditionellen, verstandesorientierten Menschenbildern werden also der Körper, die Gefühle, das Unbewusste, das erinnernde Geschichten-Erzählen sowie soziale und moralische Intuitionen stark aufgewertet – aber seine bewussten, rationalen und kommunikativen Fähigkeiten versetzen den Menschen doch in gewissem Maße in die Lage, die neuronalen Verschaltungen, von denen aus er die Welt betrachtet, zu beeinflussen.

Insofern spräche die Entwicklung innerhalb der Neurowissenschaften eher dafür, dass sich das in Kapitel 1 beschriebene

»andere«, differenzierte Menschenbild der Hirnforschung (siehe S. 25 ff.) durchsetzen wird: Der Mensch ist dort nicht einfach nur ein Neuronenwesen, sondern ein Wesen, dessen Gehirn ihn dazu animiert, vielfältige Wechselbeziehungen zwischen verschiedenen psychischen Fähigkeiten, seinem Körper und seiner sozialen Umwelt einzugehen und sich mit Hilfe dieser zu entfalten. Der menschliche Geist entwickelt sich im Wechselspiel zwischen Hirn, Körper und sozialer Umwelt.

Manche Leserinnen und Leser werden jetzt einwenden, dass die Feststellung, der Mensch entfalte sich innerhalb der Beziehungen zwischen Geist, Körper und sozialer Umwelt, nicht allzu revolutionär ist. Das ist einerseits richtig, denn natürlich ist diese Idee nicht neu, und sie wurde von den Hirnforschern weder erfunden noch als Programm richtig entfaltet. Andererseits sollte man die Bedeutung dessen, was die Hirnforschung zu dieser Idee hinzufügt, nicht unterschätzen: dass eben all diese Wechselbeziehungen über das Gehirn vermittelt sind. Denn mit dem Gehirn erhält die »Wechselbeziehungstheorie« vom Menschen ein empirisches Fundament, das ihre Überzeugungskraft gravierend stärkt. Denn das Gehirn selbst beruht ja intern auf einem komplizierten Beziehungsgeschehen. Es existiert als ein komplexes Netzwerk aus verschiedenen Arealen, die unterschiedliche psychische Fähigkeiten repräsentieren und die interaktiv aufeinander bezogen sind, indem sie untereinander permanent neuronale Signale austauschen. Dieses Netzwerk verkörpert nicht nur einen riesigen Spielraum an Verschaltungs- und damit an Entscheidungs- und Entwicklungsmöglichkeiten, sondern es ermöglicht in vielfacher Weise auch »Selbstreflexion«: den Rückbezug auf das, was gerade in bestimmten Arealen abläuft.

Mit diesem Netzwerk-Modell des Gehirns lässt sich daher ein traditionelles Bild vom Aufbau des Geistes überwinden, das diesen schematisch in Schichten und Substanzen aufteilt und damit eigentlich nicht recht zu der Auffassung passt, dass sich der Mensch in komplexen Wechselbeziehungen bildet und entfaltet. Geist beruht nach der differenzierten neurowissenschaftlichen Sicht auf komplexen Wechselbeziehungen zwischen verschiedenen Kräften: Bewusstes und Unbewusstes sind zwei parallel am psychischen Geschehen »arbeitende« Kräfte, deren Auseinandersetzung zu unterschiedlichen Resultaten führen kann. Ähnlich sieht es mit der Beziehung zwischen Verstand und Gefühl aus. Es gibt also keine einfache Dominanz der einen Schicht über die andere, sondern es wird immer wieder in bestimmten Situationen neu austariert und »ausgekämpft«, wie emotional oder rational, bewusst oder unbewusst, ich- oder sozialorientiert der Mensch seine Aufgaben angeht. Die unbewussten und emotionalen Prozesse haben dabei den Vorteil, dass sie meist zuerst kommen – die rationalen und bewussten Prozesse jedoch können rückwirkend Einfluss nehmen und über die aktuelle Situation »hinausdenken«.

Mit einer solchen Sicht der Dinge können die Ergebnisse der Hirnforschung auch dazu verhelfen, die schematische Trennung zwischen Natur und Geist aufzulösen, die dem klassischen Menschenbild zugrunde liegt: Der menschliche Geist ist eben in gewissem Sinne immer auch Natur, sprich, er ist in neuronalen Verschaltungsmustern »objektiviert«. Er kann sich nur auf dieser Grundlage entfalten und weiterentwickeln, indem er durch Reflexion und Kommunikation auf seine neuronalen Grundlagen zurückwirkt. Insofern ist der Geist immer ein bedingter Geist – selbst wenn er sich in Fantasien, Spekulationen und Utopien verliert.

Mit dem Konzept neuronaler Netzwerke, das Natur und Geist sowie Einheit und Vielheit verbindet, ließe sich auch der Gegensatz zwischen dem alten Menschenbild der klassischen Moderne und postmodernen Strömungen vom Ende des letzten Jahrhunderts überwinden. Während das klassische Menschenbild das Bewusstsein, das Ich oder den freien Willen als feste Substanzen auffasste, tendierte die Postmoderne dazu, diese Substanzen völlig aufzulösen, und interpretierte sie als relativ beliebig konstruierbare und veränderbare Fiktionen oder Konstrukte. Seitdem geht zum Beispiel – teilweise von Hirnforschern gestützt – immer aufs Neue der Slogan um, wir sollten und könnten unser Ich ständig »neu erfinden«. Mit Hilfe der differenzierteren Einsichten der Hirnforschung lassen sich nun zwar ebenfalls die Substanzauffassungen vom Ich, vom freien Willen oder von der Einheit des Bewusstseins als Fiktion kritisieren – gleichzeitig wird diese Fiktion aber als *notwendige* Illusion, das heißt als vom neuronalen Apparat notwendigerweise erzeugtes psychisches Geschehen aufgefasst. Eine solche »notwendige Illusion« ist aber eben keine »wirkliche Illusion« und keine beliebig gestaltbare Fiktion: Sie ist nur insofern eine Illusion, als dem Glauben, dass beispielsweise das Ich eine feste Substanz ist, keine nachweisbare Realität entspricht. Sie ist aber in dem Sinn keine Illusion, als die Einheitsleistungen, die man dem Ich zuschreibt, neuronal produziert werden. Und im Unterschied zu einer Fata Morgana, bei der spezielle äußere Sinnesreize auf das Gehirn einwirken müssen (der Himmel wird auf einer unter einer kalten Luftschicht liegenden warmen Luftschicht gespiegelt, sodass die Illusion von Wasser am Boden erzeugt wird), wird das Ich-Empfinden kontinuierlich und »von innen heraus« erzeugt. Darüber hinaus ist das individuelle Ich einer Persönlichkeit deshalb nicht »beliebig konstruierbar«, weil die Persönlichkeit auf einem inneren Fundament impliziter Erinnerungen und vergangener Erfahrungen ruht, die nicht einfach ignoriert werden können.

Insgesamt legt der differenzierte Menschenbildentwurf in den Neurowissenschaften also nahe, das Gehirn nicht als in sich geschlossene und sich selbst organisierende Maschine zu begreifen, sondern als ein für Erfahrung offenes, intersubjektiv orientiertes, materielles System: Der Gegensatz zwischen Neuronalem und Sozialem wird genauso aufgehoben wie der zwischen Natur und Geist. Der Mensch *ist* Neuron *und* Interaktion, Materie *und* Reflexion.

Wesentlich für diese differenzierte Sicht der Dinge ist die schon im ersten Kapitel geschilderte Identitätsbehauptung über die Beziehung zwischen materiellem Gehirn und Geist. Es kann nicht oft genug wiederholt werden, dass diese eben nicht besagt, Geist sei nichts anderes als neuronale Materie. Vielmehr versteht sie Gehirn und Geist als zwei verschiedene Perspektiven eines einzigen Zusammenhangs. Für die Identität von Neuronen und Geist spricht vor allem, dass ohne neuronale Aktivität keine geistigen Leistungen beobachtbar sind. Dafür, dass Geist trotzdem nicht einfach auf neuronale Materie reduzierbar ist, spricht vor allen Dingen, dass keine Erkenntnis des Gehirns ohne geistige Aktivität und geistvolle Praxis möglich ist: Das Bild von unserem Gehirn ist mit Hilfe von Apparaten, Methoden, Wahrnehmungen, Gedanken und des Austauschs von Argumenten entstanden, und selbst die Aussage, dass Geist und Gehirn miteinander identisch seien, ist geistiger Art. Nimmt man beides zusammen, bleibt die spannungsreiche Aussage übrig, dass die Einheit zwischen Gehirn und Geist immer einen Unterschied einschließt. Manche Philosophen schließen daraus, dass es eben doch einen gewissen Dualismus gebe: zwar keinen zwischen verschiedenen *Substanzen* des Geistes und der Materie, jedoch einen zwischen verschiedenen *Eigenschaften* oder *Polen* des Materiellen und des Geistigen. Das besagt aber im Grunde – sieht man von philosophischen Feinheiten ab – auch nichts anderes als das, was in der differenzierten Identitätstheorie zur Sprache kommt, wenn sie von zwei verschiedenen *Perspektiven* spricht.

Das differenzierte Menschenbild im Rahmen der Hirnforschung steht und fällt im Grunde damit, dass diese paradoxe und zwiespältige Einheit von Gehirn und Geist ernst genommen und nicht durch ein einfaches Ist-gleich-Zeichen ersetzt wird. Mit anderen Worten: Es muss erlaubt sein, bei der Frage, welchen Aspekt dieser Einheit man für eine bestimmte Analyse ins Zentrum stellt und gemäß seiner eigenen Logik untersucht und benutzt, hin- und herzukippen: entweder den des materiellen Aspekts des Gehirns oder den der Bedeutungen und des subjektiven Erlebens von Geist und Psyche. Insofern gibt es dann zwar immer bestimmte neuronale Mechanismen, die festlegen, wie Gedanken, Wünsche oder Erinnerungen entstehen können, und man kann aus dem Studium dieser Mechanismen viel über den Geist lernen. Aber es ist eben nicht »das Gehirn«, das wünscht, reflektiert, vergleicht, denkt oder sich erinnert, sondern das ist die menschliche Person, die aufgrund ihrer besonderen materiellen Ausstattung geistig tätig ist. Als »Person« ist der Mensch insgesamt eine spannungsreiche Einheit aus den körperlichen und geistigen Eigenschaften, aus neuronaler Aktivität und psychischem Erleben.

Diese Einstellung ist nicht mit einer neuen Variante des Dualismus oder eines »relativen Dualismus« zu verwechseln! Denn mit der »Identitätsauffassung der zwei Perspektiven« ist die Möglichkeit verschlossen, sich sozusagen beliebig von der Seite der materiellen Natur oder der Seite des Geistes »herausnehmen« zu können, was einem gefällt. Beide Seiten sind nun grundsätzlich – auch wenn man »kippt« – und als kritisches Korrektiv der jeweils anderen ernst zu nehmen. Dass heute populär-wissenschaftliche Darstellungen der Hirnforschung einen Boom erleben, ist das erste Zeichen dafür, dass sich diese Einstellung in das öffentliche Bewusstsein einzugraben beginnt.

Allerdings ist es nicht ausgemacht, dass der Trend der Hirnforschung zukünftig unaufhaltsam in Richtung einer solchen differenzierten Auffassung des Zellenhimmels verläuft. Diese Entwicklung kann selbst ständig kippen. Denn jeder erfolgreiche technische Eingriff in das Gehirn, jeder gelungene Versuch, Substanzen oder Methoden herzustellen, die Funktionen des gesunden Gehirns verbessern oder solche des kranken Gehirns »reparieren«, wird die Neigung der Hirnforscher und auch der breiten Öffentlichkeit verstärken, doch wieder nur die materielle Seite unserer Gehirn-Geist-Identität in den Vordergrund zu stellen. Das wird dann auch dazu führen, dass erneut Theorieangebote gemacht werden, die den Menschen als komplizierte neuronale Maschine auffassen. Insofern ist all denen zuzustimmen, die eine intensive Debatte darüber fordern, welche Bewusstseins- und Hirnzustände[141] wir in Zukunft wollen und welche nicht: Wollen wir unser Erinnerungsvermögen künstlich optimieren, unsere Stimmung neurologisch aufbessern, Kriminelle in Zukunft neurochirurgisch auf den rechten Weg bringen, unsere Leistungsfähigkeit durch Hirnimplantate erhöhen oder Roboter mit menschenähnlichen Gehirnen bauen? Wie weit wollen wir darin wirklich gehen? Wer wie der Autor dieses Buches den offenen Netzwerkcharakter des Gehirns als Bedingung dafür ernst nimmt, dass wir einen möglichst großen Reichtum an Erfahrung über uns selbst und die Welt gewinnen, wird hier eher für Grenzen plädieren. Wenn im Zweifelsfall unklar ist, welche Konsequenzen und Nebenwirkungen ein Implantat oder ein Medikament gerade auch in psychologischer Hinsicht haben könnte, sollte man sich zurückhalten, in das sensible und schwer berechenbare Geflecht der Nervenzellen einzugreifen.

Wohin die Komponenten unseres Menschenbildes letzten Endes durch den Einfluss der Neurowissenschaften kippen werden und in welcher Weise sie sich in ein neues zusammenhängendes Muster einfügen, steht also noch nicht fest. Die Entwicklung ist weitgehend davon abhängig, nach welchen Wertvorstellungen die Neurowissenschaften gefördert, begrenzt, genutzt und interpretiert werden. Nach dem aktuellen Stand der Dinge bringen die Neurowissenschaften jedoch folgende Komponenten in diese Auseinandersetzung ein:

- *Komponente 1 eines möglichen zukünftigen Menschenbildes: Wie sieht die Beziehung zwischen Geist und Materie aus?* Die Vorstellung des traditionellen Menschenbildes, dass ein relativer Dualismus zwischen Geist und Natur besteht, wird durch die differenzierte Identitätsthese ersetzt: Geist und Natur sind zwei Aspekte eines einzigen Zusammenhangs. Das ist insofern nicht allzu einschneidend, als auch dann noch Geist und Psyche die Fähigkeit zugesprochen wird, eigenen Regeln zu gehorchen und sich reflexiv auf die eigene neuronale Natur zu beziehen. Andererseits wird die Anbindung an die Neuronen-Natur nun doch noch wesentlich enger gesehen und der alten Hoffnung, dass es ein geistiges Leben ohne Gehirn und eine seelische Existenz nach dem Tod geben könne, noch stärker als bisher der Boden entzogen. Das geistige und das seelische Erleben, das wir erfahren, ist offensichtlich an *diesen* Körper und *dieses* Gehirn gebunden – was »jenseits dessen« kommt, muss nun endgültig als etwas anerkannt werden, das die Grenzen des »Hirngeistes« übersteigt: als das »Unvorhersehbare«.

- *Komponente 2 eines möglichen zukünftigen Menschenbildes: Was heißt es für den Menschen, ein geistiges Wesen zu sein?* Die Vorstellung, dass Geist und Psyche autark sind, wird stärker noch als bisher von der Vorstellung verdrängt werden, dass sich alle geistigen und psychischen Leistungen nur in der Wechselbeziehung zwischen Gehirn, Körper und in Interaktionen mit der sozialen Umwelt entfalten. Wir werden uns zunehmend als bio-psycho-soziale Wesen verstehen, als Wesen, die sich innerhalb der Interaktion von Geist und Körper, individueller Psyche und sozialer Umwelt entfalten.

- *Komponente 3 eines möglichen zukünftigen Menschenbildes: Welche Art von »Realität« besitzen die geistigen und psychischen Eigenschaften des Menschen?* Das Ich, das Bewusstsein und die Rationalität des Menschen lassen sich nicht mehr als dinghafte Substanzen verstehen, auf die der Mensch sozusagen »wie von selbst« zurückgreifen kann. Es sind vielmehr Systemzustände des Gehirns, die geistige Realitäten hervorbringen, die permanent durch Lernen, Interaktion und Reflexion gehegt und gepflegt werden müssen. Als Produkte einer solchen geistigen *Praxis* wirken sie plastisch auf das Gehirn zurück, das heißt, sie beeinflussen die neuronalen Muster, aus denen sie entspringen.

- *Komponente 4 eines möglichen zukünftigen Menschenbildes: Welche praktischen und ethischen Konsequenzen folgen aus den anderen Annahmen?* Die Vorstellung einer absoluten Freiheit und absoluten Verantwortlichkeit des Menschen für seine Handlungen und Entscheidungen wird durch eine relativierende Sichtweise ersetzt. Das wird aber nicht so dramatisch sein, wie es manche Hirnforscher heute an die Wand malen. Denn zwar wird dann der Mensch als ein Wesen verstanden werden, das sich immer nur aufgrund der durch seine Vergangenheit entstandenen neuronalen Gegebenheiten »entwirft« – aber insofern und insoweit er sich diese Voraussetzungen bewusst machen kann, ist er in seiner Gegenwart kein bloßer Sklave seiner Vergangenheit und in seiner Zukunft entwicklungsfähig. Damit bleibt er weiterhin ein verantwortungsfähiges und auf Selbstbestimmung angelegtes Wesen.

Das Fazit dieses Buches heißt demnach: Wir müssen den Menschen als ein besonderes Naturschauspiel verstehen, das sich nur in kulturellen Zusammenhängen aufführen lässt. Die Besonderheit seiner Natur besteht darin, dass er sich mit Hilfe seines mit Geist beseelten Gehirns selbst bespiegeln und von anderen bespiegeln lassen kann. Mit Hilfe der eigenständigen Dynamik dieser Bespiegelungen ist er fähig, seine »innere Landschaft« in immer neuen Feedbackschleifen aktiv zu gestalten. Insofern ist jedes Gehirn zwar immer das »Protokoll seiner Benutzung« (Manfred Spitzer), aber dieses Protokoll wird nicht allein in neurowissenschaftlicher Schrift verfasst. An ihm schreiben auch die Faktoren mit, die das persönliche Erleben und die soziale Erfahrung bestimmen und die eigenen Regeln folgen. Für die Hirnforschung bedeutet das zum einen, dass sie wie jedes wissenschaftliche Projekt mit technischpraktischen Auswirkungen in ihren reduktionistischen Tendenzen kritisch betrachtet und korrigiert werden muss. Zum anderen kann die Erforschung des Gehirns durchaus positive Folgen haben: vor allem dann, wenn sich Geisteswissenschaftler und Hirnforscher gemeinsam und ohne gegenseitige Vormachtansprüche an die Ausdeutung der neurowissenschaftlichen Ergebnisse machen, sodass Geist und Gehirn »sich gegenseitig erhellen«.

Möglicherweise könnte es dann in Zukunft sogar zur Renaissance eines uralten Rätselwortes kommen: der »Seele«. Die »Seele« könnte zum einen für die rätselhafte Tatsache stehen, dass Geist und Gehirn eine Einheit bilden, obwohl sie doch so verschieden sind: Wir sind »Nervenseelen«. Das Wort könnte aber auch für das Programm stehen, mit dem wir unser individuelles psychisches Leben bewältigen: Wir müssen uns, um lebendig zu bleiben, auf ein komplexes Wechselspiel zwischen emotionalen und rationalen Regungen, unbewussten und bewussten Kräften, ichbezogener Identitätsarbeit und sozialer Interaktion einlassen – denn wir sind komplizierte, manchmal einseitige und verstockte, aber im Prinzip offene und niemals ganz fertige Netzwerk-Seelen.

Dank

Dr. Jan Lublinski danke ich, weil er das Manuskript dieses Buches durchgelesen und sich nicht nur durch die Kritik vieler so genannter »Kleinigkeiten« allergrößte Verdienste erworben hat. (Die Fehler in diesem Buch gehen natürlich allein auf die Rechnung des Autors.) Verena Rosen danke ich ebenfalls fürs kritische Durchlesen des Manuskripts, noch mehr aber dafür, dass sie die Stimmungsschwankungen eines buchschreibenden Menschen tapfer ausbalanciert hat. Den Radio-RedakteurInnen Ulrich Blumenthal (Deutschlandfunk »Wissenschaft im Brennpunkt«), Michael Röhl (Deutschlandfunk »Studiozeit«) und Dorothea Runge (WDR »Diskurs«) sei für die Radio-Features und die Wissenschaftler-Interviews gedankt, die ich für ihre Sendungen machen konnte und die zum Teil Ausgangspunkt für dieses Buch waren. Und Dr. Annelen Kranefuss danke ich für den ersten Schritt, der zu diesem Buch führte.

Anhang

Anmerkungen

(Viele der in den Anmerkungen angegebenen wissenschaftlichen Arbeiten sind inzwischen im Internet frei verfügbar: Es genügt, Autor und Titel in eine Suchmaschine einzugeben …)

[1] Dabei werden die Leserinnen und Leser in diesem Buch immer wieder auf Formulierungen stoßen, die den Eindruck erwecken, als ob das Gehirn selbst denken oder in anderer Weise psychisch aktiv sein könne – zum Beispiel Formulierungen wie »das Stirnhirn analysiert« oder »die Amygdala verrechnet« oder »das Gehirn bezieht sich auf sich selbst«. Es handelt sich dabei aber nur um eine Darstellungsmethode, die zwei Zwecken dient: a) der möglichst knappen und eingängigen Beschreibung von komplizierten Sachverhalten (so wird es auch Formulierungen geben wie »der Verstand analysiert«, ohne dass dabei unterstellt werden soll, dass »der Verstand« »von selbst« etwas tut; b) dem Anliegen, bestimmte neurowissenschaftliche Argumentationen, die tatsächlich davon ausgehen, dass das Gehirn unseren Geist »konstruiert« bzw. direkt psychische Vorgänge ausführt, möglichst plastisch nachvollziehbar zu machen. Ob »das Gehirn selbst« aber tatsächlich denken und in anderer Weise psychisch aktiv sein kann, wird inhaltlich erst im allerletzten Kapitel des Buches zusammenfassend thematisiert und beantwortet.

[2] W. Singer, 2002 a, S. 9.

[3] Vgl. Barsch u. Heijl, 2000, S. 7 ff.

[4] Warum muss man von einer grundsätzlichen *Identität* zwischen Geist und Materie sprechen? Es würde nicht reichen, nur anzunehmen, dass Materielles und Geistiges miteinander verbunden sind. Denn dann würde erneut das alte Problem auftauchen: Ist die Verbindung zwischen Geistigem und Materiellem selbst etwas Geistiges oder etwas Materielles? Und wenn sie entweder das eine

oder das andere ist – wie kann sie dann beides ineinander überführen?

5 Das folgende Zitat sowie alle anderen nicht genauer belegten Zitate stammen aus Interviews, die ich mit den jeweiligen Personen geführt habe.

6 Thomas Metzinger hat solche Aussagen mehrfach wiederholt, zum Beispiel in Metzinger, 2003 b.

7 Vgl. Churchland, 1997.

8 Zur Diskussion um die Identitätstheorie siehe: Pauen u. Stephan, 2002; M. Pauen, 1999.

9 Ein verständlicher und kritischer Überblick über die Methodik bildgebender Verfahren findet sich bei Walter, 2005 b. Anspruchsvoll und detaillierter ist: Walter, 2005 a.

10 Eine erhöhte Aktivität der Amygdala für sich gesehen könnte beispielsweise gleichermaßen bedeuten, dass jemand Furcht hat, wütend ist oder sich freut. Erst wenn man weiß, was die Versuchspersonen dabei empfinden, kann man festlegen, welche Art der Aktivierung der Amygdala diesen geistigen Zuständen zuzuordnen ist.

Die Theoretiker, die eine Identität zwischen Neuronen und Geist unterstellen, stoßen auch auf das schwerwiegende Problem der so genannten »Multirealisierbarkeit psychischer Phänomene«: Ein Gedanken wie »Ich bin frei«, wird sich im Lauf der Zeit in einem Gehirn nicht in exakt denselben neuronalen Aktivitäten realisieren, sondern nur in einem ähnlichen Muster. Auch wird die neuronale Aktivierung dieses Gedankens bei unterschiedlichen Menschen etwas anders ausfallen. Es ist also schwierig, Gedanken und neuronale Aktivitäten eins zu eins aufeinander zu beziehen und so eineindeutig miteinander zu identifizieren.

11 Vgl. Maguire et al., 2000.

12 Vgl. Bengtsson et al., 2005.

13 Vgl. Klein, 2003, S. 61 und 65.

14 Vgl. Ansermet u. Magistretti, 2005.

15 Vgl. Ciompi, 1998; Ciompi, 1997.

16 Vgl. Panksepp, 1998; Panksepp, 2004.

17 In Bezug auf den Menschen wurde das in folgender Studie gezeigt: Eisenberger et al., 2003.

18 Vgl. Damasio, 2003, S. 116 ff.

19 Vgl. Betzler, 2003, S. 262 ff.

20 Vgl. LeDoux, 1998, S. 87.

21 Vgl. LeDoux, 1998.

22 Vgl. Roth, 2003 b, S. 154 ff; Vgl. Roth, 2005, S. 223 ff.

23 Vgl. Roth, 2003 c, S. 37.

24 Das sieht unter anderem auch Joseph LeDoux so.
25 Vgl. Miller u. Cohen, 2001, S. 167 ff. Ich beziehe mich in der Darstellung des kognitiven Kontrollsystems weitgehend auf: Karnath u. Thier, 2003, S. 495 ff., und Roth, 2003 b, S. 147 ff.
26 Vgl. Ochsner et al., 2002, S. 1215 ff.; ich beziehe mich im Folgenden auch auf Mauss, 2005.
27 Vgl. Gross et al., 1998.
28 Vgl. Kalisch et al., 2005.
29 Vgl. Hariri et al., 2000.
30 Vgl. Sanfey et al., 2003.
31 Wobei nicht zu vergessen ist, dass Fühlen und Denken sich oft gegenseitig gar nicht in die Quere kommen und dass wir uns unsere Gedanken machen und unsere alltäglichen Entscheidungen dann relativ problemlos treffen.
32 Wobei es letztlich gar nicht nötig ist, die Frage zu entscheiden, ob es nun tatsächlich – wie Henrik Walter unterstellt – Kognitionen ganz ohne Emotion gibt. Es genügt, wenn man davon ausgeht, dass es Kognitionen gibt, die nur sehr schwach von Emotionen begleitet werden, sodass ein Übergewicht des Kognitiven über das Emotionale besteht. Schon dann kann man davon sprechen, dass Kognitionen sich gegenüber Emotionen in eine kritische Wechselbeziehung setzen können.
33 Siehe zum Folgenden: Deighton u. Traue, 2003; Fonagy et al., 2004, S. 74 ff.; Holodynski, 2004.
34 Vgl. Trommsdorff, 1997.
35 Vgl. Ratey, 2003, S. 280.
36 So hat es die Münchner Philosophin Verena Mayer einmal auf einer Tagung formuliert.
37 Vgl. Koch, 2004.
38 Vgl. Mertens, 2005, S. 288.
39 Roth, 2003 b, S. 240.
40 Vgl. Rolke, 2003.
41 Die Wissenschaftler sprechen hier von Priming. Vgl. dazu Schacter, 2001.
42 Vgl. Roth, 2003 a, S. 143.
43 Vgl. Dijksterhuis et al., 2006.
44 Ich beziehe mich hier auf: Bieri, 1995; Metzinger, 1999.
45 Zum Beispiel Baars, 1998.
46 Ich orientiere mich im Folgenden an der Darstellung von Walter, 2003.
47 Vor allem Gerald M. Edelman hat ein Konzept entwickelt, das Bewusstseinsvorgänge auf einen Wettbewerb zwischen verschiedenen Nervenzellgruppen um den siegreichen Eintritt in den Arbeits-

speicher des Bewusstseins zurückführt: Pro Augenblick kann nur eine Nervenzellgruppe siegreich sein, die anderen werden an den Rand gedrängt. Vgl. Edelman u. Tononi, 2002; Edelman, 2004. Auch Christof Koch vom California Institute of Technology in Pasadena geht mit Francis Crick davon aus, dass Bewusstseinsvorgänge an bestimmte »Koalitionen« von kortikalen Nervenzellen gebunden sind, die sich im Wettbewerb gegen andere Neuronenkoalitionen durchsetzen. Vgl. Crick u. Koch, 2004.

[48] Vgl. Dehaene u. Changeux, 2004.

[49] Vgl. ebd., S. 1147.

[50] Damasios Bewusstseinstheorie findet sich in: Damasio, 2000 a. Eine Kurzdarstellung findet sich in: Damasio, 2000 b.

[51] Vgl. dazu etwa seinen Aufsatz: »Wie man Bewusstsein in der kognitiven Neurowissenschaft ernst nehmen kann«, Revonsuo, 1998. Zusammengefasst ist seine Theorie in: Revonsuo, 2006.

[52] Vgl. Roth, 2003 a, S. 145 ff.

[53] Im Folgenden beziehe ich mich auf: Squire u. Kandel, 1999; Schüßler, 2005; Dornes, 1997.

[54] Vgl. Leuzinger-Bohleber, Pfeifer u. Röckerath, 1998.

[55] Vgl. Wismer Fries et al., 2005.

[56] Vgl. Anderson et al., 2004.

[57] Vgl. Markowitsch, 2002.

[58] Vgl. zu den folgenden Ausführungen zur Neuropsychoanalyse: Kaplan-Solms u. Solms, 2003; Solms u. Turnbull, 2004; Solms 2006.

[59] Siehe Kapitel 2.

[60] Vgl. Deneke, 2001, S. 244.

[61] Eine Diskussion über das Konzept, unbewusste Vorgänge mit Hilfe neuronaler Netze zu verstehen, findet sich bei: Stephan, 2001.

[62] Der amerikanische Philosoph John R. Searle sieht das anders: Für ihn lassen sich nur die bewussten Vorgänge als geistige Vorgänge bezeichnen. Alles, was außerhalb des Bewusstseins existiert – also alles Unbewusste –, bestehe dagegen allein aus neuronalen Vorgängen, die die Fähigkeit haben, Bewusstsein zu erzeugen (vgl. Searle, 1993, S. 179 ff.).
Eine solche Position wirft jedoch zahlreiche Probleme auf. Zunächst beruhen ja auch bewusste Vorgänge auf neuronalen Vorgängen. Searle steht daher vor der Schwierigkeit, erklären zu müssen, warum gerade sie »geistig« geworden und nicht neuronal geblieben sind. Umgekehrt gefragt: Warum neigen manche Neuronen dazu, ihre Fähigkeit, Bewusstsein zu erzeugen, in Realität umzusetzen, und warum andere nicht? Und warum zeigen manche unbewussten neuronalen Aktivitäten »geistige Wirkungen«,

indem sie zum Beispiel Kaufentscheidungen beeinflussen? Es ist daher sinnvoller, bewusste und unbewusste Vorgänge als zwei verschiedene Formen psychischen Erlebens zu bezeichnen. Denn eine bestimmte Art des Wissens und der Erfahrung steckt eben auch in den neuronalen Verschaltungen, die dem Bewusstsein nicht zugänglich sind. Siehe dazu auch: Wasser, 2003.

63 Vgl. Roth, 2003 c, S. 28 ff; Roth, 2003 b, S. 430 ff.

64 Nach eigenem Interview mit Hans J. Markowitsch. Vgl. auch: Markowitsch, 2005.

65 Vgl. New Scientist 2527, S. 12., 2005.

66 Wenn über das Ich gesprochen wird, tauchen die verschiedensten Begriffe auf, die eigentlich streng philosophisch genauestens voneinander unterschieden werden müssten. Etwa die Begriffe »Selbstbewusstsein« (meint eher den Bezug auf sich selbst), »Selbst« (meint im Unterschied zum »Ich«, das häufig auf rationale und bewusste geistige Fähigkeiten bezogen wird, eine umfassendere Einheit, die auch Emotionales und Unbewusstes einschließt) oder »Person« (meint ein verantwortliches und als Handlungsgrund identifizierbares Wesen, das aus Geist und Körper besteht). Da unter Philosophen aber selbst nicht immer Einigkeit darüber besteht, wie diese einzelnen Begriffe zu gebrauchen sind, wird hier auf Definitionen verzichtet. Die Wörter »Ich«, »Selbst« und auch »Selbstbewusstsein« werden daher im weiteren Verlauf einigermaßen synonym verwendet, sie beschreiben zusammengenommen die Problematik, die sich hinter der Suche nach dem Ich verbirgt.

67 Vgl. Roth, 2003 a, S. 141 f.

68 Siehe dazu auch Roth, 2003 b, S. 395.

69 Aus diesen Wirrungen kommt auch das ansonsten recht informative Buch *Ich. Wie wir uns selbst erfinden* von Werner Siefer und Christian Weber nicht heraus (Siefer u. Weber, 2006). Auf der einen Seite legen die Autoren nahe, dass unser Ichgefühl nur eine Simulation des Gehirns ist, auf der anderen Seite aber proklamieren sie, dass »wir« (?!) uns selbst simulieren und ständig neu erfinden. Wer aber ist nur dieses »Wir«: das Gehirn oder unser wechselhafter Geist?

70 Vgl. Gazzaniga, 1998.

71 Ich beziehe mich hier weitgehend auf Quitterer, 2003.

72 Siehe Damasio, 2000 a; eine Kurzdarstellung davon findet sich in Damasio, 2000 b.

73 Metzinger, 1999. Eine verständliche Zusammenfassung findet sich in Metzinger, 2005.

74 Metzinger, 2003 a. Metzinger selbst spricht ganz generell von einem informationsverarbeitenden »System« in uns, das beim Menschen

in Gestalt des Gehirns realisiert wird, und lässt damit offen, ob intelligente Leistungen irgendwann auch einmal – etwa in einem Roboter – von einem ganz anderen materiellen System realisiert werden können. Da es aber in diesem Buch um das Menschenbild und die Hirnforschung geht, spreche ich bei der Darstellung seiner Theorie immer nur vom Gehirn als dem System, das den Geist produziert.

[75] Vgl. Ramachandran u. Blakeslee, 2001, S. 95 ff.

[76] Ein Ausdruck dafür, dass Metzinger diesem Problem nicht entkommt, ist zum Beispiel, dass er an manchen Stellen schreibt, das phänomenale Ich sei eben doch nicht nur eine Illusion, weil gar nicht klar sei, wer oder was eigentlich der »Getäuschte« sein soll. Siehe zum Beispiel Metzinger, 1999, S. 282.

[77] Bei dieser Darstellung orientiere ich mich an Markowitsch, 2005 a, S. 106. Siehe auch Keenan, 2005.

[78] Vgl. Beer et al., 2004.

[79] Vgl. Vogeley et al., 2004.

[80] Vgl. Vogeley et al., 2001; eine Zusammenfassung beider hier geschilderter Experimente findet sich in Vogeley u. Newen, 2003. Vgl. auch: Vogeley, 2005.

[81] Vgl. Gusnard et al., 2001.

[82] Zum allgemeinen Konzept und Nachweis des Hirnruhezustands siehe: Raichle et al., 2001.

[83] Natürlich heißt das nicht, dass wir im Entspannungszustand ausschließlich über uns nachdenken. Wir denken natürlich auch manchmal (fast) gar nichts, verlieren uns in schönen Bilder, brüten assoziative Lösungen von Sachproblemen aus oder entwerfen Tagträume – wobei Letzteres ja auch schon wieder eine bestimmte Art ist, sich auf sich und seine Wünsche zu beziehen. Es geht hier nur darum, dass das regelmäßige ichbezogene »Nachdenkeln« im Entspannungszustand offenbar auf eine nachweisbare neuronale Triebkraft zurückführbar ist.

[84] Vgl. Goldberg et al., 2006.

[85] Vgl. Roll u. Roll, 2005.

[86] Siehe dazu etwa: Revenstorf u. Prudlo, 1994.

[87] Vergleiche dazu auch: Newen, 2003.

[88] Vgl. Markowitsch u. Welzer, 2005, S. 200.

[89] Nach Welzer, 2006.

[90] Vgl. Markowitsch u. Welzer, 2005, S. 225 ff.

[91] Zusammenfassend dazu: Welzer: Das kommunikative Gedächtnis, 2002, S. 19 ff.

[92] Siehe Markowitsch, 2005, S. 48.

[93] Vgl. Klein, 2004.

94 Siehe Keupp u. Höfer, 1997.

95 Zusammengefasst nach: Newen, 2000; s. Pauen, 2000, S. 291 ff.; Markowitsch u. Welzer, 2005, S. 235 ff.; Dornes, 1993; Povinelli, 2001.

96 Wie kaum anders zu erwarten, hat Gerhard Roth diese These besonders prägnant formuliert. Siehe Roth, 2003 b, S. 11 und S. 554 ff.

97 Einen guten Überblick über den Stand der Spiegelneuronenforschung verschaffen: Gallese et al., 2004; Bauer, 2005; Ayan, 2004.

98 Vgl. Fogassi et al., 2005.

99 Vgl. Iacaboni et al., 2005.

100 Vgl. Keysers et al., 2004.

101 Vgl. Wicker et al., 2003.

102 Vgl. Iacaboni et al., 2005.

103 Vgl. Eisenberger et al., 2003.

104 Vgl. T. Singer et al., 2004 b.

105 Siehe: Gallese u. Goldman, 1998; Metzinger u. Gallese, 2003; Gallese, 2003.

106 Vgl. Bauer, 2005, S. 57 ff.

107 Ebd., S. 88. Es handelt sich dabei um folgende Hirnareale: prämotorische Hirnrinde, Amygdala, Gyrus cinguli, Insula und Scheitellappen. Sie tragen die Informationen über Handlungsabsichten, Körperempfindungen, Emotionen und verschiedene Aspekte des Ich-Gefühls zusammen.

108 Vgl. Ferrari et al., 2005.

109 T. Singer et al., 2004 a.

110 Vgl. T. Singer et al., 2006.

111 Dass unterschiedliche Areale aktiv sind, wenn man darüber nachdenkt, wie man sich selbst oder wie sich die eigene Mutter in bestimmten Situationen fühlen würde, zeigt folgende Studie: Ruby u. Decety, 2004.

112 Manuela Lenzen hat ausführlich dargelegt, dass sowohl Simulationen als auch kognitives Theoretisieren dazu beitragen, andere Menschen zu verstehen. Siehe Lenzen, 2005.

113 Ebd., S. 170.

114 Vgl. Walter et al., 2004.

115 Einen Überblick über die Debatte liefert: Geyer, 2004.

116 Selbst die Naturwissenschaften, die im Prinzip davon ausgehen, dass die Welt determiniert und kausal geschlossen ist, können das in ihrer Praxis kaum umsetzen. Sie arbeiten zum Beispiel häufig mit Idealsituationen, in denen sie keineswegs alle, sondern nur wichtige kausale Faktoren eines Geschehens beschreiben, oder sie benutzen Wahrscheinlichkeitsaussagen für das Eintreten künftiger Ereignisse. Siehe Falckenburg, 2006.

[117] W. Singer, 2004. Seine Position ist auch nachzulesen in: W. Singer, 2003.

[118] Siehe Wegner, 2002.

[119] Vgl. Bargh et al., 2001.

[120] Vgl. Haggard u. Eimer, 1999.

[121] Vgl. Pauen, 2004, S. 207. Ähnlich wie Pauen argumentiert auch der Philosoph Thomas Grundmann in Grundmann, 2003; auch Ansgar Beckermanns Argumentation geht in diese Richtung: Beckermann, 2005.

[122] Siehe Libet, 2005.

[123] Ein neueres Experiment bekräftigt, dass das in den Libet-Experimenten gemessene Bereitschaftspotenzial nur eine allgemeine Erwartungshaltung, aber keine konkrete Willensentscheidung misst: Herrmann et al., 2005.

[124] Seel, 2004.

[125] Vgl. Roth, 2003 b, S. 531.

[126] Vgl. ebd.

[127] Vgl. Prinz, 2003, S. 261 ff.

[128] In: W. Singer, 2004, S. 33; ähnlich Roth, 2003 b, S. 541 ff.

[129] Gerhard Roth: Fühlen, Denken, Handeln, 2003 b, S. 544.

[130] Vgl. Ridderinghof et al., 2004.

[131] Thomas Goschke hat diese Ideen gemeinsam mit Henrik Walter zusammengefasst in: Goschke u. Walter, 2005.

[132] Vgl. Greene et al., 2001.

[133] Vgl. Greene et al., 2004.

[134] Vgl. Greene u. Haidt, 2002. Die Forschungsergebnisse von Joshua Greene lassen sich gegen einen harten Determinismus verwenden, obwohl er selbst die Idee des freien Willens ablehnt. Siehe: Greene et al., 2004; Greene u. Cohen 2004.

[135] Ebd.; vgl. auch: Moll et al., 2005.

[136] Nach: Nunner-Winkler, 1993; Billmann-Mahecha u. Horster, 2005; Holodynski, 2004; McGivern et al., 2002.

[137] Vgl. Bieri, 2001.

[138] Diesen positiven Zusammenhang zwischen psychischem Stress und Erfahrungsbildung beschreibt Gerald Hüther in: Hüther, 2000.

[139] Das meint auch Michael Heidelberger in einem sehr anregenden Aufsatz: Heidelberger, 2005.

[140] Wobei die bisherigen Beiträge der Hirnforschung zu diesem Thema kaum revolutionär und juristisch besonders relevant sind. Es gibt zwar erste Untersuchungen, die zeigen, dass bei inhaftierten Mördern das Stirnhirn aggressive Impulse aus dem Limbischen System ungehindert passieren lässt, dass bei Straftätern oft eine verminderte Serotonin-Ausschüttung im Stirnhirn existiert oder dass bei

Kinderschändern, welche Fotos von Kindern in Unterwäsche betrachten, Areale im Stammhirn erhöhte Aufmerksamkeit signalisieren. Aber diese Studien sind nicht so eindeutig, dass man sie bereits generell zur Beurteilung der Verantwortungsfähigkeit eines Straftäters heranziehen kann. So werden nur etwa 30 Prozent derjenigen, die einen Serotoninmangel im Gehirn aufweisen, tatsächlich straffällig.

[141] Siehe dazu zum Beispiel: Metzinger, 2005 b; Hildt, 2005.

Literatur

Anderson, M. C., et al. (2004): Neural Systems Underlying the Suppression of Unwanted Memories. In: Science 303, S. 232 ff.

Ansermet, F., Magistretti, P. (2005): Die Individualität des Gehirns. Neurobiologie und Psychoanalyse. Frankfurt/Main.

Ayan, S. J. (2004): Spieglein, Spieglein, mit Verstand. In: Gehirn & Geist 2/2004, S. 69 ff.

Baars, B. J. (1998): Das Schauspiel des Denkens. Neurowissenschaftliche Erkundungen. Stuttgart.

Bargh, J. A., et al. (2001): The Automated Will: Nonconscious Activation and Pursuit of Behavioral Goals. In: Journal of Personality and Social Psychology 81, S. 1014 ff.

Barsch, A., Heijl, P. M. (2000): Zur Verweltlichung und Pluralisierung des Menschenbildes im 19. Jahrhundert. Einleitung. In: Barsch, A., Heijl, P. M. (Hg.): Menschenbilder. Zur Pluralisierung der Vorstellung von der menschlichen Natur. Frankfurt/Main, S. 7 ff.

Bauer, J. (2005): Warum ich fühle, was du fühlst – Intuitive Kommunikation und das Geheimnis der Spiegelneurone. Hamburg.

Beckermann, A. (2005): Neuronale Determiniertheit und Freiheit. In: Köchy, K., Stederoth, D. (Hg.): Willensfreiheit als interdisziplinäres Problem. Freiburg im Breisgau, S. 289 ff.

Beer, J. S., et al. (2004): Frontal Lobe Contributions of Cognitive and Social Behavior. In: Gazzaniga (2004), S. 1091 ff.

Bengtsson, S. L., et al. (2005): Extensive Piano Practicing Has Regionally Specific Effects on White Matter Development. In: Nature Neuroscience 8, S. 1148 ff.

Betzler, M. (2003): Vernunft und Leidenschaft. Zur Erklärung und Rationalität emotionaler Einstellungen. In: Stephan u. Walter (2003), S. 262 ff.

Bieri, P. (1995): Was macht Bewusstsein zu einem Rätsel? In: Metzinger (1995), S. 61 ff.

Bieri, P. (2001): Das Handwerk der Freiheit. Über die Entdeckung des eigenen Willens. München/Wien.

Billmann-Mahecha, E., Horster, D. (2005): Wie entwickelt sich moralisches Wollen? Eine empirische Annäherung. In: Horster, D., Oelkers, J. (Hg.): Pädagogik und Ethik. Opladen, S. 193 ff.

Buchholz, M. B., Gödde, G. (Hg.) (2005): Das Unbewusste in aktuellen Diskursen. Bd. II: Anschlüsse. Gießen.

Churchland, P. M. (1997): Die Seelenmaschine. Eine philosophische Reise ins Gehirn. Heidelberg/Berlin/Oxford.

Ciompi, L. (1997): Die emotionalen Grundlagen des Denkens. Entwurf einer fraktalen Affektlogik. Göttingen (3. Aufl.).

Ciompi, L. (1998): Affektlogik. Über die Struktur der Psyche und ihre Entwicklung: Ein Beitrag zur Schizophrenieforschung. Stuttgart (5. Aufl.).

Crick, F. (1994): Was die Seele wirklich ist. Die naturwissenschaftliche Erklärung des Bewußtseins. München.

Crick, F., Koch, C. (2004): A Framework for Consciousness. In: Gazzaniga (2004), S. 1139 ff.

Damasio, A. R. (2000 a): Ich fühle, also bin ich. Die Entschlüsselung des Bewusstseins. München.

Damasio, A. R. (2000 b): Eine Neurobiologie des Bewusstseins. In: Newen u. Vogeley (2000), S. 315 ff.

Damasio, A. R. (2003): Der Spinoza-Effekt. Wie Gefühle unser Leben bestimmen. München.

Das Manifest (2004): Elf führende Neurowissenschaftler über Gegenwart und Zukunft der Hirnforschung. In: Geist & Gehirn 6/2004, S. 30 ff.

Dehaene, S., Changeux, J.-P. (2004): Neural Mechanisms for Access to Consciousness. In: Gazzaniga (2004), S. 1145 ff.

Deighton, R. M., Traue, H. C. (2003): Emotion und Kultur im Spiegel emotionalen Wissens. In: Stephan u. Walter (2003), S. 240 ff.

Deneke, F. W. (2001): Psychische Struktur und Gehirn. Zur Gestaltung subjektiver Wirklichkeiten. Stuttgart (2. Aufl.).

Dijksterhuis, A., et al. (2006): On Making the Right Choices: The Deliberation-Without-Attention Effect. In: Science 311, S. 1005 ff.

Dornes, M. (1993): Der kompetente Säugling. Frankfurt/Main.

Dornes, M. (1997): Der Säugling und das Unbewusste. In: Dornes, M.: Die frühe Kindheit. Entwicklungspsychologie der ersten Lebensjahre. Frankfurt/Main, S. 290 ff.

Edelman G. M. (2004): Das Licht des Geistes: Wie Bewusstsein entsteht. Düsseldorf/Zürich.

Edelman, G. M., Tononi, G. (2002): Gehirn und Geist. Wie aus Materie Bewusstsein entsteht. München.

Eisenberger, N. I., et al. (2003): Does Rejection Hurt? An FMRI Study of Social Exclusion. In: Science 302, S. 290 ff.

Elsner, N., Lüer, G. (Hg.) (2000): Das Gehirn und sein Geist. Göttingen.

Engels, E.-M., Hildt, E. (Hg.) (2005): Neurowissenschaften und Menschenbild – wissenschaftstheoretische und ethische Aspekte. Paderborn.

Falckenburg, B. (2006): Was heißt es, determiniert zu sein? Grenzen der naturwissenschaftlichen Erklärung. In: Sturma (2006), S. 43 ff.

Ferrari, P. F., et al. (2005): Mirror Neurons Responding to Observation of Actions Made with Tools in Monkey Ventral Premotor Cortex. In: Journal of Cognitive Neuroscience 17, S. 212 ff.

Fogassi, L., et al. (2005): Parietal Lobe: From Action Organization to Intention Understanding. In: Science 29, S. 662 ff.

Fonagy, P., et al. (2004): Affektregulierung, Mentalisierung und die Entwicklung des Selbst. Stuttgart.

Gallese, V. (2003): The Roots of Empathy: The Shared Manifold Hypothesis and the Neural Basis of Intersubjectivity. In: Pychopathology 36, S. 71 ff.

Gallese, V., Goldman, A. (1998): Mirror Neurons and the Simulation Theory of Mind-Reading. In: Trends in Cognitive Sciences 2, S. 492 ff.

Gallese, V., et al. (2004): A Unifying View of the Basis of Social Cognition. In: Trends in Cognitive Sciences 8, S. 386 ff.

Gazzaniga, M. S.(1998): The Neuronal Platonist: Michael S. Gazzaniga in conversation with Shaun Gallagher. In: Journal of Consciousness Studies 5–6, S. 706 ff.

Gazzaniga, M. S. (Hg.) (2004): The Cognitive Neuroscience III. Cambridge.

Geyer, C. (Hg.) (2004): Hirnforschung und Willensfreiheit. Zur Deutung der neuesten Experimente. Frankfurt/Main.

Goldberg, I. L., et al. (2006): When the Brain Loses Its Self: Prefrontal Inactivation during Sensimotor Processing. In: Neuron 50, S. 329 ff.

Goschke, T., Walter, H. (2005): Bewusstsein und Willensfreiheit – Philosophische und empirische Annäherungen. In: Herrmann, Pauen, Rieger u. Schicktanz (2005), S. 81 ff.

Greene, J. D., Cohen, J. (2004): For the Law, Neuroscience Changes Nothing and Everything, In: Philosophical Transactions of the Royal Society, London B: Biological Sciences 359, S. 1775 ff.

Greene, J. D., Haidt, J. (2002): How (and Where) Does Moral Judgment Work? In: Trends in Cognitive Sciences 6, S. 522 ff.

Greene, J. D., et al. (2001): An fMRI Investigation of Emotional Engagement in Moral Judgment. In: Science 293, S. 2105 ff.

Greene. J. D., et al. (2004): The Neural Bases of Cognitive Conflict and Control in Moral Judgment. In: Neuron 44, S. 389 ff.

Gross, J. J., et al. (1998): Antecedent- and Responce-focused Emotion Regulation: Divergent Consequences for Experience, Expression, and Physiology. In: Journal of Personality and Social Psychology 75, S. 224 ff.

Grundmann, T. (2003): Wenn der Determinismus wahr wäre. Über die Möglichkeit von Willensfreiheit in der natürlichen Welt. In: Baechli, A., Petrus, P. (Hg.): Monismus. Festschrift für Andreas Graeser. Frankfurt/Main, S. 293 ff..

Gusnard, D. A., et al. (2001): Medial Prefrontal Cortex and Self-referential Mental Activity: Relation to a Default Mode of Brain Function. In: Proceedings of the National Academy of Sciences 98, S. 4259 ff.

Haggard, P., Eimer, M. (1999): On the Relation between Brain Potentials and the Awareness of Voluntary Movements. In: Experimental Brain Research 126, S. 128 ff.

Hariri A. R., et al. (2000): Modulating Emotional Responses: Effects of a Neocortical Network on the Limbic System. In: Neuroreport 11, S. 43 ff.

Heidelberger, M. (2005): Freiheit und Wissenschaft! Metaphysische Zumutungen von Verächtern der Willensfreiheit. In: Engels u. Hildt (2005), S. 195 ff.

Herrmann, C. S., Pauen, M., Rieger, J. W., Schicktanz, S. (Hg.) (2005): Bewusstsein. Philosophie, Neurowissenschaften, Ethik. Paderborn.

Herrmann, C. S., et al. (2005): Eine neue Interpretation von Libets Experimenten aus der Analyse einer Wahlreaktionsaufgabe. In: Herrmann, Pauen, Rieger u. Schicktanz (2005), S. 120 ff.

Hildt, E. (2005): Computer, Körper und Gehirn: Ethische Aspekte eines Wechselspiels. In: Engels u. Hildt (2005), S. 121 ff.

Holodynski, M. (2004): Die Entwicklung von Emotion und Ausdruck. ZIF-Mitteilungen 3/2004. (Mitteilungen des Zentrums für interdisziplinäre Forschungen an der Universität Bielefeld).

Hüther, G. (2000): Die neurobiologische Verankerung von Erfahrungen. In: Elsner u. Lüer (2000), S. 105 ff.

Iacaboni, M., et al. (2003): Neural Mechanisms of Empathy in Humans: A Relay from Neural Systems for Imitation to Limbic Areas, In: Proceedings of the National Academic Sciences 100, S. 5497 ff.

Iacaboni, M., et al. (2005): Grasping the Intentions of Others with One's Own Mirror Neuron System. In: Public Library of Science Biology 3, S. 529 ff.

Kalisch, R., et al. (2005): Anxiety Reduction through Detachment: Subjektive, Physiological, and Neural Effects. In: Journal of Cognitive Neuroscience 17, S. 874 ff.

Kaplan-Solms, K., Solms, M. (2003): Neuro-Psychoanalyse. Eine Einführung mit Fallstudien. Stuttgart.

Karnath, H.-O., Thier, P. (Hg.) (2003): Neuropsychologie. Berlin, Heidelberg.

Keenan, J. P. (2005): Das Gesicht im Spiegel. Auf der Suche nach dem Ursprung des Bewusstseins, München.

Keupp H., Höfer, R. (Hg.) (1997): Identitätsarbeit heute. Klassische und aktuelle Perspektiven der Identitätsforschung. Frankfurt/Main.

Keysers, C., et al. (2004): A Touching Sight: SII/PV Activation during the Observation and Experience of Touch. In: Neuron 42, S. 335 ff.

Klein, S. (2003): Die Glücksformel oder Wie die guten Gefühle entstehen. Reinbek bei Hamburg.

Klein, S. B. (2004): The Cognitive Neuroscience of Knowing One's Self. In: Gazzaniga (2004), S. 1077 ff.

Koch, C. (2004): Bewusstsein – ein neurobiologisches Rätsel. Heidelberg/Berlin.

LeDoux, J. (1998): Das Netz der Gefühle. Wie Emotionen entstehen. München/Wien.

Lenzen, M. (2005): In den Schuhen des anderen. Simulation und Theorie in der Alltagspsychologie. Paderborn.

Leuzinger-Bohleber, M., Pfeifer, R., Röckerath, K. (1998): Wo bleibt das Gedächtnis? Psychoanalyse und Embodied Cognitive Science im Dialog. In: Koukkou, M., Leuzinger-Bohleber, M., Mertens, W. (Hg.): Erinnerung von Wirklichkeiten. Psychoanalyse und Neurowissenschaften im Dialog. Band 1: Bestandsaufnahme. Stuttgart, S. 517 ff.

Libet, B. (2005): Mind Time. Wie das Gehirn Bewusstsein produziert. Frankfurt/Main.

Maguire, E. A., et al. (2000): Navigation-related Structural Change in the Hippocampus of Taxi-drivers. In: Proceedings of the National Academy of Sciences 11, S. 4398 ff.

Markowitsch, H. J. (2002): Dem Gedächtnis auf der Spur: Vom Erinnern und Vergessen. Darmstadt.

Markowitsch, H. J. (2005): Die Sache mit dem geblümten Kleid. Interview mit Hans J. Markowitsch. In: Gehirn & Geist 5/2005, S. 48 ff.

Markowitsch, H. J., Welzer, H. (2005): Das autobiographische Gedächtnis. Hirnorganische Grundlagen und biosoziale Entwicklung. Stuttgart.

Mauss, I. (2005): Mensch, ärgere dich nicht! In: Gehirn & Geist Nr. 7–8/ 2005, S. 40 ff.

McGivern, R. F., et al. (2002): Cognitive Efficiency on a Match to Sample Task Decreases at the Onset of Puberty in Children. In: Brain and Cognition 50, S. 73 ff.

Mertens, W. (2005): Das Unbewusste in der Kognitionspsychologie. In: Buchholz u. Gödde (2005), S. 288 ff.

Metzinger, T. (Hg.) (1995): Bewusstsein. Beiträge aus der Gegenwartsphilosophie. Paderborn (2. Aufl.).

Metzinger, T. (1999): Subjekt und Selbstmodell. Die Perspektivität phänomenalen Bewusstseins vor dem Hintergrund einer naturalistischen Theorie der Repräsentation. Paderborn (2., durchgesehene Auflage).

Metzinger, T. (2003 a): Being No One. The Self-Model Theory of Subjectivity. Cambridge, Massachussets.

Metzinger, T. (2003 b): Der Begriff einer Bewusstseinskultur. In: Kaiser, G. (Hg.): Jahrbuch 2002/2003 des Wissenschaftszentrums Nordrhein-Westfalen. Düsseldorf 2003. www.jp.philo.at/texte/MetzingerT1.pdf.

Metzinger, T. (2005 a): Die Selbstmodell-Theorie der Subjektivität. Eine Kurzdarstellung in sechs Schritten. In: Herrmann, Pauen, Rieger u. Schicktanz (2005), S. 242 ff.

Metzinger, T. (2005 b): Unterwegs zu einem neuen Menschenbild. In: Geist & Gehirn 11/2005, S. 50 ff.

Metzinger, T., Gallese, V. (2003): The Emergence of a Shared Action Ontology: Building Blocks for a Theory. In: Consciousness and Cognition 12, S. 549 ff.

Metzinger, T., Schumacher, R. (1999): Bewusstsein. In: Sandkühler, H.-J. (Hg.): Enzyklopädie Philosophie. Hamburg, S. 172 ff.

Miller, E. K., Cohen, J. G. (2001): An Integrative Theory of Prefrontal Cortex Function. In: Annual Revue of Neuroscience 24, S. 167 ff.

Moll, J., et al. (2005): The Neural Basis of Human Moral Cognition. In: Nature Neuroscience 6, S. 807 ff.

Newen, A. (2000): Selbst und Selbstbewusstsein aus philosophischer und kognitionswissenschaftlicher Perspektive. In: Newen u. Vogeley (2000), S. 19 ff.

Newen, A. (2003): Ist eine kognitive Selbstbezugnahme naturalisierbar? In: Haas-Spohn, U. (Hg.): Intentionalität zwischen Subjektivität und Weltbezug. Paderborn, S. 461 ff.

Newen, A., Vogeley, K. (Hg.) (2000): Selbst und Gehirn. Menschliches Selbstbewusstsein und seine neurobiologischen Grundlagen. Paderborn.

Nunner-Winkler, G. (1993): Die Entwicklung moralischer Motivation. In: Edelstein, W., Nunner-Winkler, G., Noam, G.: Moral und Person, Frankfurt/Main.

Ochsner, K. N., et al. (2002): Rethinking Feelings: An fMRI Study of the Cognitive Regulation of Emotion. In: Journal of Cognitive Neuroscience 14, S. 1215 ff.

Panksepp, J. (1998): Affective Neuroscience. The Foundations of Human and Animals Emotions. New York.

Panksepp, J. (2004): Die psychobiologischen Langzeitfolgen der emotionalen Umwelten von Kleinkindern für das spätere Gefühlsleben – Forschungsperspektiven für das 21. Jahrhundert. In: Streeck-Fischer, A. (Hg.): Adoleszenz – Bindung – Destruktivität. Stuttgart, S. 45 ff.

Pauen, M. (1999): Das Rätsel des Bewusstseins. Eine Erklärungsstrategie. Paderborn.

Pauen, M. (2004): Illusion Freiheit? Mögliche und unmögliche Konsequenzen der Hirnforschung. Frankfurt/Main.

Pauen, M., Stephan, M. (Hg.) (2002): Phänomenales Bewusstsein – Rückkehr zur Identitätstheorie? Paderborn.

Pauen, S. (2000): Wie werden Kinder Selbst-Bewußt? Frühkindliche Entwicklung von Vorstellungen über die eigene Person. In: Newen u. Vogeley (2000), S. 291 ff.

Povinelli, D. J. (2001): The Self. Elevated in Consciousness and Extended in Time. In: Skene, K., Moore, C. (Hg.): The Development of the Extendet Self in Preschool Children. Theory and Research. Cambridge, S. 73 ff.

Prinz, W. (2003): Freiheit oder Wissenschaft? Zum Problem der Willensfreiheit. In: Schmidt u. Schuster (2003), S. 261 ff.

Quitterer, J. (2003): Unser Selbst im Spannungsfeld von Alltagsintuition und Wissenschaft. In: Rager, Quitterer u. Runggaldier (2003), S. 61 ff.

Rager, G., Quitterer, J., Runggaldier, E. (2003): Unser Selbst. Identität im Wandel der neuronalen Prozesse. Paderborn (2. Aufl.).

Raichle, M. E., et al. (2001): A Default Mode of Brain Function. In: Proceedings of the National Academy of Sciences 98, S. 676 ff.

Ramachandran, V. S., Blakeslee, S. (2001): Die blinde Frau, die sehen kann. Rätselhafte Phänomene unseres Bewusstseins. Reinbek bei Hamburg.

Ratey, J. J. (2003): Das menschliche Gehirn. Eine Gebrauchsanweisung. Düsseldorf/Zürich (2. Aufl.).

Revenstorf, D., Prudlo, U. (1994): Zu den wissenschaftlichen Grundlagen der klinischen Hypnose. In: Hypnose und Kognition 11, S. 190 ff.

Revonsuo, A. (1998): Wie man Bewusstsein in der kognitiven Neurowissenschaft ernst nehmen kann. In: Esken, F., Heckmann, D. (Hg.): Bewusstsein und Repräsentation. Paderborn, S. 193 ff.

Revonsuo, A. (2006): Inner Presence: Consciousness as a Biological Phenomenon. Cambridge, Massachusetts.

Ridderinghof, R., et al. (2004): The Role of the Medial Frontal Cortex in Cognitive Control. In: Science 306, S. 443 ff.

Rolke, B. (2003): Ein Wort und seine Folgen. Unbewusste Informationsverarbeitung. In: Gehirn & Geist 1/2003, S. 73 ff.

Roll, J.-P., Roll, R. (2005): Das Wunder des Ian Waterman. In: Gehirn & Geist 10/2005, S. 24 ff.

Roth, G. (2003 a): Aus Sicht des Gehirns. Frankfurt/Main.

Roth, G. (2003 b): Fühlen, Denken, Handeln. Wie das Gehirn unser Verhalten steuert. Frankfurt/Main (neue, vollständig überarbeitete Ausgabe).

Roth, G. (2003 c): Wie das Gehirn die Seele macht. In: Schiepek, G. (Hg.): Neurobiologie der Psychotherapie. Stuttgart, S. 28 ff.

Roth, G. (2005): Wer entscheidet, wenn ich entscheide? In: Elsner, N., Lüer, G. (Hg.): »… sind eben alles Menschen.« Verhalten zwischen Zwang, Freiheit und Verantwortung. Göttingen, S. 223 ff.

Ruby, P., Decety, J. (2004): How Would You Feel versus How Do You Think She Would Feel? A Neuroimaging Study of Perspective-Taking with Social Emotions. In: Journal of Cognitive Neuroscience 16, S. 988 ff.

Sanfey, A. G, et al. (2003): The Neural Basis of Economics. Decision Making in the Ultimatum Game. In: Science 300, S. 1755 ff.

Schacter, D. L. (2001): Wir sind Erinnerung. Erinnerung, Gedächtnis und Persönlichkeit. Reinbek bei Hamburg.

Schmidt, J. C., Schuster, L. (Hg.) (2003): Der entthronte Mensch? Anfragen der Neurowissenschaften an das Menschenbild. Paderborn.

Schüßler, G. (2005): Das Unbewusste in der Säuglingsforschung. In: Buchholz u. Gödde (2005), S. 47 ff.

Searle, J. S. (1993): Die Wiederentdeckung des Geistes. München.

Seel, M. (2004): Freiheit als Skandal. Können wir, wie wir wollen? Oder wollen wir, was wir müssen? Die Philosophie streitet mit der Hirnforschung. In: DIE ZEIT Nr. 51 vom 9.12.2004, S. 38 f.

Siefer, W., Weber, C. (2006): Ich. Wie wir uns selbst erfinden. Frankfurt/Main.

Singer, T., et al. (2004 a): Empathy for Pain Involves the Affective but not Sensory Components of Pain. In: Science 303, S. 1157 ff.

Singer, T., et al. (2004 b): Brain Responses to the Acquired Moral Status of Faces. In: Neuron 41, S. 653 ff.

Singer, T., et al. (2006): Empathic Neural Responses Are Modulated by the Perceived Fairness of Others. In: Nature online 18.1.2006. www.nature.com/nature/journal/vaop/ncurrent/abs/nature04271.html.

Singer, W. (2002 a): Auf dem Weg nach innen. 50 Jahre Hirnforschung in der Max-Planck-Gesellschaft. In: W. Singer (2002 b), S. 9 ff.

Singer, W. (2002 b): Der Beobachter im Gehirn. Essays zur Hirnforschung. Frankfurt/Main.

Singer, W. (2003): Ein neues Menschenbild? Gespräche über Hirn-forschung. Frankfurt/Main.

Singer, W. (2004): Keiner kann anders, als er ist. In: Frankfurter Allge-meine Zeitung Nr. 6 vom 8.1.2004, S. 33.

Solms, M. (2006): Totgesagte leben länger. Interview mit Mark Solms. In: Gehirn & Geist, 1–2/2006, S. 50 ff.

Solms, M., Turnbull, O. (2004): Das Gehirn und seine innere Welt. Neurowissenschaft und Psychoanalyse. Düsseldorf/Zürich.

Squire, L. R., Kandel, E. R. (1999): Gedächtnis. Die Natur des Erinnerns. Heidelberg/Berlin.

Stephan, A. (2001): Psychoanalyse und Konnektionismus. In: Ethik und Sozialwissenschaften. Streitforum für Erwägungskultur 4/2001, S. 543 ff.

Stephan, A., Walter, H. (Hg.) (2003): Natur und Theorie der Emotion. Paderborn.

Sturma, D. (Hg.) (2006): Philosophie und Neurowissenschaften. Frankfurt/Main.

Trommsdorff, G. (1997): Familien und Kinder-Eltern-Beziehungen in Japan. In: Nauck, B., Schönpflug, U. (Hg.): Familien in verschiede-nen Kulturen. Stuttgart, S. 44 ff.

Vogeley, K. (2005): Neuromantik. Neurale Korrelate mantischer Deu-tungsleistungen. In: Hogrebe, W. (Hg.): Mantik. Profile prognosti-schen Wissbens in Wissenschaft und Kultur. Würzburg, S. 81 ff.

Vogeley, K., Newen, A. (2003): Ich denke was, was du nicht denkst. In: Gehirn & Geist 2/2003, S. 52 ff.

Vogeley, K., et al. (2001): Mind Reading: Neural Mechanisms of Theory of Mind and Self-perspective. In: NeuroImage 14, S. 170 ff.

Vogeley, K., et al. (2004): Neural Correlates of First-Person Perspective as One Constituent of Human Self-Consciousness. In: Journal of Cognitive Neuroscience 16, S. 817 ff.

Walter, H. (2003): Neuronale Grundlagen des Bewusstseins. In: Kar-nath (2003), S. 591 ff.

Walter, H. (Hg.) (2005 a): Funktionelle Bildgebung in Psychiatrie und Psychotherapie: Methodische Grundlagen und klinische Anwen-dungen. Stuttgart.

Walter, H. (2005 b): Können wir Gedanken lesen? Verfahren, Möglich-keiten und Grenzen der funktionellen Bildgebung. In: Engels u. Hildt (2005), S. 19 ff.

Walter, H., et al. (2004): Understanding Intentions in Social Inter-action: The Role of the Anterior Paracingulate Cortex. In: Journal of Cognitive Neuroscience 16, S. 1854 ff.

Wasser, H. (2003): Luhmanns Theorie psychischer Systeme und das Freudsche Unbewusste. Zur Beobachtung strukturfunktionaler

Latenz. http://sammelpunkt.philo.at:8080/archive/00000898/01/w1.pdf.

Wegner, D. M (2002): The Illusion of Conscious Free Will. Cambridge, MA.

Welzer, H. (2002): Das kommunikative Gedächtnis. Eine Theorie der Erinnerung. München.

Welzer, H. (2006): Die Seele gehört nicht mir. ZEITgespräch mit Gerhard Roth und Harald Welzer. In: DIE ZEIT Nr. 9 vom 23. 2. 2006, S. 36.

Wicker, B., et al. (2003): Both of Us Disgusted in My Insula: The Common Neural Basis of Seeing and Feeling Disgust. In: Neuron 40, S. 655 ff.

Wismer Fries, A. B., et al. (2005): Early Experience in Humans is Associated with Changes in Neuropeptides Critical for Regulating Social Behavior. In: Proceedings of the National Academy of Sciences 102, S. 17237 ff.